これでわかる
認知症

［監修］
杉山孝博
川崎幸クリニック院長

成美堂出版

はじめに

認知症は誰もがかかわらざるをえない問題になりました。日本の認知症の高齢者は約500万人いるといわれており、年齢階層別の認知症の出現率が、80〜84歳で21・8%、85〜89歳で41・4%、90〜94歳で61・0%、95〜99歳で79・5%とされ（2013年時点）、長生きすれば誰でも認知症になりうることを示しています。

認知症とは、これまでふつうに暮らしていた人が、記憶力・判断力・理解力などが低下し、家族などに迷惑をかける言動が出てきて、周囲の支援がなければ生活できなくなった状態です。

認知症の症状は、ひどいもの忘れ・場所や人物がわからなくなる見当識障害・幻覚妄想・暴言暴力・徘徊など様々で、私たちの経験や常識的な判断では理解できないことがたくさん表れます。

例えば、「家族の顔がわからなくなる」「平気で嘘をつく」「世話になっている介護者にひどい症状を示す」「突然、怒りだす」「大切なものがなくなったと言って家族を疑う」など全ての症状について、理解することは非常に困難です。そのため、一生懸命に介護すればするほど、介護の混乱が深まっていきます。したがって、認知症に関する正しい理解を深めることが、上手な介護の第一歩になります。

本書は、認知症の基本的な知識から、認知症の症状を「なるほど、納得！」と理解するための「九大法則・一原則」、行き詰まらないで余裕のある介護をするための「上手な介護の12カ条」、認知症の症状に対する具体的な対応の仕方、応用したい介護方法や利用したい介護サービスまで、認知症やその介護について一冊でわかるように構成しました。

また、たくさんのマンガ、イラストを交えてわかりやすく簡潔にまとめています。

認知症の人の言動の特徴や認知症の人の置かれている世界が理解できれば、私たちも同じ状況に置かれれば行うはずの言動を、認知症の人がしているにすぎないことがわかると思います。

初めて認知症の介護にかかわる人も、本書を読めば、介護の混乱から早く抜け出し、落ち着いた介護ができるようになると確信しています。介護する人が落ち着けば、認知症の人の状態も必ずよくなります。

本書を手にされた読者が、少しでも穏やかな気持ちになって家族の介護ができるようになれば、これにまさる喜びはありません。

川崎幸クリニック院長　杉山孝博

part1
認知症を正しく理解する

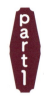

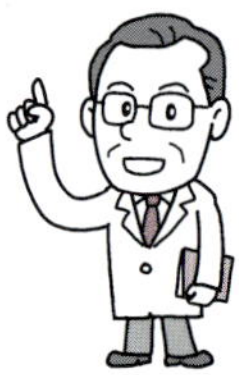

part2
認知症かな？ と思ったら

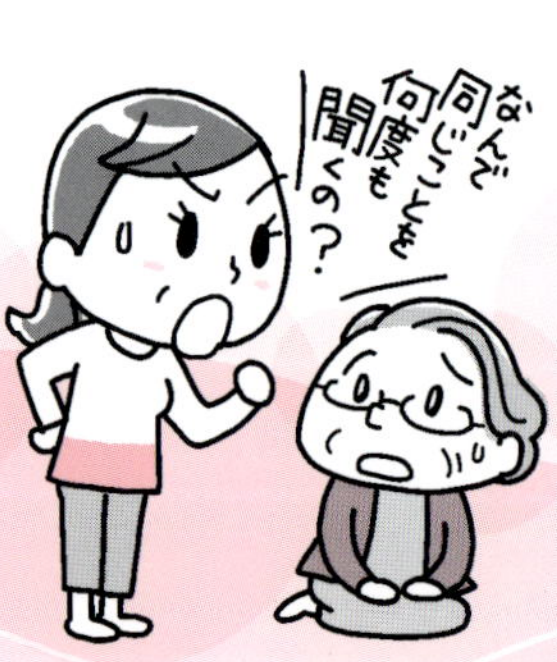

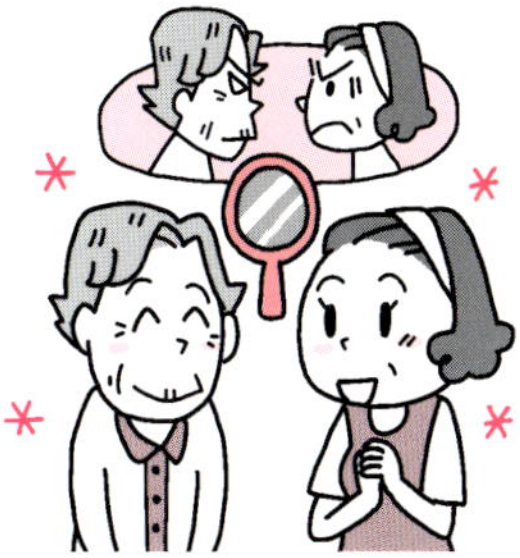

part3　介護を深刻にしない九大法則・一原則

part4 つらい介護から抜け出す魔法の12カ条

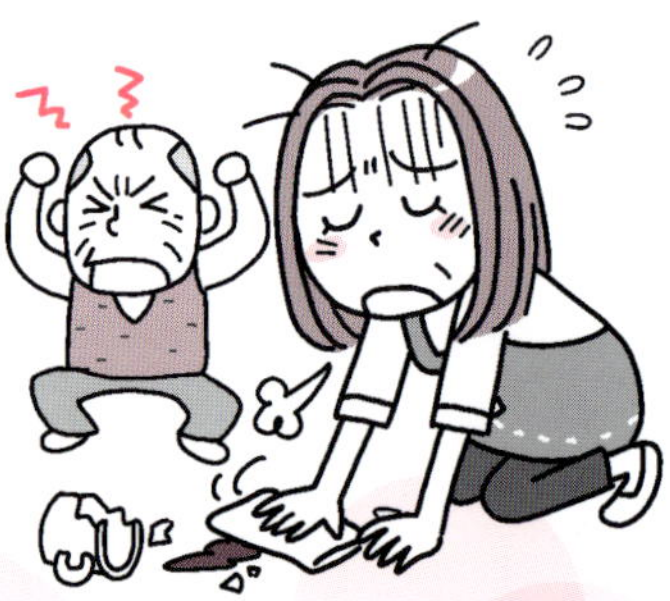

part5 困った症状への上手な対処法

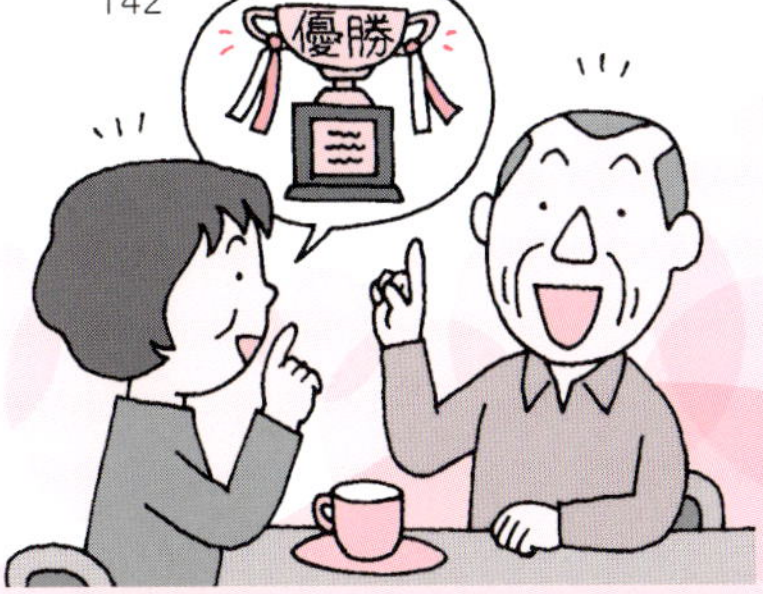

part6

上手な日常生活の援助

part7

介護サービスの受け方

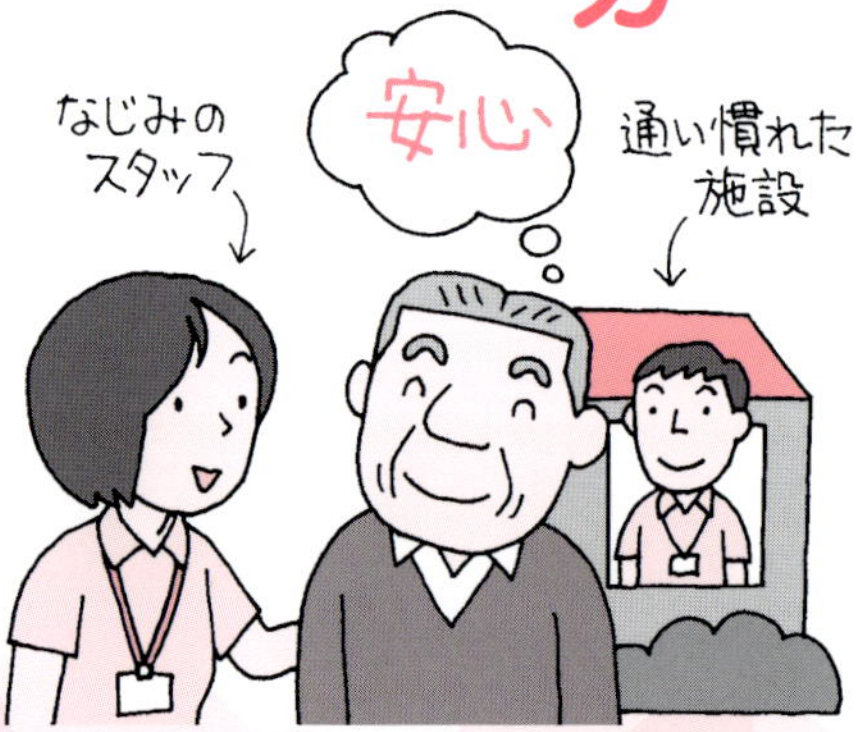

part1

認知症を正しく理解する

おじいちゃん、この頃少し変!?

どうもこのところ、健吉さんの様子がおかしい。若い頃はまじめなサラリーマンで、家庭思いの優しい父だった。しかし、妻に先立たれ、言葉数が減ったと思ったら、もの忘れが激しくなり…

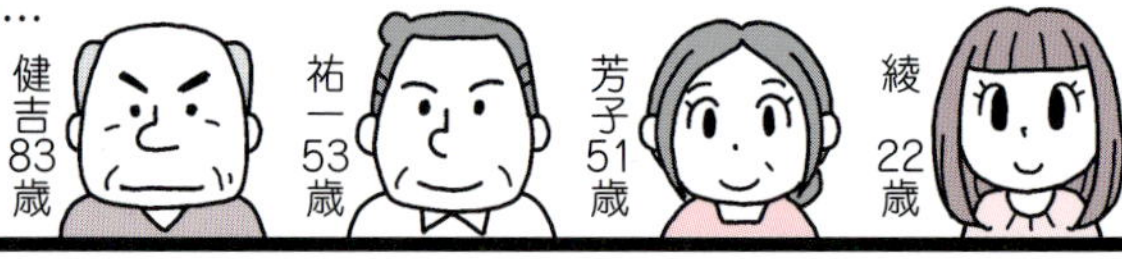

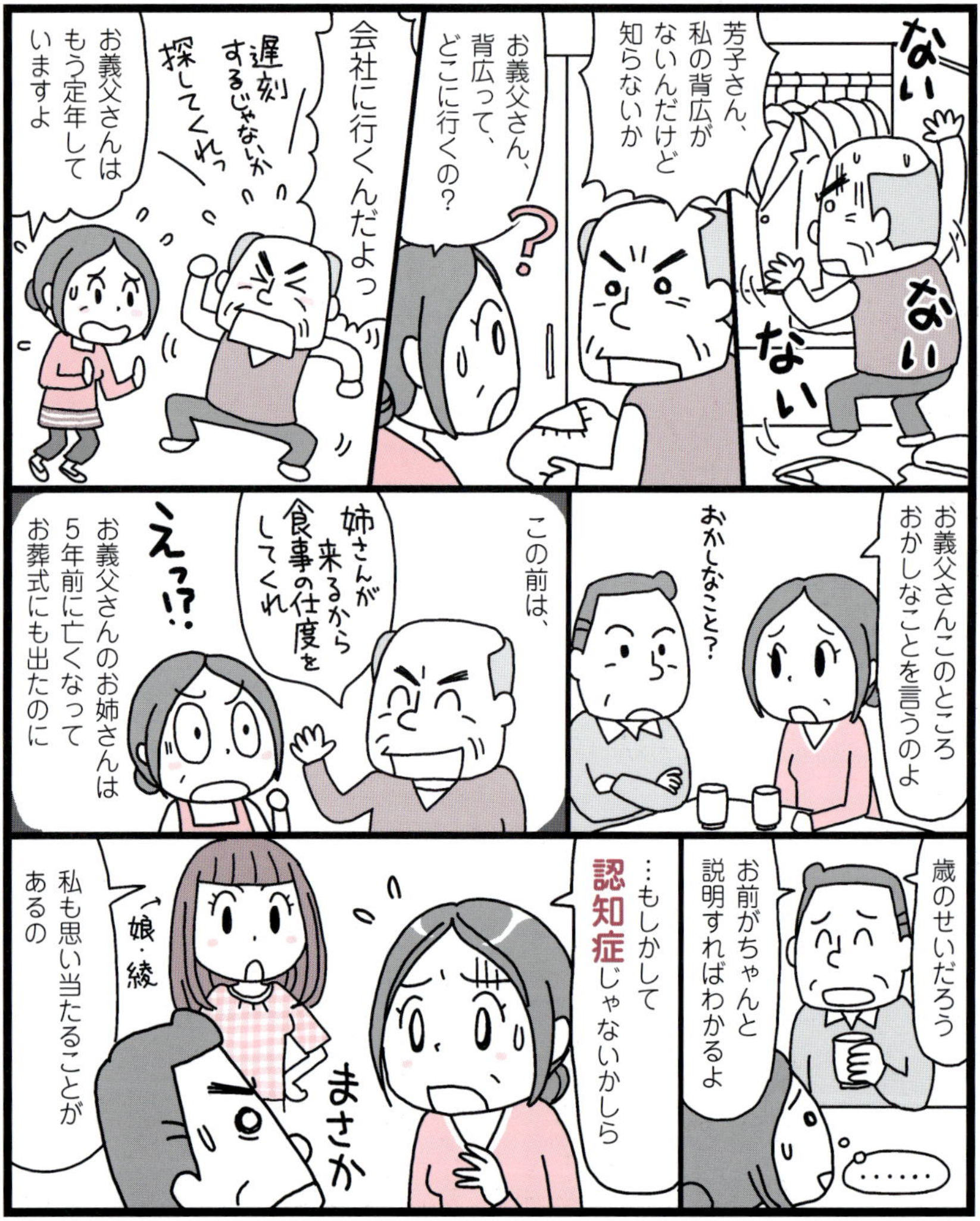

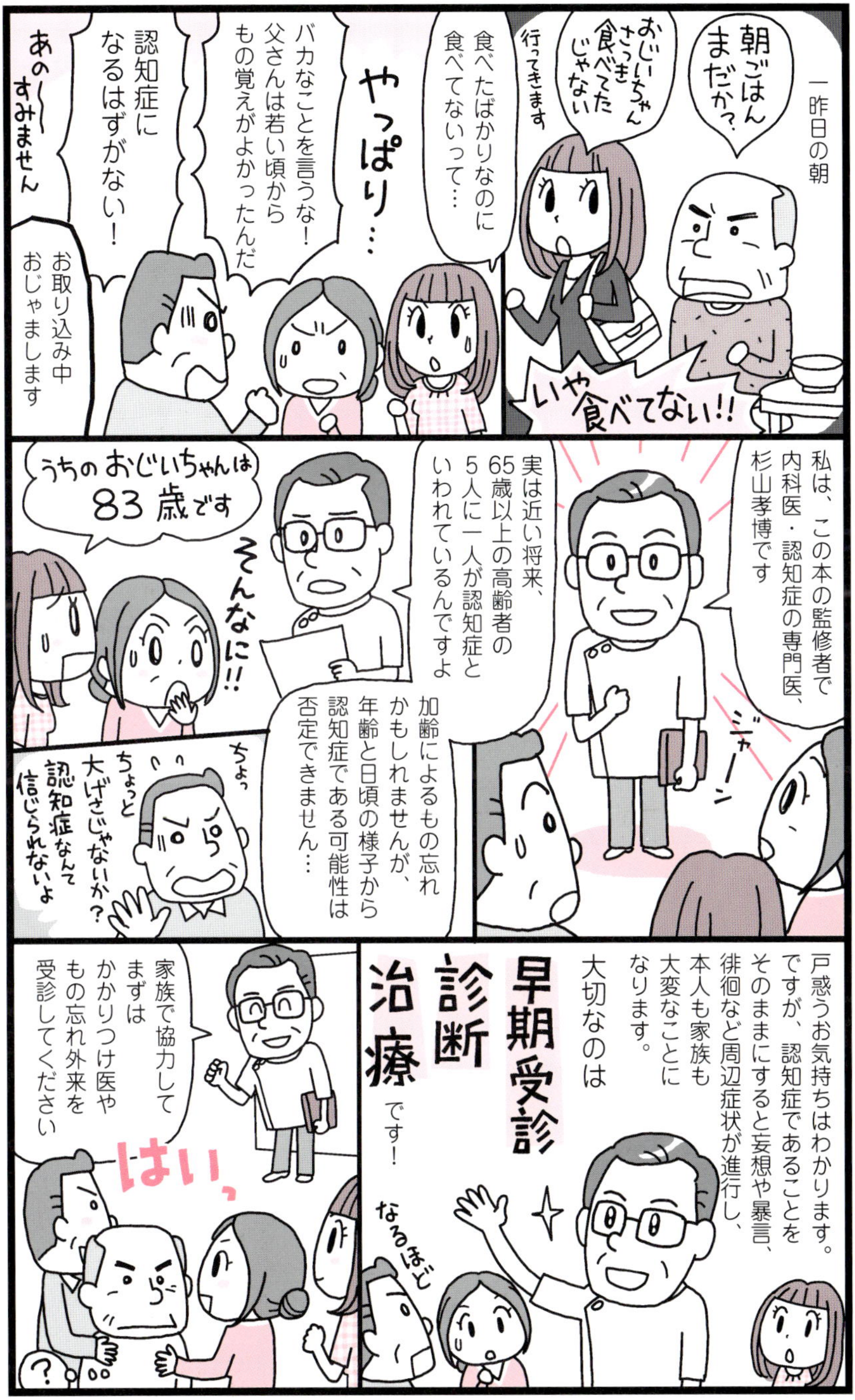
一昨日の朝
朝ごはんまだか?
おじいちゃんさっき食べてたじゃない
行ってきます
いや食べてない!!
食べたばかりなのに食べてないって…
やっぱり…
バカなことを言うな! 父さんは若い頃からもの覚えがよかったんだ
認知症になるはずがない!
あの〜すみません
お取り込み中おじゃまします
私は、この本の監修者で内科医・認知症の専門医、杉山孝博です
ジャーン
実は近い将来、65歳以上の高齢者の5人に一人が認知症といわれているんですよ
そんなに!!
うちのおじいちゃんは83歳です
加齢によるもの忘れかもしれませんが、年齢と日頃の様子から認知症である可能性は否定できません…
ちょっ ちょっと大げさじゃないか? 認知症なんて信じられないよ
戸惑うお気持ちはわかります。ですが、認知症であることをそのままにすると妄想や暴言、徘徊など周辺症状が進行し、本人も家族も大変なことになります。
大切なのは
早期受診
診断
治療
です!
なるほど
家族で協力してまずはかかりつけ医やもの忘れ外来を受診してください
はい
?

前向きな対応への一歩は、正しい知識と理解から

間違った知識や思い込みでは、適切なケアができないだけでなく、事態は悪いほうへ進むだけです。まずは認知症の正しい知識と理解を深めることから始めます。

早期発見と適切な治療で最後まで充実した日々を

本書を手にした人は「うちの母さん（父さん）、最近同じことを繰り返し聞いてくる。もしかして認知症？」と心配する人や「最近もの忘れが激しい。これが認知症のサイン？」と悩んでいる人かもしれません。

人は誰でも、歳をとればもの忘れが気になりますし、判断力も低下してきます。「さっき言われたことなのに、もう忘れた」「あの人、名前なんだっけ？」など、若い頃はすぐに浮かんできたことが思い出せなくなり、はがゆい思いをすることも増えてきます。

しかし、加齢によるもの忘れと認知症によるもの忘れは、基本的に違います。それを早期に判別し、認知症が疑われるようなら、適切な治療を受け、進行を抑えながら、最後まで充実した幸せな人生を送ることが大切です。

認知症を理解することで、周囲も本人も楽に

認知症の定義を、京都市・盛林診療所元所長の三宅貴夫さんは「一度獲得した知的機能（記憶、認識、判断、学習など）の低下により、自己や周囲の状況把握・判断が不正確になり、自立した生活が困難になっている状態」としています。

つまり認知症とは、これまでふつうに暮らしていた人が、もの忘れが著しくなり判断力が低下し、家族などに迷惑をかける言動が出てきて、周囲の支援がなければ生活できなくなった状態ということです。

ここ数年、認知症は患者数の増加に伴い、メディアでも多く取り上げられるようになり、昔に比べ理解も深まったように思います。

けれども、いざ自分の家族が認知症になると「同じことを聞かないで！」「そんな簡単なことがなぜできないの？」など、つい感情的な言葉を吐いてしまうことがあります。しかし「今までの自分と違う」「つらい」といち

認知症の知識をつけて理解を深める

知識をつける

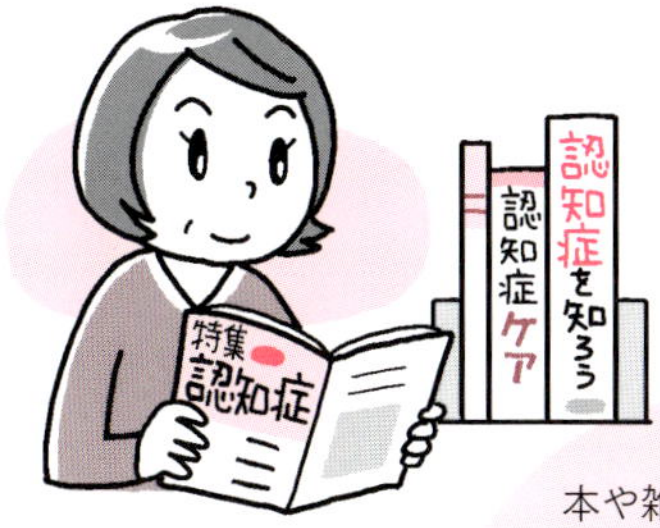

本や雑誌や新聞記事などから知識を深め、認知症の専門家の講演を聞きに行くなどして情報を得ることは、認知症の理解を深め、よりよい対応への入口になる。

情報を集める

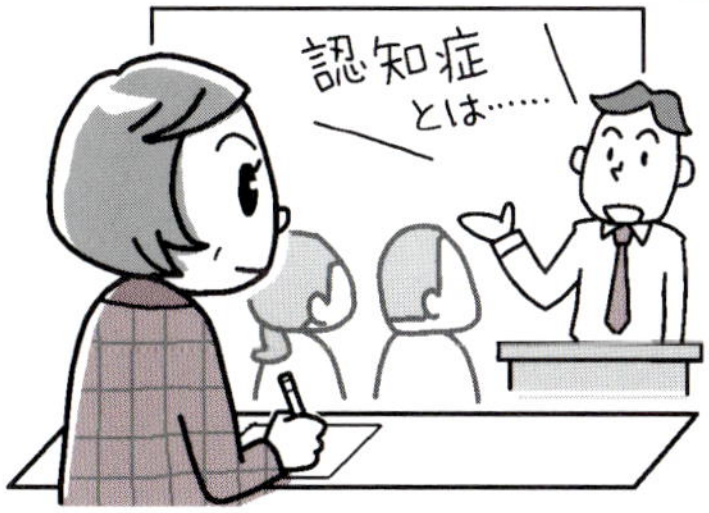

認知症の人へ正しい対応ができ、結果的にお互いが楽になる

認知症の中身が見えてくると、介護する気持ちも固まってきます。多くの支援者を見つけることも大切ですね。

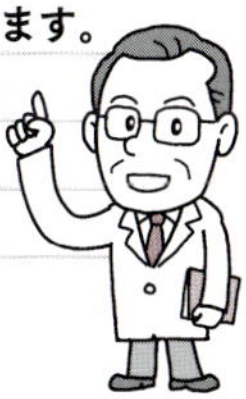

ばん感じているのは、周囲の誰でもなく本人です。

いくら感情的になっても認知症の症状はよくならないばかりか、どんどん悪化していきます。叱るよりも、まず正しい知識をつけて認知症を理解すること。それにより今表れている症状を冷静に捉えることができ、お互いが楽になれる対応へとつながります。

認知症豆知識

2025年には65歳以上の5人に1人が認知症に

厚生労働省の推計によれば、2012年の認知症高齢者は推計で約462万人。2025年には700万人を超えるといわれ、65歳以上の高齢者のうち、5人に1人が認知症に罹患する計算になります。国も認知症対策のための国家戦略を急ぎ、2015年には「認知症施策推進総合戦略」（新オレンジプラン）を策定し、認知症の人の意思が尊重され、できる限り住み慣れた地域のよい環境で自分らしく暮らせる社会の実現を目指しています。

認知症とは？

「認知症」とは、一つの病気ではなく、様々な症状の集まりを指します。どんな要因が関連し、どのように発症するのか知っておきましょう。

一次的要因と二次的要因に大別される

認知症とは、脳の神経細胞の変性や血管障害によって、一度発達した認知機能が低下し、そのために生活に支障をきたしている状態です。なお「認知症」という言葉自体は病名ではなく、特有の症状を総称する言葉で、「知的機能の低下によってもたらされる生活障害」と説明するとわかりやすいでしょう。認知症の原因となるものは大きく分けると2つあり、一つは脳の働きそのものが低下して起こる「一次的要因」で、もう一つははっきりした脳の変化がなくても精神的ストレスなどに

一次的要因

脳の萎縮《いしゅく》性変化

「アルツハイマー型認知症」（P16）、「レビー小体型認知症」（P18）、「血管性認知症」（P20）、「前頭側頭型認知症」（ピック病、P22）など。

血管性変化

脳梗塞、脳出血などの脳血管疾患。

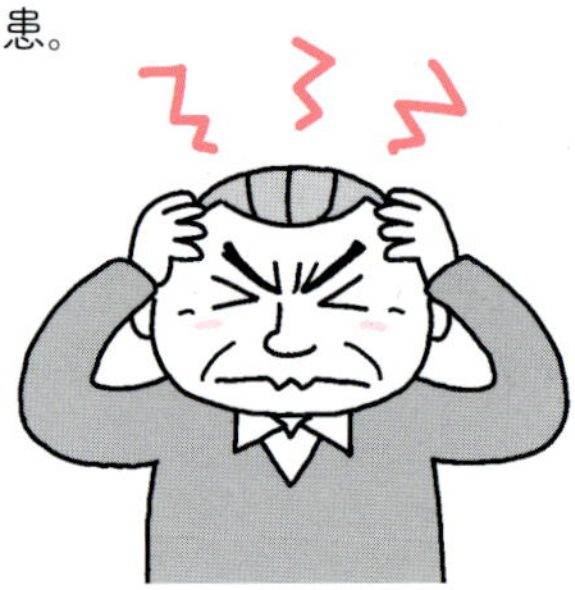

その他

認知症の症状が出る病気

- 内分泌・代謝性・中毒性疾患（甲状腺機能低下症、アルコール性認知症など）
- 感染性疾患（クロイツフェルトヤコブ病など）
- 正常圧水頭症、慢性硬膜下血腫、脳腫瘍（→ P22）

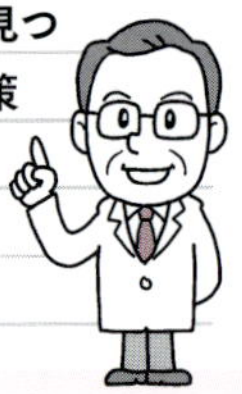
認知症介護では、二次的要因を早期に見つけて適切な対策を取ることが最も大切なことです。

より起こることがあり、これを「二次的要因」と呼びます。それぞれについて下に解説しました。

一次的要因と二次的要因が影響し合って発症する

認知症は一つの原因で起こることは少なく、ほとんどの場合、一次的要因と二次的要因が様々に関与して起こります。わかりやすい例では「大腿骨を骨折したおばあさんが手術して入院したら急に認知症が進んだ」「おばあさんに先立たれたおじいさんが、突然認知症を発症した」などです。

これらは、脳の萎縮があっても認知症の症状が表れていない、または症状が軽い場合でも、そこに身体的・精神的ストレスが加わることで認知症を発症したり急に症状が進行したりする典型例です。

二次的要因

環境要因

入院や引っ越し、退職、施設への入所などの環境の変化。

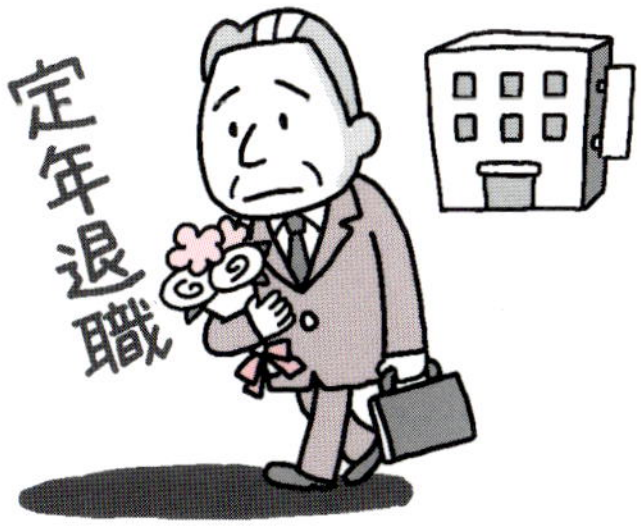

精神的要因

何かしらの要因から不安、精神的動揺、混乱、抑うつ状態になるなど精神的なダメージ。

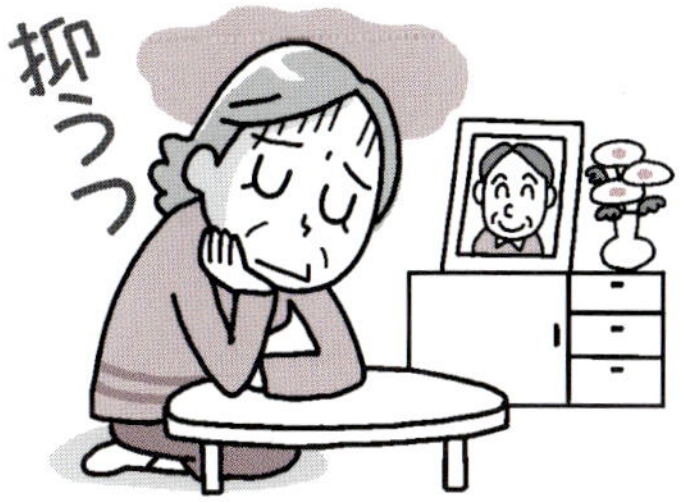

身体的要因

何かしらの原因で寝たきり、聴力や視力の低下、栄養不良など。

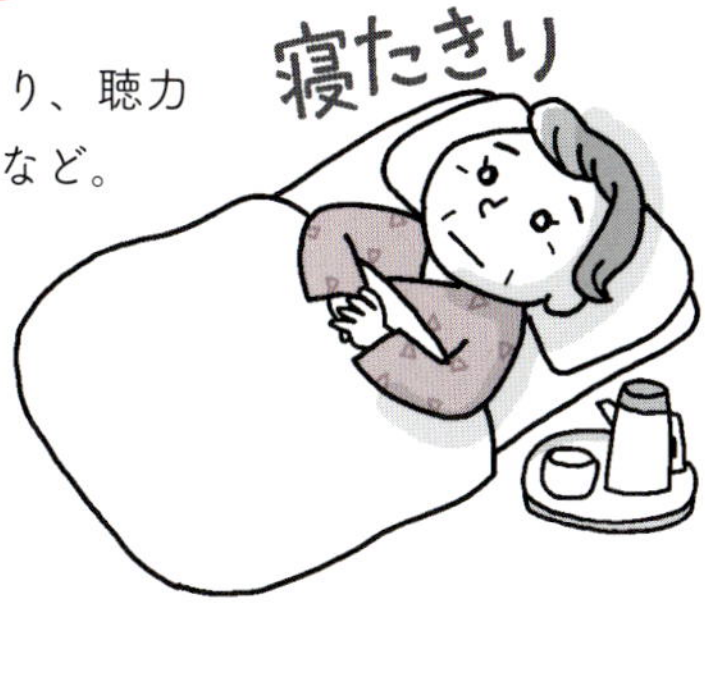

認知症のタイプ①

アルツハイマー型認知症

認知症の中でも最も多く、その初期症状はもの忘れです。初めのうちは自覚がありますが、進行に伴ってわからなくなっていきます。

異常タンパクが脳に蓄積し、神経細胞が破壊され脳が萎縮《いしゅく》

認知症全体の約半分を占めるのが「アルツハイマー型認知症」です。続いて「レビー小体型認知症」（P18）が約20％、「血管性認知症」（P20）は約15％で、この3つを「3大認知症」と呼びます。最も多いアルツハイマー型認知症は、アミロイドβという老廃物が神経細胞の周囲に蓄積したり、神経細胞の内部で重要な働きを担うタウタンパクが変性して起こります。

最初にダメージを受けるのが、記憶をつかさどる「海馬《かいば》」と呼ばれる部分で、ここから徐々に大脳皮質（神経細胞の層）全体が死滅・脱落し、脳全体が萎縮します。

もの忘れから始まり、徐々に進行する

アルツハイマー型認知症になると、記憶の中枢からダメージを受けるため、症状は「もの忘れ」から始まります。新しい記憶がインプットされないため、今、言ったことを次の瞬間に忘れてしまいます。「ここに置いたはずなのにない」と探しものが増え、見つからないと「盗まれた」と言うこともあります。

初期は本人も「なんだかおかしいな」と自覚がありますが、次第にその自覚も薄れてきます。場所や時間、人物の認識も薄れてくるので、今どこにいるのかわからなくなったり、季節もわからなくなります。

長年、主婦業をこなし料理が得意だった人も、料理の手順やどんな材料を使うかなどの判断ができなくなります。初期には運動神経は侵食されないため、体はよく動きますが、じわじわと大脳機能が喪失し、進行して末期になると寝たきりになります。

進行は個人差が大きく、発症から数年で寝たきりになる人もいれば、家族などの介護者の支援を受けながら、発症から10年以上も自力で生活できる人もいます。

アルツハイマー型認知症の脳の様子

正常な脳

記憶をつかさどる海馬の萎縮は正常なので、記憶力に支障はない。

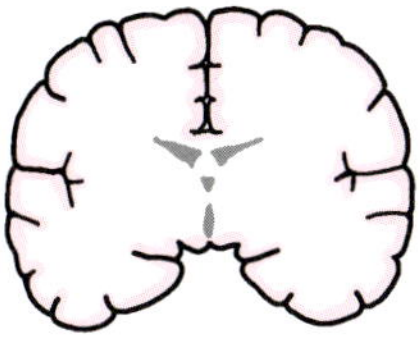

アルツハイマー型認知症の脳

海馬の萎縮が進むため、脳に隙間ができ、その部分が黒く拡大して見える。

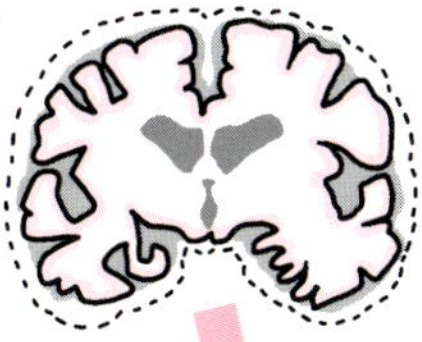

初期からもの忘れが目立つ

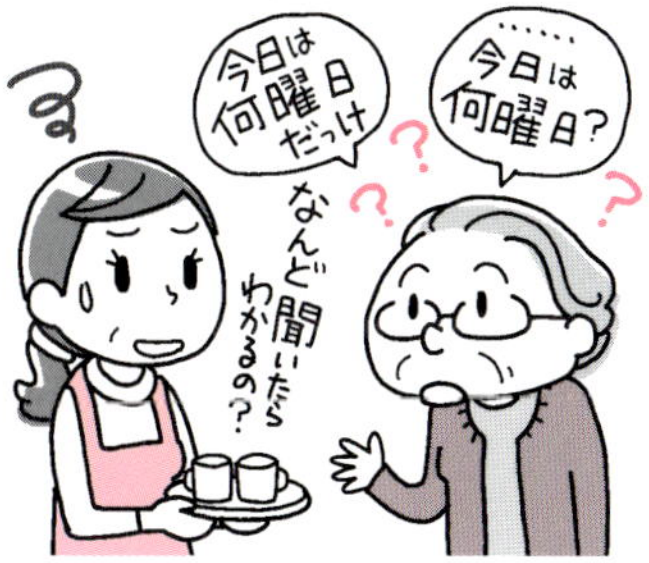

アルツハイマー型認知症がたどる過程

初期（2〜3年）

- 単なる老化か認知症かわからない程度のもの忘れ。
- 本人も家族も次第にもの忘れが気になってくる。
- 家庭の中で「言った言わない」「置いたはずのものがない」「盗られた」などのトラブルが起こる。

中期（3〜5年）

- 季節の見当がつかない、今日が何日かわからない、自分の年齢が言えないなど。
- 昔のことはよく覚えているが、過去と現在を混同した会話をすることもある。
- 徘徊《はいかい》（P126）が問題になる。
- 服の着脱がわからなくなる、箸が上手に使えなくなる。
- トイレの場所がわからなくなる。

後期〜最期（5年以降）

- 会話が噛み合わなくなる。
- 歩行が緩慢になり、転倒するリスクが高くなる。
- 立ったり座ったりが難しくなり、移動に車椅子を利用することが増える。
- 食事を飲み込むとむせることが増え、誤嚥《ごえん》（P148）したり、誤嚥性肺炎になって全身状態が悪くなる。

発病から8年前後、長くても10数年で死亡する。

18歳から65歳までに発症した場合を「アルツハイマー病」、65歳以降に発症した場合を「アルツハイマー型認知症」と呼ぶことを覚えておきましょう。

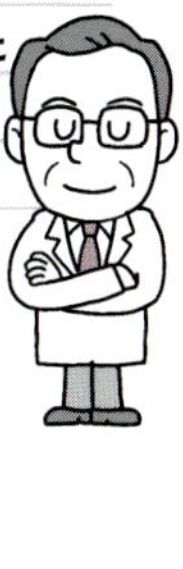

認知症のタイプ②　レビー小体型認知症

アルツハイマー型認知症の次に多く、ほとんどの場合、手足が小刻みに震える、小刻みに歩くといったパーキンソン症状が表れます。

アルツハイマー型認知症の次に多い

レビー小体型認知症とは、αシヌクレインという異常タンパク質が認知機能に関わる大脳全体に蓄積するために起こります。アルツハイマー型認知症と違って明らかな脳の萎縮は見られないことが多いです。

レビー小体型認知症は、アルツハイマー型と合併することも多いといわれています。アルツハイマー型認知症が女性に多いのに比べ、男性のほうが多い傾向があるようです。

症状は、あとで述べる手の震えなどのパーキンソン症状や、そこに存在しないものが見えるように感じる幻視《げんし》、うつ症状、記憶障害などが見られます。

認知症というと「もの忘れ」というイメージがありますが、レビー小体型認知症の初期では、それよりも「壁に虫がはっている」「犬がいるから餌をあげる」「お客さんがいるからお茶を出して」「そこに小さな子どもがいる」などというように、生々しい幻視があることが特徴です。

脳の中では、記憶の中枢である側頭葉と、目から入る情報を処理する後頭葉が萎縮《いしゅく》したり活動が低下したりするため、そこにないはずのものが見える幻視や幻覚が起こります。

こうした症状が「統合失調症」（幻覚や妄想などを伴う精神疾患の一つ）に似ていることから、以前は誤診されることも少なくありませんでした。

パーキンソン症状が強く出ることも大きな特徴

レビー小体型認知症の大きな特徴に、手の震え、小刻みな歩行、動作が遅くなる、筋肉がこわばる、表情の乏しさなどパーキンソン症状があります。小刻みな歩行は、小股でちょこちょこ歩き、一度止まると次の一歩がなかなか出にくくなります。そのため、体のバランスを保つことが難しくなり、ちょっとしたものにつまずいたり、転びやすくなります。起き上がったり

レビー小体型認知症の特徴

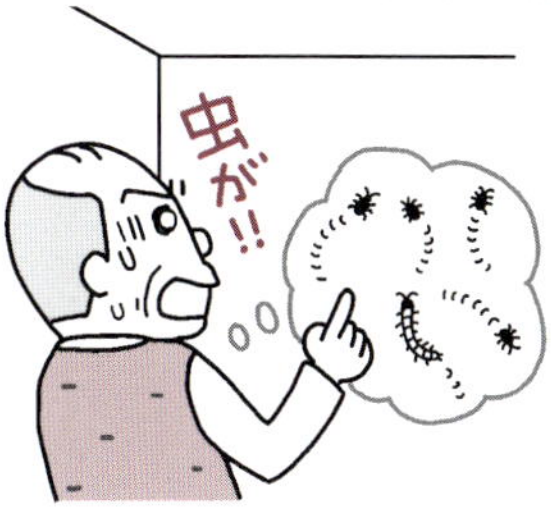

幻視

いるはずのない虫が見えるなど、実際にはないものが見えることがよくある。

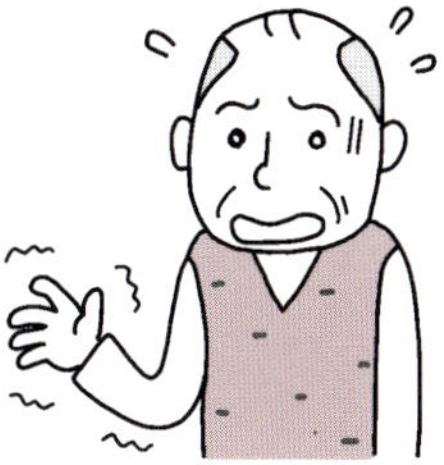

パーキンソン症状

手が小刻みに震えたり、短い歩幅でちょこちょこ歩く小刻み歩行などが見られる。

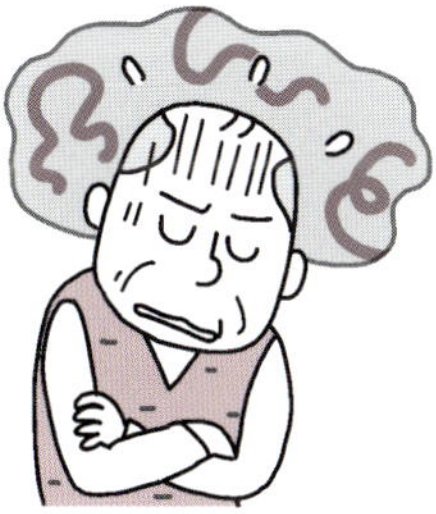

うつ

理由もなく気分がふさいでしまうため、老人性のうつ病と間違われることもある。

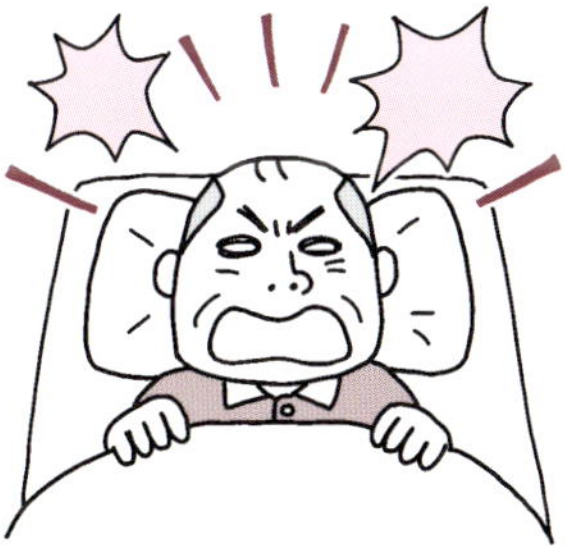

レム睡眠障害

眠っている間に大声で叫んだり、奇声を上げたり暴れたりすることがある。

立ち上がったりしたときにふらつきやめまいを起こし、転倒する危険も高くなります。

また、血圧や体温、内臓の働きを調節する自律神経がうまく働かず、立ちくらみや便秘、多汗、頻尿、寝汗などが見られることもあります。他に、眠っている間に大声で叫んだり怒り出したり、奇声を上げて暴れることもあります（レム睡眠障害）。

初期の段階から「気分がふさぐ」「憂うつ」といったうつ症状が、レビー小体型認知症の人の約４割に見られるといわれます。

独特の症状から他の精神疾患に間違われやすいです。気になる症状があるときは、認知症専門医を受診するとよいでしょう。

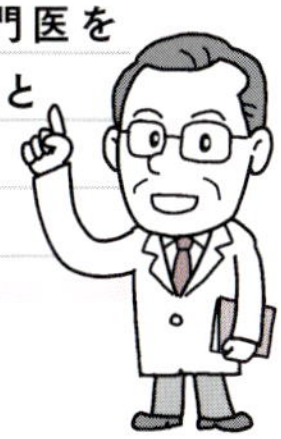

認知症のタイプ③

血管性認知症

脳梗塞や脳出血などの病気が原因で起こりますが、病気の治療やリハビリで、進行を食い止めたり、一定の状態を維持することも可能です。

脳梗塞や脳出血が原因で発症する

血管性認知症の原因は、脳梗塞や脳出血、くも膜下出血など脳血管の病気です。脳の血管が詰まったり切れて出血するなどして、脳細胞に酸素が送られなくなり、神経細胞が壊死することで認知症の症状が表れます。

アルツハイマー型認知症が徐々に進行するのに比べ、血管性認知症はよくなったり悪くなったりを繰り返しながら、段階的に進行します。例えば小さな脳梗塞が何度も起きている場合、脳梗塞が起こるたびに症状が悪くなっていくため、気づかないうちに認知症の症状が進行していることもあります。

認知機能の低下の他に、マヒや運動障害も見られる

症状は、もの忘れや判断力の低下など認知機能の衰えの他に、手足の震えや片側マヒ、歩行障害といった運動障害を伴います。脳梗塞や脳出血が起きた部位によって、ダメージを受けていない脳細胞とダメージを受けた脳細胞があるため、記憶障害はひどくても判断力の低下は見られないなど、まだら症状を示すこともあります。

ささいなことに激しく動揺して泣き出したり怒り出したりするなど「感情失禁」が表れやすいのも特徴です。また、何か聞かれたときに答えようとして、なかなか言葉が出ないようなこともあります。

薬物療法や運動療法で症状が改善されることも

脳梗塞や脳出血で、一度受けた脳のダメージを修復することはできませんが、血管を拡張する薬や血液を固まりにくくする薬の投与、運動療法やリハビリテーションで進行を食い止めることは可能です。なお、血管性認知症のベースには高血圧や糖尿病、高脂血症などの生活習慣病があります。こうした病気を予防する生活習慣を心がけることで、認知症の発症が予防できます。

根底に生活習慣病があることが多い

高血圧

糖尿病

高脂血症

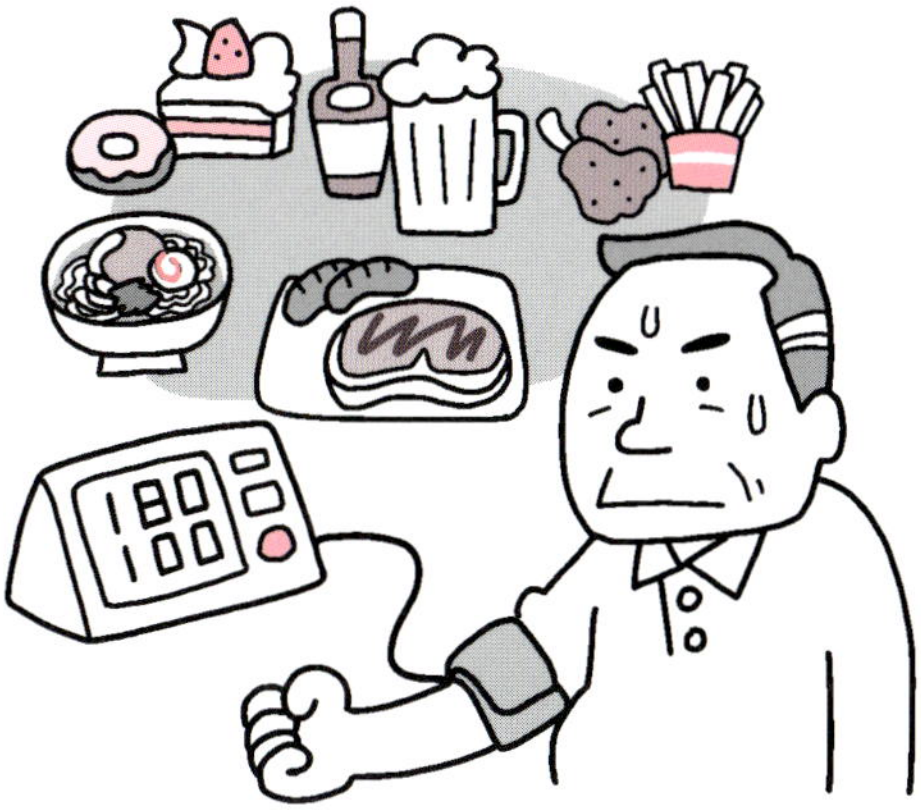

生活習慣病があると血管にダメージを与えやすく、詰まったり切れたりして脳疾患を起こし、認知症へとつながる。

心と体に様々な症状が表れる

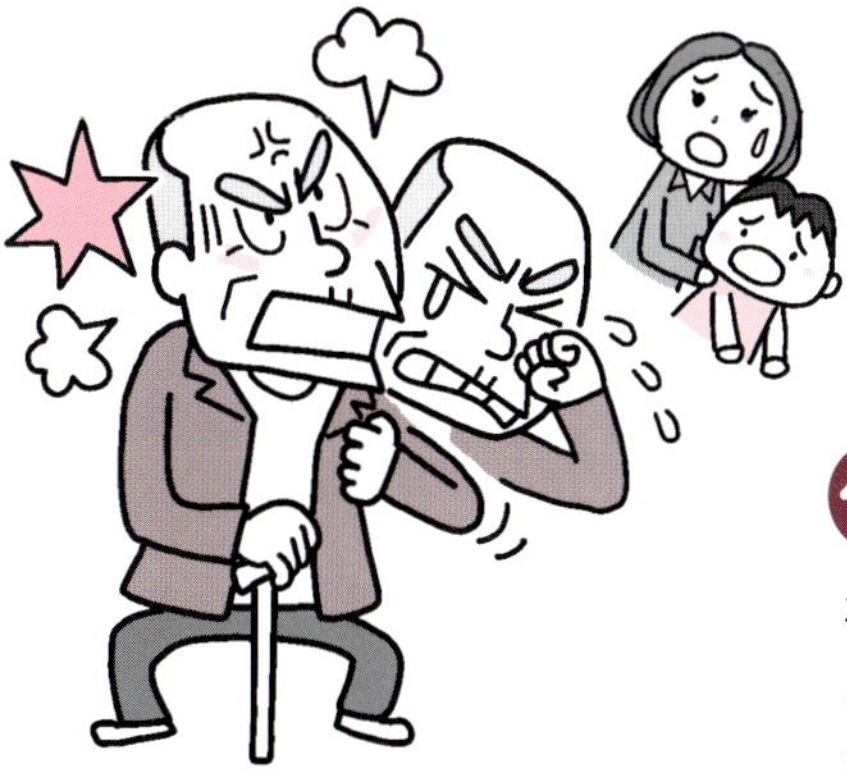

心 泣くような出来事でもないのに声を上げて泣くなど、感情失禁が表れたり、大したことでもないのに突然怒り出し、人によっては暴力をふるうこともある。

体 右の脳にダメージがあると左半身、左の脳のダメージがあると右半身にマヒが残ったり、手の震え、呂律《ろれつ》が回らない、言葉がうまく出ないなどの言語障害があることも。

生活習慣病の予防は、介護する家族にもいえること。食事や運動に注意して今から予防を心がけたいものです。

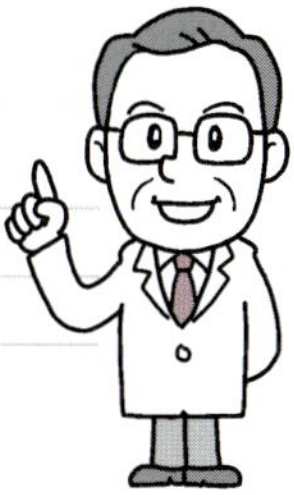

認知症の症状が出る病気

正常圧水頭症や慢性硬膜下《こうまくか》血腫などが原因で認知症に似た症状が出ることがあります。近年になり周知されてきた「前頭側頭型認知症（ピック病）」についても知っておきましょう。

早期発見・治療で症状がかなりよくなるタイプも

認知症全体の約8割以上は3大認知症（アルツハイマー型認知症、レビー小体型認知症、血管性認知症）が占めていますが、残りの約2割には次のような病気が原因で、認知症の症状が出ることがあります。

■正常圧水頭症

頭の中を巡る脳髄液《ずいえき》が異常にたまるために様々な症状が表れます。早期に見られるのは歩行障害で、足を開き気味に小刻みにすり足で歩きます。足が上がりにくく、方向を変えるときに転倒しやすくなります。

意欲が低下し、注意力や集中力もなくなり、呼んでも反応が鈍く、ぼんやりしている時間が増えます。頻尿や尿失禁が見られることがあります。

早期発見、治療により認知症の症状が大幅に改善することもあるので、疑う場合は迷わず受診することです。

■慢性硬膜下血腫・脳腫瘍

転倒などで頭を打ったあと、頭蓋骨と脳との間に徐々に血液がたまって塊となり、それが脳を圧迫すると認知症の症状が見られることがあります。頭を打って数日から数週間後に急に記憶障害や判断力の低下が見られるときはすぐに受診してください。また脳腫瘍があり脳を圧迫している場合も、似たような症状が表れることがあります。

以上の他に、甲状腺機能低下症・アルコール依存症でも認知症の症状が表れることがあります。

他の精神疾患と誤診されやすい若年性認知症「ピック病」

前頭側頭型認知症（ピック病）は、脳の前頭葉と横にある側頭葉が萎縮《いしゅく》するために起こる若年性認知症の一つです。40～60歳に多く、全国に約1万人以上の患者がいると推定されています。前頭葉には高度な判断をしたり注意を集中させたり、感情をコントロー

認知症の症状を伴う病気

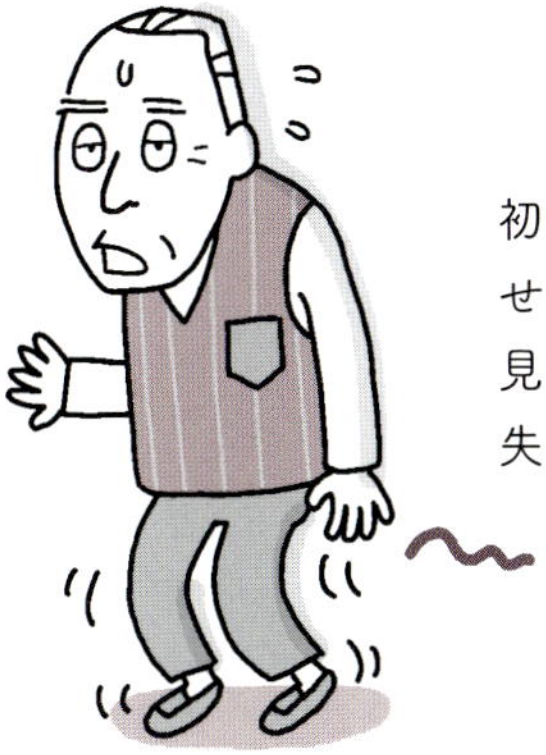

正常圧水頭症

初期に歩幅が狭くなり、一歩前に踏み出せない、すり足で歩くなどの歩行障害が見られる。もの忘れや集中力の低下、尿失禁など認知症のような症状も表れる。

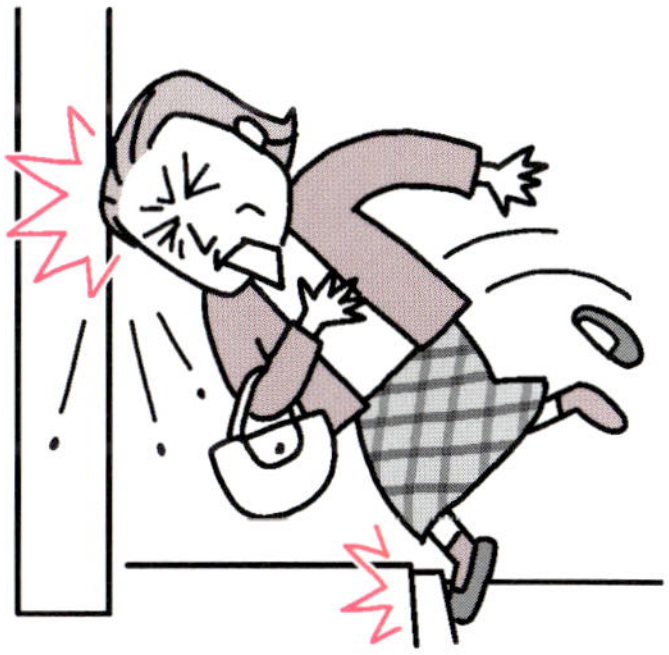

慢性硬膜下血腫・脳腫瘍

慢性硬膜下血腫は、頭をぶつけたあとすぐに症状は出ないため、見過ごされることも少なくない。もの忘れなどの症状が出てから「そういえば」ということも多い。脳腫瘍は、頭痛や吐き気、言語障害、視力低下などとともに認知症のような症状が表れることもある。

ルする、理性的な行動を取る機能、側頭葉には人の言葉を理解したり記憶するなどの機能があり、ここが蝕まれるため、理性が失われていきます。

そのため人格が変わってしまったように怒りっぽくなったり、社会のルールを無視した行動を取ります。例えばスーパーなどで、陳列棚の商品を取ってその場で食べてしまうなどです。

また、初期では同じ言葉を何度も繰り返す、決まった時間になると家の中を歩き出すなど、同じパターンの行動を繰り返すこともあります（常同行動）。人格の変化や異常行動などから統合失調症やうつ病、アルツハイマー病と誤診され、不適切な治療を受けることも少なくありません。

精神科で治療を受けても一向に症状がよくならないときは、認知症専門医への受診をおすすめします。

「中核症状」と「周辺症状」の関係を理解しておく

認知症には「中核症状」と「周辺症状」があり、問題になるのは心理や行動面に問題を起こす「周辺症状」です。これは周囲の人が適切に対応することで減らすことができます。

「中核症状」をベースに「周辺症状」(BPSD)が起こる

認知症の症状は、大きく「中核症状」と「周辺症状」(BPSD)に分けられます。中核症状とは脳細胞がダメージを受け、脳本来の働きが低下するために起こります。主に次のようなものがあります。

記憶障害 今、言ったことをすぐに忘れるなどのもの忘れ。

失語 話す・読む、書くなどができない。

失行 体は動くのに、着替えや歯磨きなどのやり方がわからなくなる。

失認 目や耳からインプットされた情

中核症状と周辺症状の関係

職人だったAさんの場合

脳のダメージにより「中核症状」が表れる

職人さんが今までのように仕事をしようとしても、認知症になると時間がかかり、なかなか完成しない(遂行機能障害)。

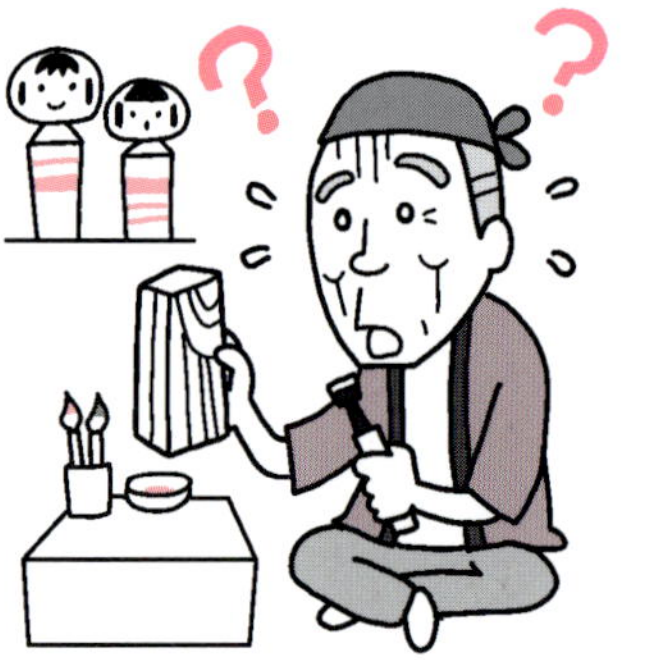

心身の混乱により周辺症状(BPSD)が起こる

仕事ができないことでイライラしたり、周囲に暴言を吐いたりする。悲観的になって、ふさぎ込むこともある。

周辺症状はその人のそれまでの人生や社会的な立場など、全人的に捉えて対応することで軽減されることが多いといえます。

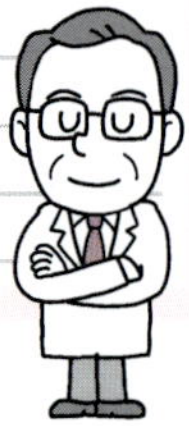

報が正しく理解できない。考えるスピードが遅くなったり、難しい話が理解しづらくなったりする。

遂行機能障害 料理など、目的のある作業を成し遂げることができない。

見当識障害 季節や今の日時、今いる場所がわからない、目の前にいる人が誰かわからない、など。

周辺症状の出方は、性格や環境によっても左右される

周辺症状とは、行動・心理症状（BPSD）とも呼ばれます。これは、中核症状による不自由さや性格、環境などが複雑に絡み合って起こる症状です。

精神的、身体的に様々な症状があり、多弁・多動、暴言・暴力、不安・焦《しょう》燥《そう》、幻覚・妄想、せん妄、徘徊《はいかい》、介護拒否、尿や便の失禁・弄便《ろうべん》（便をいじ

認知症の症状

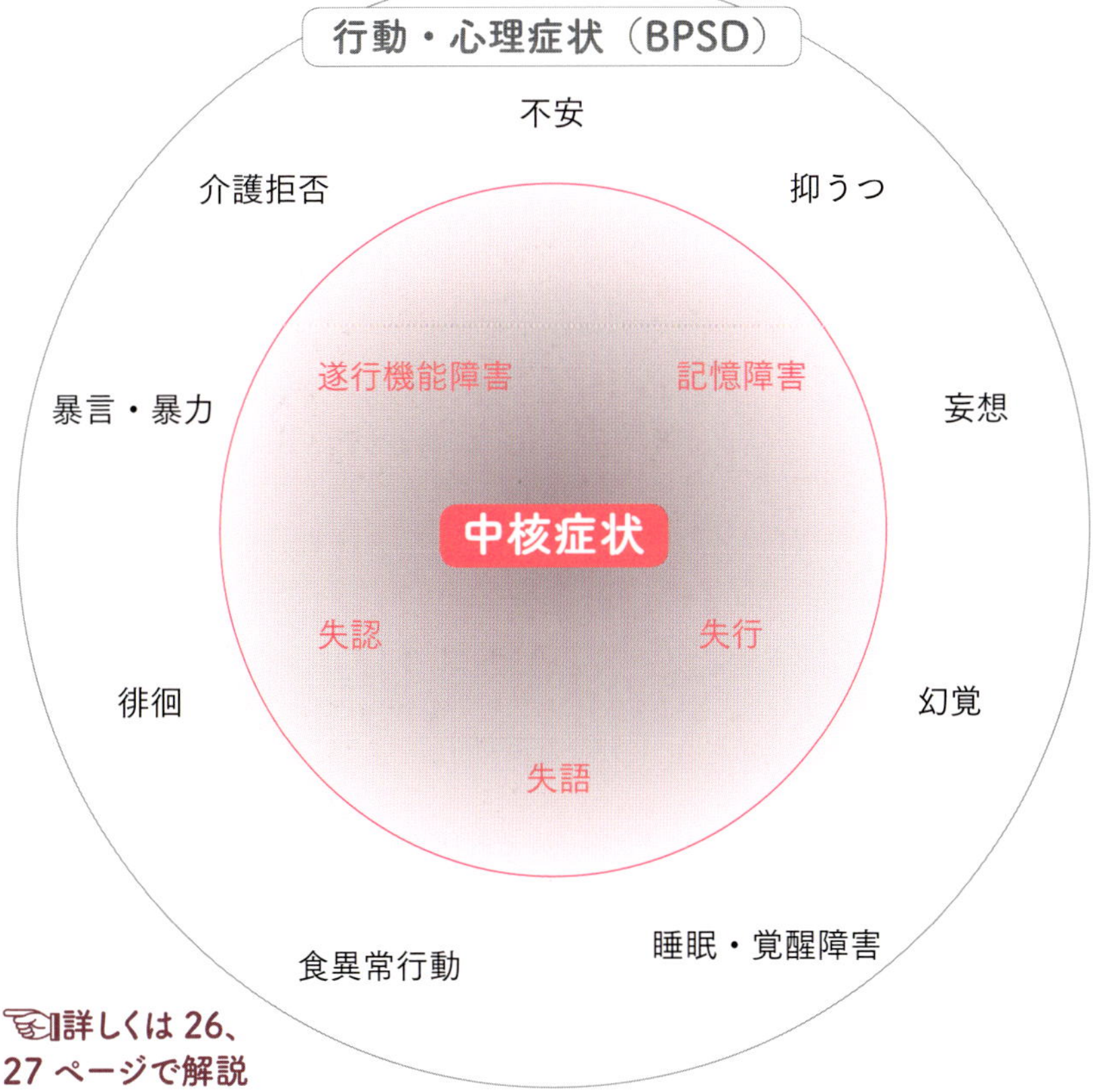

詳しくは26、27ページで解説

る行為)、不潔行為、抑うつ、睡眠・覚醒障害、昼夜逆転などがあります。

　周辺症状はすべての人に見られるわけではありませんが、強く出る場合、家族などの介護者を困らせます。

　次に具体的なエピソードを交えながら、中核症状と周辺症状を見てみましょう。

　例えば職人さんで、長年細かい作業を得意としていた人が、認知症になったことを機に仕事の手順がわからなくなります。

　そのことが原因で落ち込み、「なぜ、できなくなったのだろう」「こんなはずはない」とさらに落ち込み、それが抑うつ、不安・焦燥《しょうそう》感に変わることもあります。

　この場合、仕事の手順がわからなくなるのは脳がダメージを受けたことによる「中核症状」で、それによる抑う

中核症状

記憶障害
今、まさに体験したことを次の瞬間に忘れてしまうなど、短期記憶がインプットされない。

見当識障害
現在と過去の区別がつかなくなり、場所、時間、人物認識が薄れることもある。

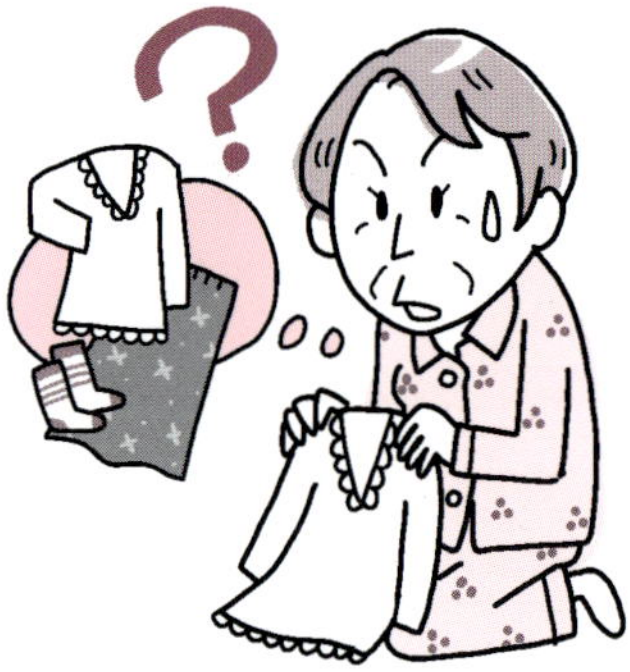

失語
会話が噛み合わない、ものや人の名前を思い浮かべて言葉にすることができない。

失行
歯ブラシと歯磨き粉を渡しても、2つの関連性が理解できないため、歯磨きができないなど、ある行為が遂行できない。

遂行機能障害
家事や仕事などの作業を行おうとしても、作業の優先順位がつけられなかったり、時間配分を考えて効率よくできないため、最後まで遂行することができない。

つ、不安・焦燥感は「周辺症状」ということになります。

ただし、もともとの性格が失敗しても気にしないタイプなら中核症状だけになりますが、失敗を気にするタイプでは、自分を責めたり、周囲の人から「なぜできないの？」などと言われたりすることで、より周辺症状が強くなってきます。

家族などの周囲の人は、症状のメカニズムを十分に理解して接することで、周辺症状による問題を軽くすることができます。そのために覚えてほしいのが認知症を理解するための「九大法則・一原則」（60ページから詳しく解説）です。

なお、具体的な周辺症状の対策についてはPart5の「困った症状への上手な対処法」で詳しく解説しますのでそちらをお読みください。

周辺症状（BPSD）

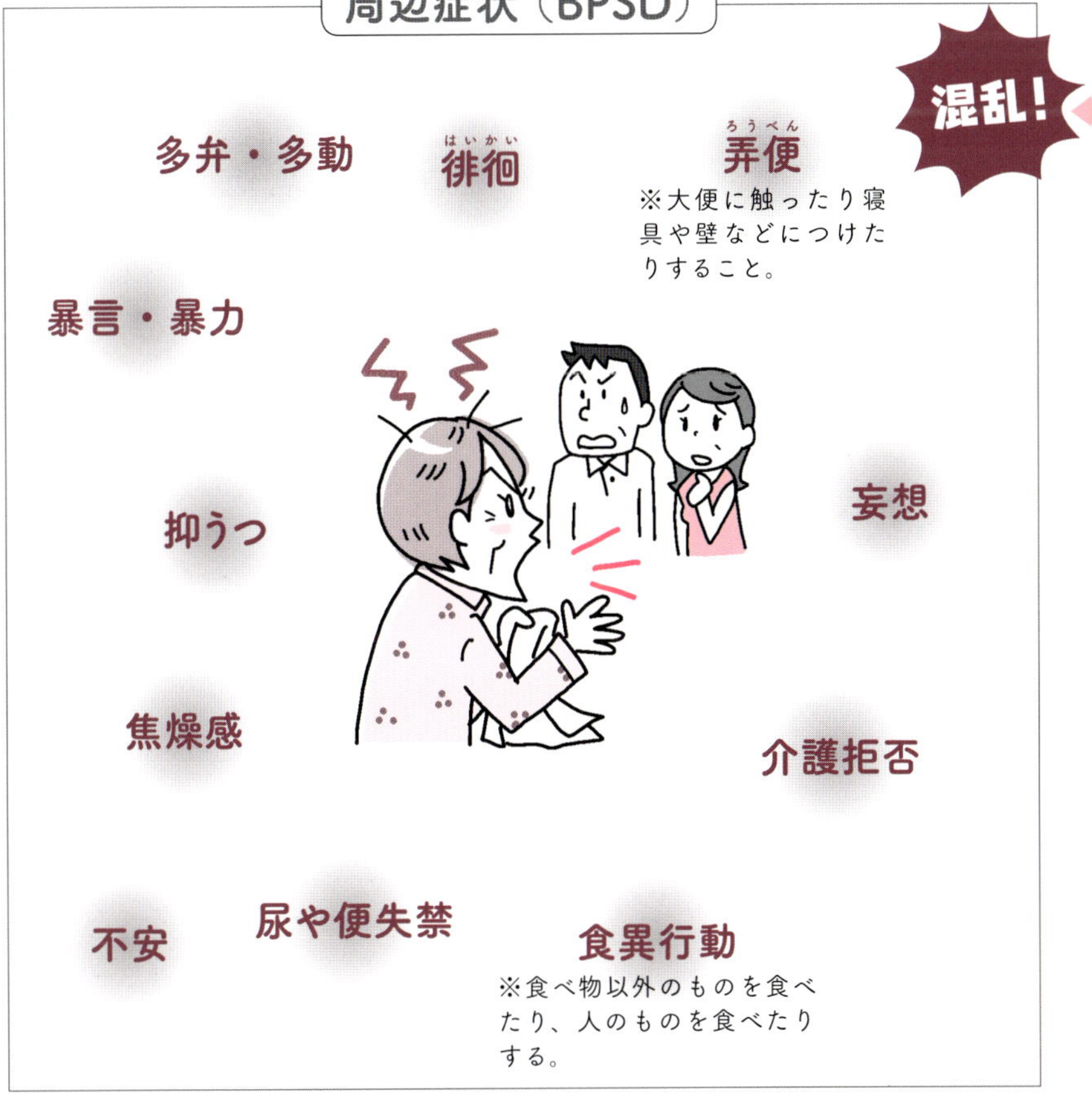
混乱！
多弁・多動
徘徊《はいかい》
弄便《ろうべん》
※大便に触ったり寝具や壁などにつけたりすること。
暴言・暴力
抑うつ
妄想
焦燥感
介護拒否
不安
尿や便失禁
食異行動
※食べ物以外のものを食べたり、人のものを食べたりする。

認知症予防コラム

糖尿病と認知症

糖尿病とは、すい臓から分泌される「インスリン」という物質の分泌量や使われ方に問題が起き、ブドウ糖を正常に代謝できなくなる病気です。慢性的に血液中のブドウ糖が増えること（高血糖）で脳卒中や心筋梗塞になりやすくなり、脳卒中の後遺症として血管性認知症になるリスクが高まることがわかっています。

また、九州大学大学院医学研究院の研究（久山町研究※）で、糖尿病のある人は、明らかな認知症の症状がなくても、記憶をつかさどる「海馬《かいば》」の萎縮《いしゅく》が進むことが判明し、糖尿病の人はそうでない人に比べてアルツハイマー型認知症（P16）のリスクが約２倍程度高まることもわかりました。

糖尿病は適切な食生活と運動などで予防できる病気です。血糖値が気になる人は、まめに医療機関でチェックして、高血糖気味であれば専門医の指導のもとで食生活の改善と運動を実行しましょう。すでに糖尿病と診断された人も、治療と生活習慣の改善で進行は抑えられます。

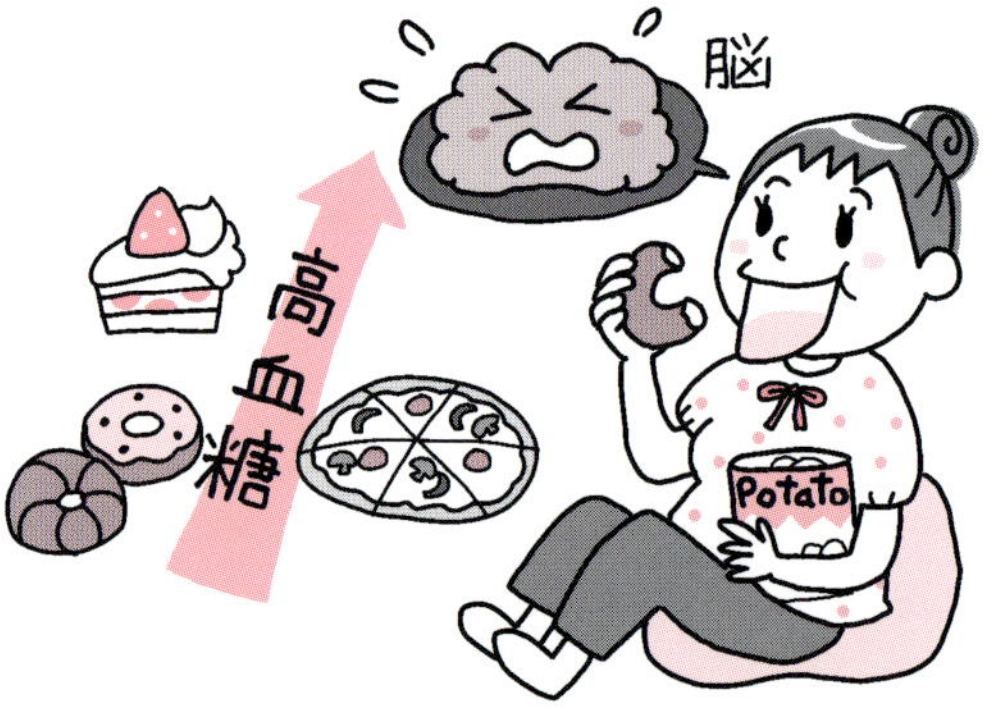

※久山町研究…九州大学大学院で1961年から続けられている研究。全国平均とほぼ同じ年齢・職業分布を持っている福岡県糟屋郡久山町の住民を対象に、生活習慣病の疫学調査を続け、有益なデータを積み上げている。

part2

認知症かな？　と思ったら

第一歩は受診から

杉山先生のアドバイスを得て、
健吉に病院受診させようとする家族。
だが、自分が認知症だとは思っていない健吉に
どうやって受診させようか悩んでいる…

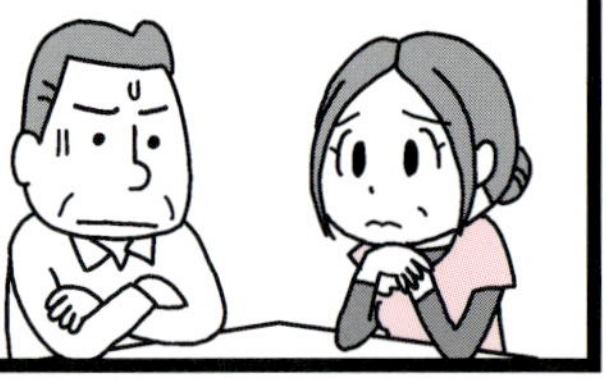

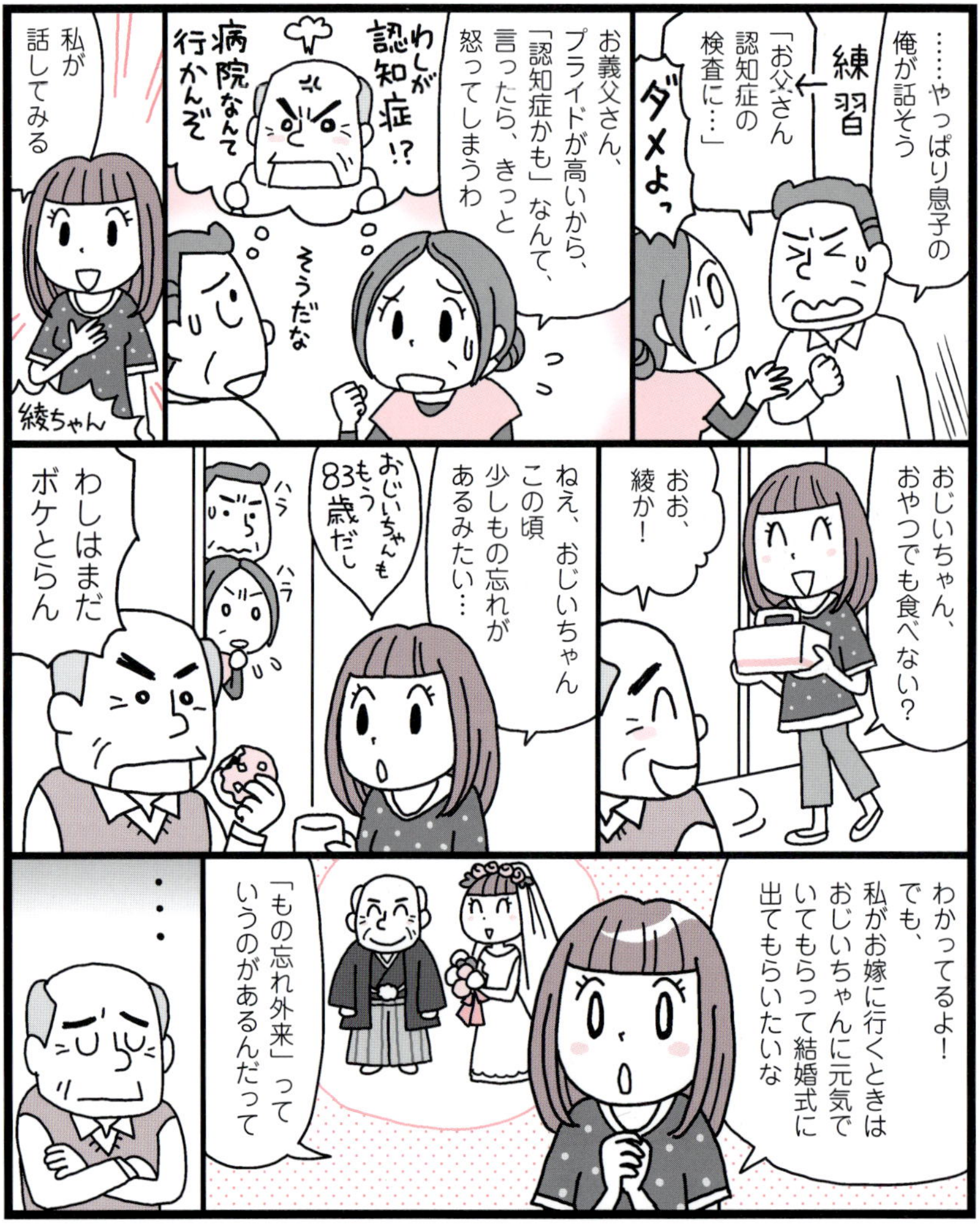

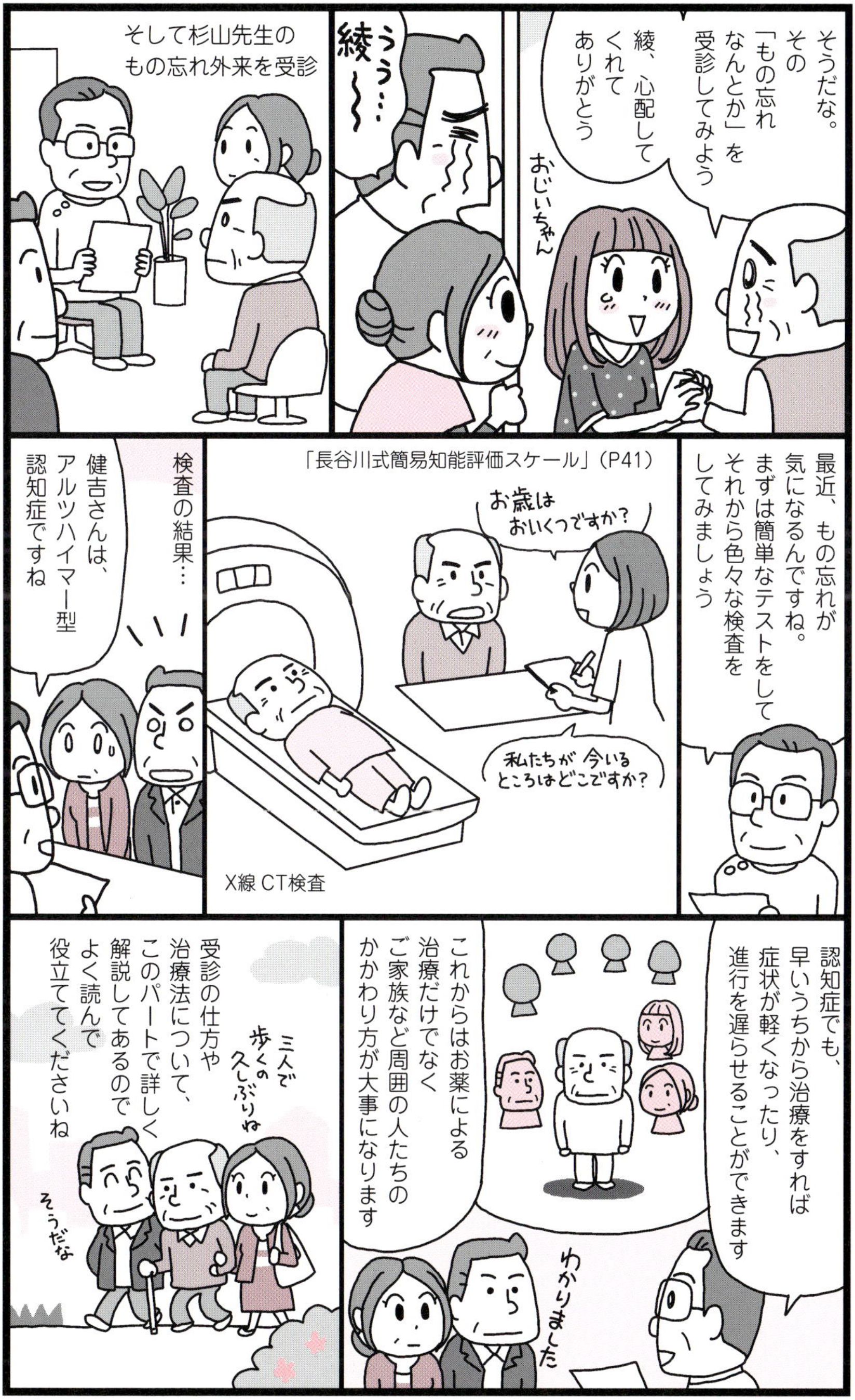
そうだな。
その「もの忘れなんとか」を受診してみよう
綾、心配してくれてありがとう
おじいちゃん
綾うう…〜
そして杉山先生のもの忘れ外来を受診
最近、もの忘れが気になるんですね。まずは簡単なテストをしてそれから色々な検査をしてみましょう
「長谷川式簡易知能評価スケール」（P41）
お歳はおいくつですか？
私たちが今いるところはどこですか？
X線 CT検査
検査の結果…
健吉さんは、アルツハイマー型認知症ですね
認知症でも、早いうちから治療をすれば症状が軽くなったり、進行を遅らせることができます
これからはお薬による治療だけでなくご家族など周囲の人たちのかかわり方が大事になります
わかりました
受診の仕方や治療法について、このパートで詳しく解説してあるのでよく読んで役立ててくださいね
三人で歩くの久しぶりね
そうだな

その「もの忘れ」は加齢？ 認知症？

認知症の前兆は、ともに暮らす家族だからこそ感じ取れる変化です。もの忘れが気になっても「もう歳だから」と見過ごさないことが最も大切です。

体験したことをまるごと忘れてしまうのが認知症

人間の記憶力は年齢とともに減退し、中年期頃から判断力や適応力なども衰えてきます。よくあるのが「約束の時間が何時だったか思い出せない」など。こんな体験があると「私も認知症？」と気になってしまいます。

でもこうしたもの忘れは加齢による生理的なもので、認知症によるもの忘れとは違います。この場合、知人と約束したことは覚えています。ところが認知症によるもの忘れは、約束したことそのもの、つまり体験したことすべてをすっぽり忘れてしまいます。これを「全体記憶の障害」と呼びます。

区別しやすい例として、昨夜の夕飯のメニューを思い出せないのは「生理的なもの忘れ」、昨夜、夕飯を食べたかどうか覚えてないのは「認知症によるもの忘れ」の疑いがあります。

言動に違和感があるなら迷わず受診を

また、家族など周囲の人が「最近、変だな？」と感じることが、認知症の初期サインということもあります。例えば「最近、会話に『あれ、それ』という指示語が多くなった」「穏やかだったのに、なんだか怒りっぽい」「同じことを繰り返し何度も聞くことが増えた」「好きだった趣味をやらなくなり、家に引きこもり、ぼんやりする日が増えた」など。

こうした変化は、一緒に暮らす家族だからこそ敏感に感じ取れることでもあります。先に述べたように、誰でも歳を取れば忘れっぽくなったり、あるいは頑固になるなどの変化はあります。この段階で加齢によるものか認知症によるものなのかを判別し、後者であれば早期に治療を受け、認知機能を落とさない関わり方で、よい方向へ導くことができます。気になることがあれば「もの忘れ外来」（P35）などに相談しましょう。受診の仕方については34ページから解説します。

加齢によるもの忘れと認知症の違い

加齢によるもの忘れ

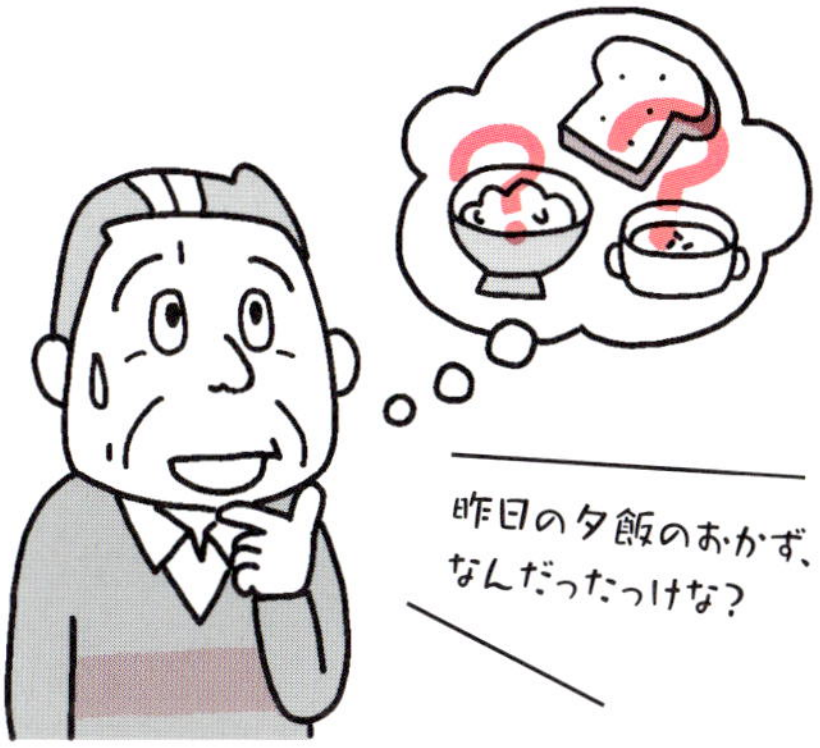

体験したことの一部を忘れる

脳の生理的な変化によるもので、日常生活に大きな支障はない。

認知症によるもの忘れ

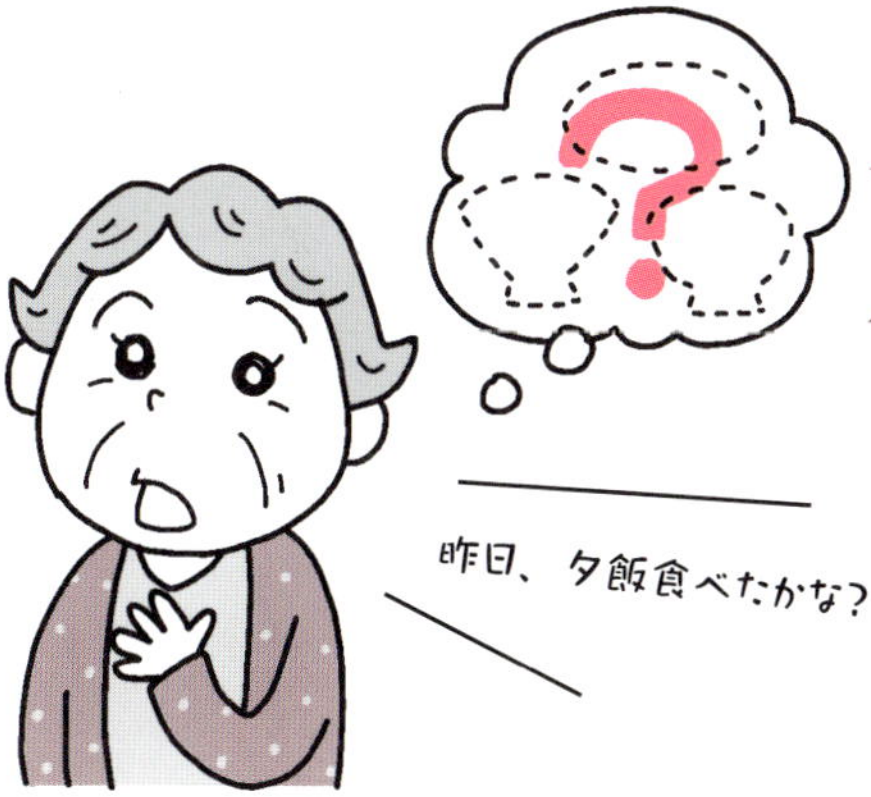

体験したことをすべて忘れる

脳の神経細胞の変性や脱落による障害で、だんだん進行し、生活に支障が出てくる。

「あれ」「それ」などの指示語が多くなったり、好きだった趣味に興味を示さない、人が変わったように怒りっぽい、というのも認知症の兆候です。注意しましょう。

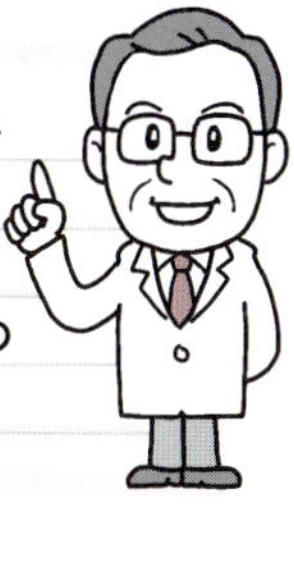

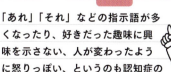

認知症を診る医療機関

認知症が社会問題化されるとともに、専門的に診る医療機関も増えました。まずはかかりつけ医に相談し、そこから専門機関につなげてもらうとよいでしょう。

認知症の研究が進み、明るい兆しが見えてきた

認知症は以前、「痴呆症」と呼ばれていましたが、2004年12月から正式に「認知症」と呼称が変わりました。

痴呆症と呼ばれていた頃は、社会全体の理解度は低く「痴呆症になったら治療方法はなく、いずれ廃人になって死んでしまう」などと思われていました。そのため家族に認知症の人がいると、そのことを他人にばれないように隠す風潮があったことも事実です。

しかし近年、認知症の医学的な研究が進歩し、治療薬の開発も進み、薬物で進行を遅らせたり、症状の改善が期待できるようになりました。認知症を取り巻く状況は大きく変わったのです。

現在では、アルツハイマー型認知症の原因となるアミロイドβという老廃物を取り除くワクチンも開発過程にあり、将来が期待されています。

また、作業療法士などの専門家によるリハビリテーションや介護保険による福祉サービスの利用なども定着し、積極的な生活改善も行われています。

自治体の窓口などに相談し、専門医を探してもらう

このように、認知症を取り巻く状況が変わった今、考えるべきことは「認知症になったからあきらめること」ではなく「認知症になっても充実した人生を送るために、どうすればいいのか」です。

それには家族や個人の力だけでなく、医療や福祉の専門的な力を最大限に活用することが大切で、そのための第一歩が、専門医への受診です。

「専門医と言われても、あてがない」という場合は、各自治体の高齢者福祉課などの窓口や保健福祉センター、地域包括支援センターなどに相談すると、認知症を診る医療機関を紹介してもらえます。中でも地域包括支援センターは、保健師やケアマネージャーなどが高齢者を総合的に支援する専門機

認知症の相談機関

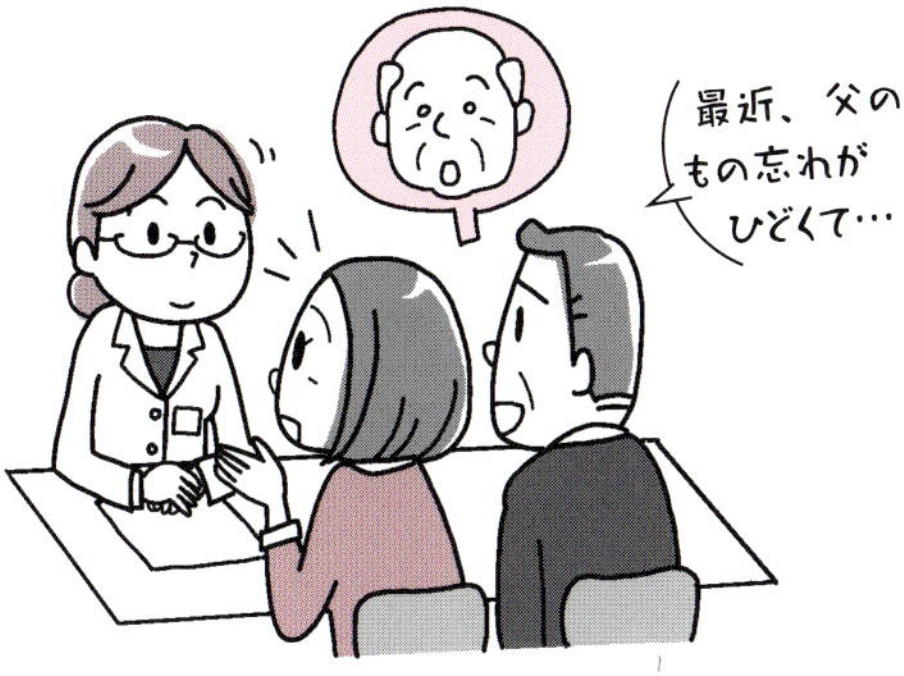

各自治体の窓口

地域包括支援センター

保健福祉センター

↓ **紹介**

かかりつけ医

かかりつけ医が「もの忘れ外来」や「認知症外来」を行っているなら相談を。専門外なら専門の医療機関を紹介してもらうとスムーズ。

➡

認知症を専門に診る診療科

老年科、脳神経外科、神経内科、内科、精神科、神経科、もの忘れ外来。

認知症疾患医療センターなど、各都道府県から指定を受けた認知症専門病院もある。

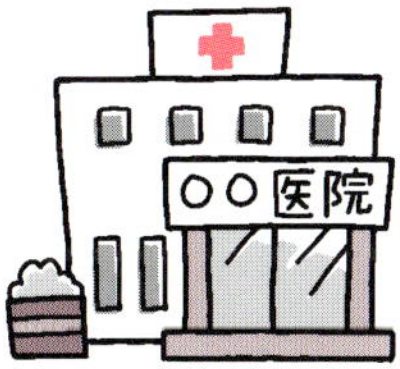

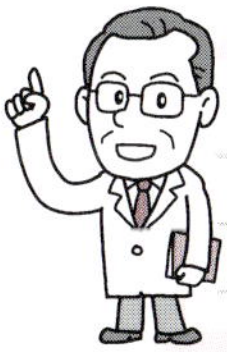

日本認知症学会が認定する専門医もいるので、どのような病院にどんな医師がいるのかを知り、参考にするとよいでしょう。

日本認知症学会　http://dementia.umin.jp/g1.html

関で、認知症に関する情報も豊富です。

地域にかかりつけ医がいるなら、まずこうした機関に相談してもよいでしょう。

認知症を診るのは、老年科、脳神経外科・神経内科、内科、精神科、神経科、または「もの忘れ外来」を置いている医療機関です。

「もの忘れ外来」では、精神科医や脳神経外科・神経内科などが診ることが多いようですが、認知症を専門的に学んだ内科医が行っているところもあります。

なお、受診は自主的に本人が受けるより、異変に気づいた家族がすすめることのほうが多いでしょう。本人が受診を嫌がるときの対処は38ページをお読みください。

早期診断には多くのメリットがある

認知症を疑うときは、迷わず受診することです。早期診断・治療に結びつくだけでなく、家族が専門家の話を聞く機会にも恵まれ、認知症への理解が深まります。

早期受診による4つのメリット

早期診断を受けることは、患者本人にも家族にも多くのメリットがあります。主なメリットをあげてみました。

治療や介護などの方針が立てやすい

「同じことを繰り返し聞く」「ささいなことに急に怒鳴る」「なぜ自分は、こんなにもの忘れが激しいのか？」など、表れている症状の背景にあるのが認知症でも別の病気でも、あるいは加齢によるものでも、はっきりさせることで適切な対処法が見つかり、治療や介護など、将来の方針が立てやすくなります。また、正常圧水頭症や慢性硬《こう》膜《まく》下《か》血腫（Ｐ22）などによる症状であれば、早期発見・治療により大幅に症状の改善が望めることがあります。

認知症は初期ほど治療が有効

認知症の治療薬は、現在で４種類の薬があります（Ｐ44）。いずれも壊れた脳細胞を修復するわけではありませんが、進行を遅らせる効果が期待できます。

しかし薬も、進行した認知症の場合では、効果が期待できないといわれています。治療効果を上げ、認知症と共存しながら生きるためにも、早期受診が望まれます。

専門的な知識がつくと理解が芽生える

家族など周囲の人が、専門医から認知症について詳しい説明を受けることで「今、起きている問題行動は、本人が悪いわけでなく認知症がそうさせている」と認識できます。そう理解することで、認知症を受け入れる気持ちが芽生え、本人に対する接し方も変わってきます。

それが結果的に周辺症状（Ｐ24）の緩和につながり、本人も家族などの周囲の人も楽になっていきます。

介護保険の利用がスムーズになる

デイサービスやショートステイなど通所・宿泊サービスや、家事援助、福

早期受診をした場合としなかった場合

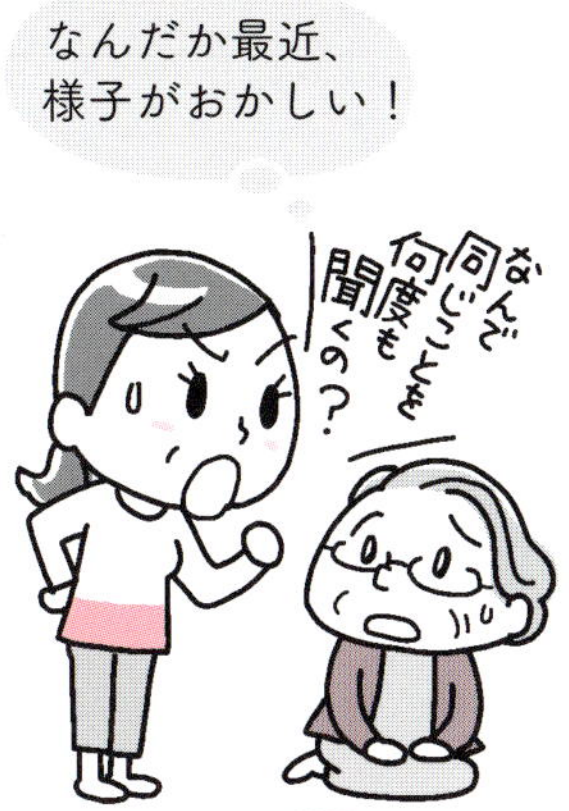
なんだか最近、
様子がおかしい！
なんで同じことを何度も聞くの？

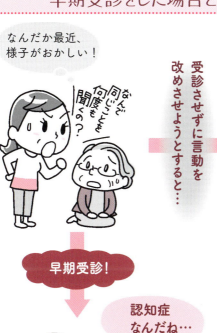

受診させずに言動を改めさせようとすると…

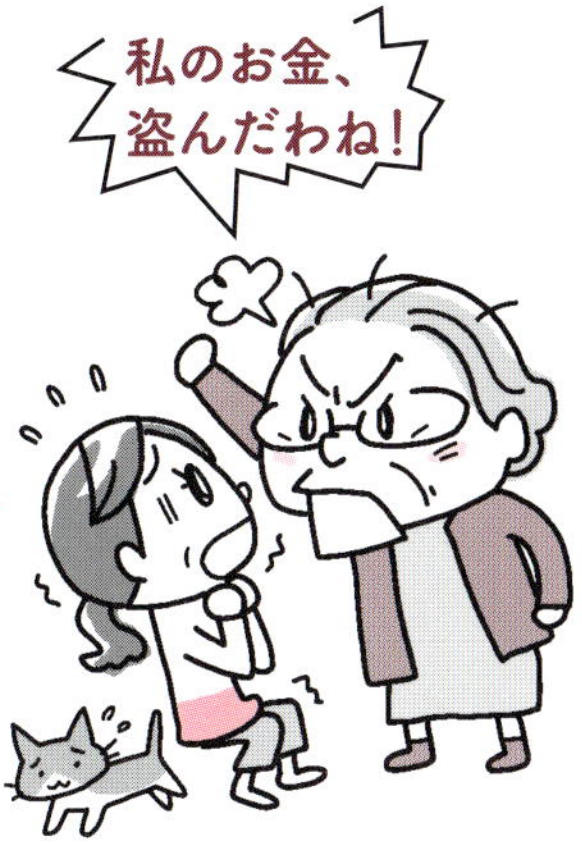
私のお金、
盗んだわね！

周辺症状（BPSD → P24）

不穏、抑うつ、徘徊、暴力・暴言など、心理・行動面の症状が強くなり、本人、家族に混乱をきたす。

早期受診！

認知症
なんだね…

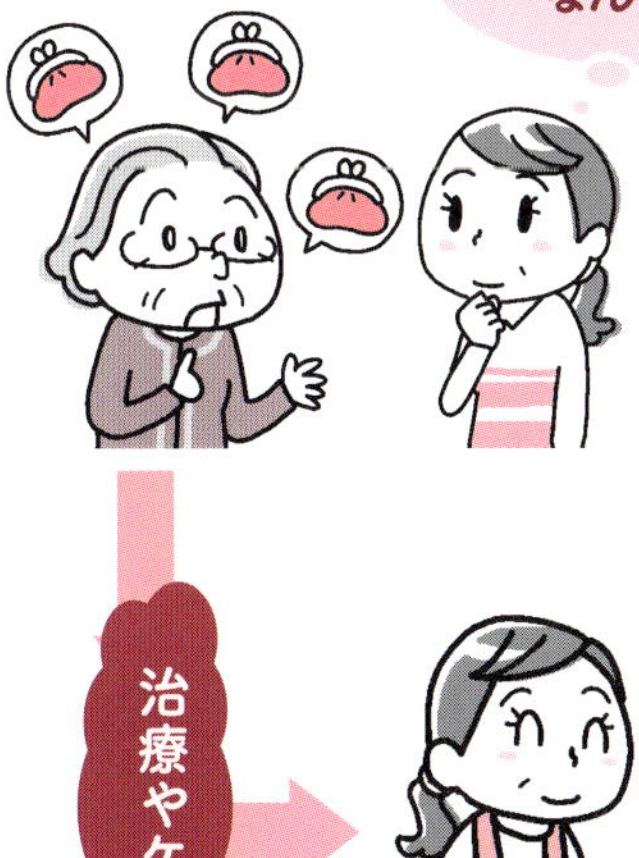

認知症を理解し、適切な対応ができる。
治療や介護の方針が立てやすい。

治療やケア

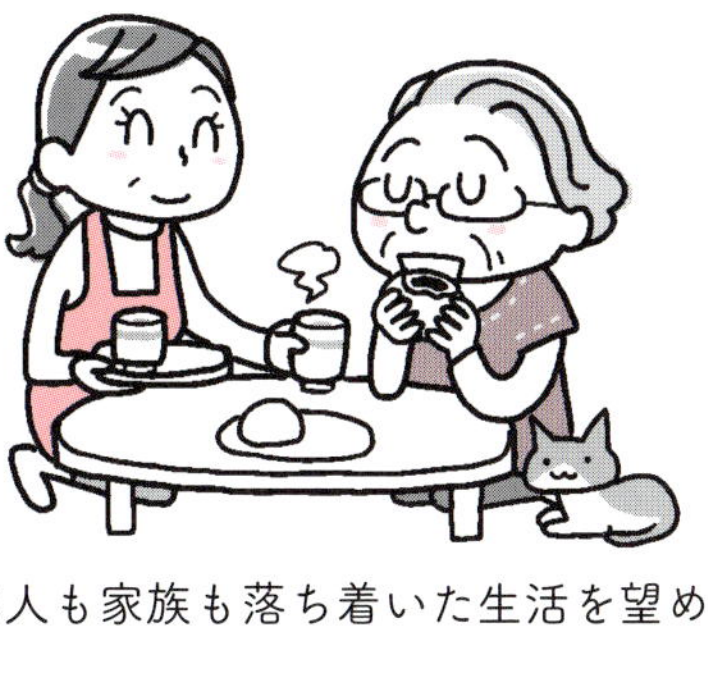

本人も家族も落ち着いた生活を望める。

祉器具のレンタルなど、認知症介護に介護保険サービス（Ｐ１６２）は不可欠です。受けるときは主治医の意見書が必要ですので、早めに受診して主治医を決めておくと安心です。

上手な受診のすすめ方

ここでは、受診を嫌がる人にすすめる方法を提案します。本人の生活習慣、性格などを考慮して、有効な方法を探ってみましょう。

本人のプライドを傷つけずスムーズな誘導のためには？

初期の認知症では「なんでこんなに簡単なことを忘れちゃうんだろう」など、本人も違和感を抱き、不安だったり自信をなくしています。そのため無理して「どこも悪くない」「呆けてない」という素振りを見せようとするため、頑固になりがちです。そんなときに「認知症かもしれないから病院に行こう」など、ストレートな表現で受診を促しても、反発を招くだけです。

本人のプライドを傷つけず、スムーズな受診に導くためには、どうしたらよいでしょうか。ここでは、その方法をいくつか紹介します。

「私（家族）とあなたのために受診してほしい」と伝える

認知症の人に、なぜ受診を嫌がるのか聞くと「自分は正常だから、医者に診てもらう必要はない」と答える人が多くいます。でもこの気持ちの裏には「認知症になって家族に迷惑をかけたくない」という本音があるようです。「少しでも早く受診したら今は薬で進行を遅らせることもできるし、もし治る認知症だったらなおさら早いに越したことはない。あなたと私のために受診しようね」と話してみてください。

多くの人が、長年暮らした家族への気遣いは残っていますから、心が動かされることも多いでしょう。

先に家族が専門医にかかり相談する

本人を受診させる前に、まず家族が医療機関を受診して、専門医に本人の状況を詳しく話します。その際、担当医に「本人が受診を嫌がるが、どうしたらいいか？」と相談してみましょう。

もの忘れ外来などを担当している医師は、受診を嫌がる患者を数多く診察していますから、その先生なりに誘導のコツを知っていることもあります。

信頼している人にすすめてもらう

本人が信頼しているかかりつけ医や

効果的な受診のすすめ方

役所から健康診断のお知らせが来たから行ってみよう

POINT 本人に病気の意識がないのに「病院に行こう」と誘っても拒まれてしまいがち。

でも「役所から年に一度の健康診断のお知らせが来たよ。せっかくだから受けに行こう」と、かかりつけ医を受診するとよいことも。かかりつけ医には、「そのようにして連れて行きます」と伝えておくとよい。

医師に往診に来てもらう

POINT 訪問診療を行っている病医院は全国的に増えている。そこに相談し、医師や看護師に訪問してもらい、「検査は病院でなければできないから」などと話してもらい、受診につなげるのも方法。

本人が体調不良を訴えるタイミングで

POINT 風邪気味、なんとなくだるい、など体調不良を訴えたときに「早めに診てもらおう」と受診をすすめるとスムーズ。あらかじめかかりつけ医に「認知症についても診てもらいたい」と連絡をしておくとよい。

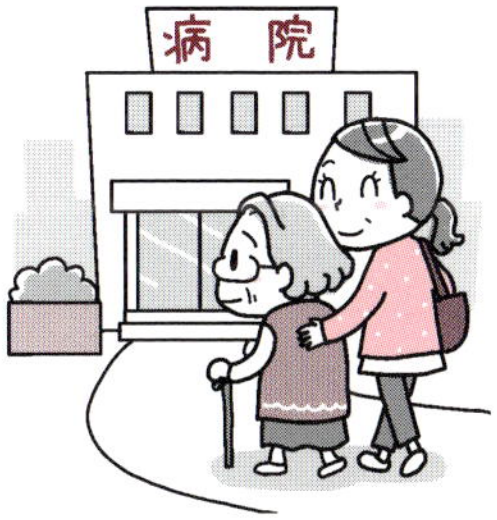

大切なことは、本人のプライドを傷つけないこと。家族だけでなく、かかりつけ医や地域包括支援センターの担当者など、外部の人の協力を得ながら上手に受診をすすめましょう。

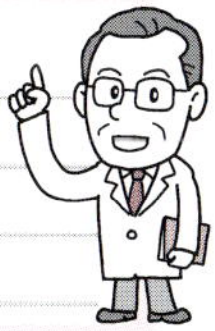

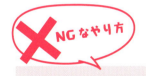

NGなやり方

呆けたかどうか調べてもらうから

本人のプライドを傷つける典型的な言い方。激しく拒むだけでなく、以降、受診の話をしても受けつけなくなる。

もの忘れがひどくて困ったね

本人のことを思っているのではなく「家族が迷惑だから治療して」というニュアンス。本人は傷つき、無論、受診も拒む。

いいから言うことを聞きなさい！

高圧的な言い方をすると相手も感情的になり、話は決裂するだけ。

ケアマネージャー、保健師などから受診をすすめてもらうと、意外とすんなり受診することもあります。話す際に「○○さん（家族の名前）もとても心配しているから」と言ってもらうと効果がある場合もあります。

受診の流れと受ける検査

初めての受診では、「認知症の症状が出ているかどうか」を調べます。一般的にはまず家族や本人と面談し、続けて知的機能検査を行います。

面談と知能検査を受け、疑いがあれば精密検査を受ける

医療機関によって、受診の中身や流れには色々なパターンがあります。ここではごく一般的な診察の流れと認知症を調べる検査について解説します。

①受診前に用意しておくこと

患者本人が一人で受診するケースは少なく、多くの場合、家族などの介護者と一緒に受診します。付き添う人は、受診までに本人の日頃の様子と、家族が困っていることなどを書き出しておきます（左ページ参照）。慢性疾患や生活習慣病などで病院にかかっている場合は、飲んでいる薬がわかる「お薬手帳」も準備しておくとよいでしょう。

②面談

面談のパターンは、先に家族と面談してから本人と面談、家族と本人と一緒に面談など、外来の体制や医師の考え方によって様々です。しかし本人がいると家族がありのままを話せないため、家族と面談してから本人というパターンが多いようです。

認知症は、突然表れるものではなく、長い時間をかけてゆっくり進行します。「いつ頃からどんなふうに様子が変わってきたのか」など、初期の変化に気づくのは家族です。過去を遡りながら、できるだけ詳しく様子の変化を医師に伝えましょう。

本人への面談では「現在の日時」「生年月日」「生まれたところ」「仕事のこと」「今朝、食べたもの」などについて質問していきます。医師とのやりとりの中で、認知症の疑いが強いか、加齢による症状なのかの見当をつけます。

③知的機能検査を受ける

多くの医療機関で用いられるのが「長谷川式簡易知能評価スケール・改訂版（HDS-R）」です（左ページ）。短時間の聞き取りですみ、30点満点中20点以下で「認知症の疑いがある」と判別されます。

診察・検査の流れ

STEP 1

面談

↓

家族と面談

↓

本人と面談

↓

STEP 2

知的機能検査を受ける

あらかじめメモしておくこと

- 出生地、最終学歴、職業歴、結婚歴、現在の家族構成、本人の親やきょうだいの構成
- これまでにかかった病気・ケガ、手術や入院などの経験、現在治療中の病気、現在飲んでいる薬がわかる「お薬手帳」を準備
- 気になること（もの忘れや怒りっぽさなど性格の変化、道に迷うなど、いつ頃からどんなことが表れたのか詳しく）

改定　長谷川式簡易知能評価スケール（HDS-R）

1	お歳はいくつですか？（2年までの誤差は正解として1点）		0　1
2	今日は何年何月何日ですか？ 何曜日ですか？（年月日、曜日が正解でそれぞれ1点ずつ）	年 月 日 曜日	0　1 0　1 0　1 0　1
3	私たちが今いるところはどこですか？（自発的にでれば2点、5秒おいて家ですか？病院ですか？施設ですか？の中から正しい選択をすれば1点）		0　1　2
4	これから言う3つの言葉を言ってみてください。あとでまた聞きますのでよく覚えておいてください。（以下の系列のいずれか1つで，採用した系列に○印をつけておく） 1：　a）桜　b）猫　c）電車 2：　a）梅　b）犬　c）自動車		0　1 0　1 0　1
5	100から7を順番に引いてください。（100-7は？、それからまた7を引くと？ と質問する。最初の答えが不正解の場合、打ち切る）	(93) (86)	0　1 0　1
6	私がこれから言う数字を逆から言ってください。（6-8-2、3-5-2-9を逆に言ってもらう、3桁逆唱に失敗したら、打ち切る）	2-8-6 9-2-5-3	0　1 0　1
7	先ほど覚えてもらった言葉をもう一度言ってみてください。（自発的に回答があれば各2点、もし回答がない場合以下のヒントを与え正解であれば1点）a）植物　b）動物　c）乗り物		a:0　1　2 b:0　1　2 c:0　1　2
8	これから5つの品物を見せます。それを隠しますので何があったか言ってください。（時計、鍵、歯ブラシ、ペン、硬貨など必ず相互に無関係なもの）		0　1　2 3　4　5
9	知っている野菜の名前をできるだけ多く言ってください。（答えた野菜の名前を右欄に記入する。途中で詰まり、約10秒間待っても出ない場合にはそこで打ち切る） 0～5＝0点，6＝1点，7＝2点，8＝3点，9＝4点，10＝5点		0　1　2 3　4　5
		合計得点	

脳の中を調べて原因疾患を調べる

面談と知的機能検査のあとは、認知症の症状を起こしている病気を確定するために、主に画像検査で脳の中の状態を調べていきます。

画像検査や脳血流の状態を見る検査などがある

認知症の疑いが強いと診断されると、原因になっている病気を探ります。診断にはX線CT検査やMRI検査などの画像検査と、脳の機能を調べる機能画像診断（SPECT）があります。それぞれの検査の詳細を見ていきましょう。

X線CT検査

仰向けに寝て、円形の筒に頭を入れ、頭にぐるりと一周放射線を照射しながら撮影します。検査時間が5分程度と短いため、高齢の方でも負担なく受けられます。

画像は頭を輪切りに切った状態で見ることができ、骨は白く、脳の中を満たしている脳脊髄液は黒く、脳は灰色に映ります。

この検査では脳出血、くも膜下出血、脳梗塞、慢性硬膜下血腫、脳腫瘍、頭部外傷などがよくわかります。

脳の萎縮《いしゅく》もわかりますが、加齢による萎縮かアルツハイマー病により萎縮かの判別は難しいため、その場合はMRI検査（次項）が適しています。

MRI検査

放射線の代わりに磁気を用いて撮影します。CTは脳を輪切りにした画像ですが、MRIは縦、横、斜めなど、様々な角度から撮影できます。脳の萎縮の状態もCTより詳しくわかるので、アルツハイマー病と前頭側頭型認知症（ピック病↓P22）の鑑別、アルツハイマー病と血管性認知症の鑑別が可能です。ただし極めて強い磁力を使って検査しますから、金属を強力な力で吸いつけてしまいます。そのためペースメーカーを入れている人や、血管を金属製のクリップで留めている場合、それらが体内で動いてしまう可能性があるため、受けられません。

SPECT

脳の機能が低下した部分は血流も低

主な画像検査のメリット・デメリット

Part 2 認知症かな？と思ったら

X線CT検査

メリット 検査時間が短いので、受診者の負担が少ない。

デメリット アルツハイマー病と高齢による脳の萎縮の区別がつきにくい。若干のX線被曝がある。

MRI検査

メリット 鑑別診断がつきやすい。X線被爆がない。

デメリット ペースメーカーの入っている人や取り外しのできない入れ歯のある人などは磁気に影響を与えるため受けられない。装置の中で大きな金属音が聞こえるので、耐えられない人もいる。

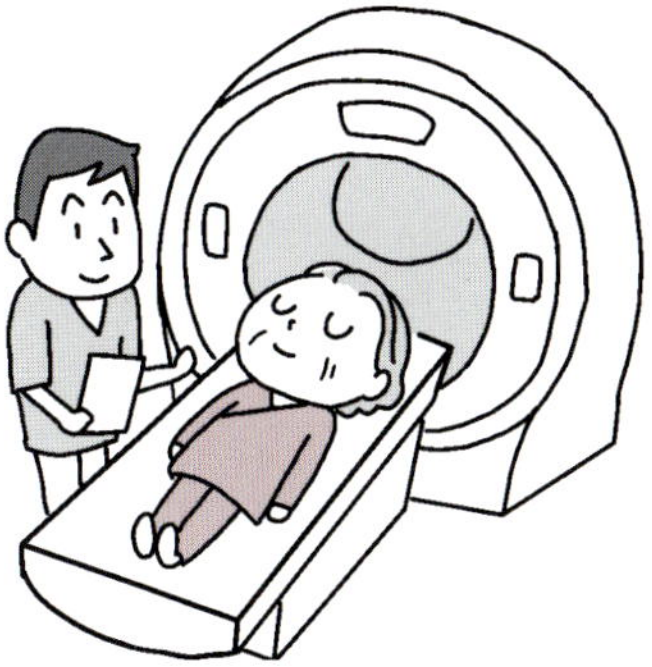

SPECT

メリット 脳のどの部分で血流が低下しているかわかり、比較的初期でも認知症の原因となる病気の鑑別がしやすい。

デメリット 台の上で仰向けのまま30分程度の時間を要するため、認知症が進んだ人が受けるのは難しい。

この検査は微量のラジオアイソトープ（放射線同位元素）を静脈注射して、それが脳に分布された状態をカラー画像で見ながら診断します。症状だけでは診断しにくい軽度認知障害もこの検査でわかることがあります。

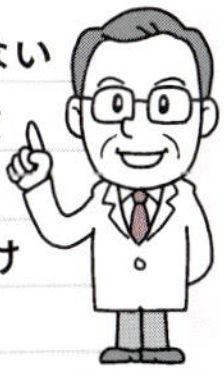

下します。その部位を調べることで、アルツハイマー型認知症、血管性認知症、レビー小体型認知症、前頭側頭型認知症（ピック病）などの鑑別に役立てます。

画像検査機器を置いていない病医院を受診した場合、設備の整っている病院を紹介され、そこで検査を受けることになります。

 認知症豆知識

早期のアルツハイマー型認知症の診断を支援するVSRAD

VSRAD（ブイエスラド）とは、前駆期を含む早期アルツハイマー型認知症の診断を支援するソフトのこと。アルツハイマー型認知症では、最も早期に海馬傍回（記憶に関わる部位）が萎縮するといわれています。しかし海馬傍回はMRIなどの画像ではわかりにくいため診断は難しいといえます。VSRADは、MRI画像を利用して、海馬傍回の体積の萎縮度を正常な脳と比較し、数値で評価します。50歳以上が対象で、早期診断と治療で進行を遅らせることが可能です。検査方法は、MRI画像検査に追加して約6分間撮影します。ただし医療保険の対象にはなりません。

VSRADは50歳から対象なので、アルツハイマー病の診断にも役立つ。

薬を使って治療する

アルツハイマー型認知症を中心に、治療薬の選択肢は広がりつつあります。根治には至りませんが、症状の進行を遅らせたり、周辺症状（BPSD）を改善します。

4種類の薬が認可され選択肢も増えた

認知症の治療薬は、1999年、アルツハイマー型認知症の治療薬としてドネペジル塩酸塩（商品名・アリセプト）が認可されたことから始まり、2011年にはガランタミン臭化水素酸塩（商品名・レミニール）、メマンチン塩酸塩（商品名・メマリー）、リバスチグミン（商品名・リバスタッチ、イクセロンパッチ）が認可され、合計4種類の選択が可能になりました。

簡単に薬の作用について説明しましょう。

脳内には、細胞から細胞に情報を伝達するいくつもの神経伝達物質が働いています。これは働きが終わると酵素によって分解されながら、常に一定の量を保っています。

ところがアルツハイマー型認知症になると、主に記憶や学習に関連する「アセチルコリン」という神経伝達物質が極端に減少します。アリセプト、レミニール、メマリーなどのコリンエステラーゼ阻害薬は、アセチルコリンを分解する「アセチルコリンエステラーゼ」という酵素の働きを弱めることでアセチルコリンの濃度を高めます。

一方、メマンチン（NMDA受容体拮抗薬）は、主に興奮性の神経伝達物質として機能する「グルタミン酸」の働きを阻害して、神経細胞を保護します。

コリンエステラーゼ阻害薬とNMDA受容体拮抗薬は、症状によって2種類併せて使われることもありますし、どちらか単独で使われることもあります。

認知症の根本的な治療ができるわけではない

しかしこれらの薬は、アルツハイマー型認知症の原因であるアミロイドβの沈着を予防したり除去するものではありません。

そのため劇的な効果は期待できず、わずかに周辺症状（P24）を改善したり、病気の進行を遅らせる程度です。

主なアルツハイマー型認知症治療薬

商品名（一般名）	アリセプト（ドネペジル塩酸塩）	レミニール（ガランタミン臭化水素酸塩）	リバスタッチ／イクセロンパッチ（リバスチグミン）	メマリー（メマンチン塩酸塩）
適応	アルツハイマー型認知症（軽度～高度） レビー小体型認知症	アルツハイマー型認知症（軽度～中等度）	アルツハイマー型認知症（軽度～中等度）	アルツハイマー型認知症（中度～高度）
剤形	内服	内服	貼付	内服
用法	1日１回	1日2回	1日１回	1日１回

よく使われる非定型抗精神病薬

『認知症疾患治療ガイドライン』で推奨されている非定型抗精神病薬には、右のようなものがあります。ただし認知症治療薬との飲み合わせが悪いものや、副作用が表れることもあるため、慎重に使われます。

商品名（一般名）	
リスパダール（リスペリドン）	幻覚、妄、興奮、イライラや不安、緊張を抑える。
ジプレキサ、ジプレキサザイディス（オランザピン）	興奮や易怒《いど》性などに有効。
セロクエル（クエチアピン）	興奮や妄想、気分の停滞、意欲の低下など、様々な精神症状に有効。
エビリファイ（アリピプラゾール）	幻覚や妄想、興奮に穏やかに作用する。

どんな症状の人にどの薬を使うかは、主治医の考え方にもよるため、ここで紹介した以外の薬を使うこともあります。

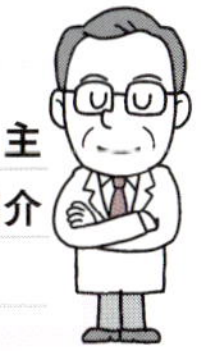

この他に、妄想や興奮、暴力といった周辺症状を抑制するために、抑肝散《よくかんさん》という漢方薬や、非定型抗精神病薬、抗不安薬などが使われることがあります。

認知症豆知識

抑肝散とは？

抑肝散は、もともとは赤ちゃんの夜泣きに効くといわれていましたが、認知症の周辺症状にも効果があることが認められた漢方薬です。幻覚や妄想、興奮、攻撃性や易怒性（刺激に対して敏感に反応する）、不眠や筋肉の緊張やこわばりなどの症状を緩和します。これに「陳皮《ちんぴ》」と「半夏《はんげ》」を加えたのが「抑肝散加陳皮半夏」で、胃腸の働きが弱い場合、こちらが使われることも。漢方薬を使うことで周辺症状の緩和や、抗精神病薬の量を減らすことが期待されます。

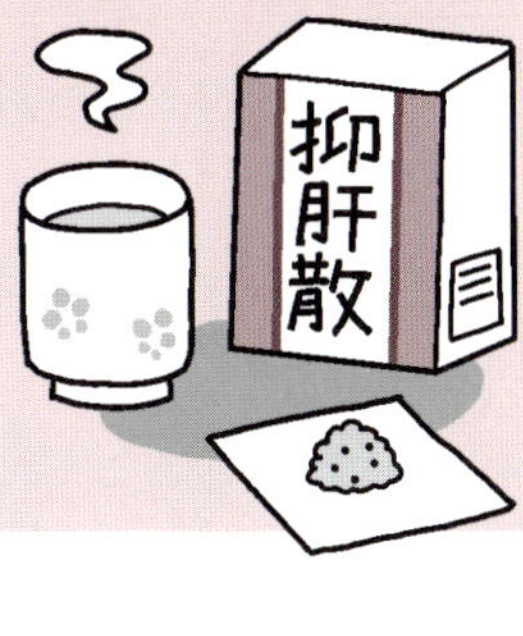

薬を使わない治療法

認知症の治療は、薬物療法とあわせて、ここで紹介する「非薬物療法」を行うと、脳細胞を活性化させ、より効果があるといわれています。どんなものがあるのか見てみましょう。

脳の残存機能を刺激して、脳の働きを活性化させる

薬を使わない治療法を「非薬物療法」といいます。これは、次に述べる「回想法」や「現実見当識訓練」「音楽療法」などに代表されるもので、デイサービスや病院などのリハビリテーションの場でよく行われています。

アルツハイマー型認知症では、記憶をつかさどる海馬《かいば》から脳細胞が壊れ始め、時間をかけて大脳全体に広がっていきます。一度壊れた脳細胞を修復することはできませんが、それでも脳には健康な細胞も多く残されています。

非薬物療法の目的は、脳の残存機能を刺激して活性化させ、生活動作の改善と認知機能や心理・行動症状、感情の安定を図ることです。薬物療法（P44）と非薬物療法を併用すると、よりよい効果をもたらすといわれています。

回想法

認知症になると、新しい記憶はすぐに忘れてしまいますが、古い記憶は残っています。回想法は、古い記憶を引き出し、再認識する訓練です。これにより脳が刺激され、自尊感情も高まり、記憶障害の不安から一時的でも解放され、心が安定します。

認知症の高齢者に、子ども時代や思春期の頃、社会に出て仕事をしていた頃の話を聞いてみましょう。古い写真や昔なつかしい歌謡曲のCDなどがあれば、見たり聴いたりしながら、楽しい時間を共有するように進めます。

現実見当識訓練（リアリティオリエンテーション）

認知症になると、今日が何日かわからなくなったり、自分がどこにいるのか、話をしている相手が誰なのかがわからなくなります。これを「見当識障害」（P25）と呼びます。現実見当識訓練は、見当識障害を軽減させるための訓練法で、周囲の人の言葉かけによって現実認識を高めていきます。（P48に続く）

回想法

●アプローチの具体例

介護者：小学生の頃、近くを流れていた川は何川だっけ？

認知症の人：○○川だよ。子どもの頃、夏はそこでよく泳いだ。

介護者：魚はいたの？

認知症の人：川魚がたくさんいて、たくさんつかまえて遊んだよ。

介護者：友達と？

認知症の人：近所の○○くんと、○○くんともよく遊んだな。○○くんは家がお豆腐屋さんでね…。

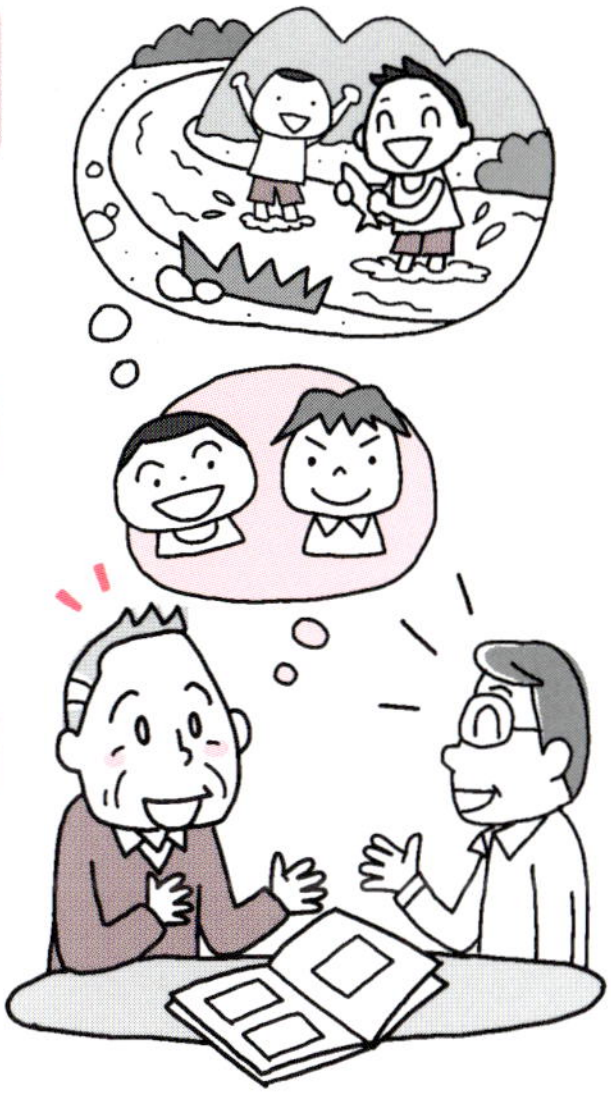

現実見当識訓練

●アプローチの具体例

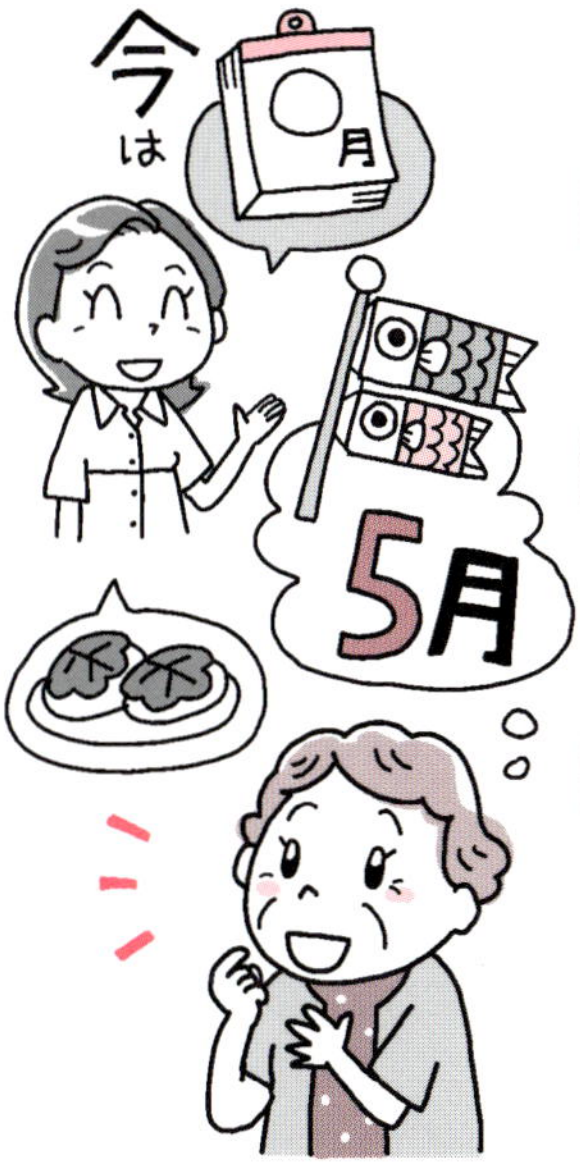

介護者：今年の干支はわかる？

認知症の人：さて、何年だろう？

介護者：未年の次はなんだっけ？

認知症の人：申年だね

介護者：明日はお節句だね。今は何月だっけ？

認知症の人：お節句なら5月だね

介護者：おやつに柏餅、食べましょうね！

言葉かけの例は、「今日は何月何日？」「今の季節は？」「生まれた年はいつですか？」「私は誰でしょう？」などです。わからないときは、ヒントを出していきます。例えば「桜が満開ですね。今の季節は何かな？」「おばあちゃん（おじいちゃん）が生まれたのは夏だね。お誕生日はいつだっけ？」など。正解に近い背景をつけ加えます。正解が出てこなくても無理に聞き出す必要はありません。本人が考えて、季節を感じるだけでも十分効果的です。

音楽療法

音楽療法は、音楽を聴くものと、楽器を演奏する能動的なものがあります。音楽は、感情に働きかけ、言葉では表せない気分や感情の不安定さを排出し、心身によい影響を与えます。

楽器演奏など能動的な活動が可能な人には、ぜひ得意な楽器を演奏してもらいましょう。またカラオケで、懐かしい歌謡曲などを歌うことは回想法（P46）にもつながります。

美術療法（アートセラピー）

音楽療法と同様に美術療法も、絵画などを眺める受動的なものと、自分で描く能動的なものがあります。デイサービスや病院などでは、画用紙に好きな絵を描いたり、色鉛筆でぬり絵をぬったり、皆でちぎった色紙を貼り合わせて貼り絵を制作したりしています。

どんなプロセスでも、絵を仕上げる作業が脳の神経細胞を活性化させます。本人が興味を示すようならすすめてみましょう。

アニマルセラピー（動物介在療法）

人間は犬や猫などの動物を見たり、触ったりすることで心が癒やされます。認知症の人の場合、意欲が低下している人ほど効果があり、表情もなく言葉も少なかった人が、犬や猫に触れたことで笑顔になったり、言葉を発したりします。ふだん攻撃的な人でも、動物に対しては穏やかな態度で接します。

接するうちに「世話をしたい」という感情が芽生えることもあるようです。これはいつも周囲の人に面倒を見てもらっているという感覚から、動物の面倒を見なければ、という感覚を得るためのようです。

ただし、もともと動物が嫌いだったり、興味を示さない場合は、意味がありません。また「動物が認知症にいいから」と、安易に飼うのもおすすめしません。結局世話をするのは家族で、負担になってしまいます。

音楽療法

●主な効果

会話もせず、非活動的に過ごしている人や易怒《いど》性のある人でも、好きな音楽を聴くことでリズムを取る、歌詞を口ずさむなど活動的になる、気持ちが上向きになり、機嫌がよくなる、昔の歌の記憶を呼び戻す、など。

●注意すること

好まない音楽を聴かせても耳障りになるだけで、よけいに不穏になる。本人が好む曲を小さな音から聴かせて様子を見て、問題ないようなら適度な音量で聴かせる。カラオケは、苦手な人には無理強いしないこと。

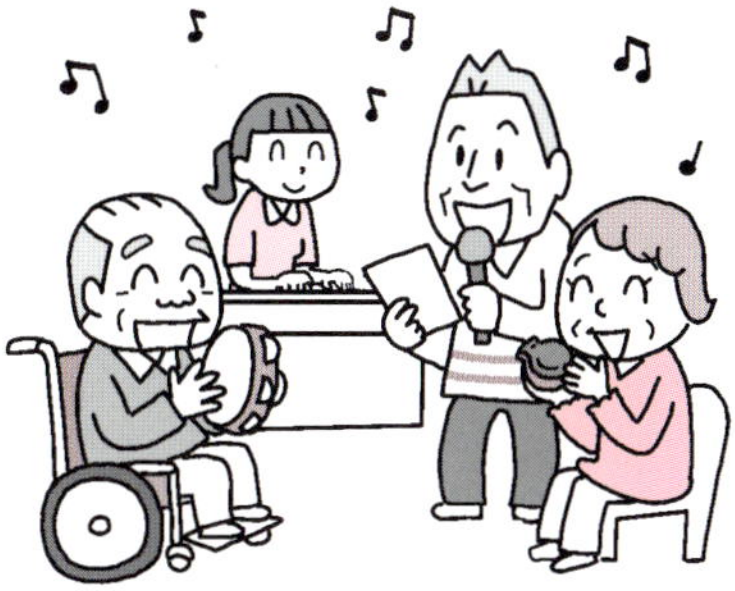

美術療法

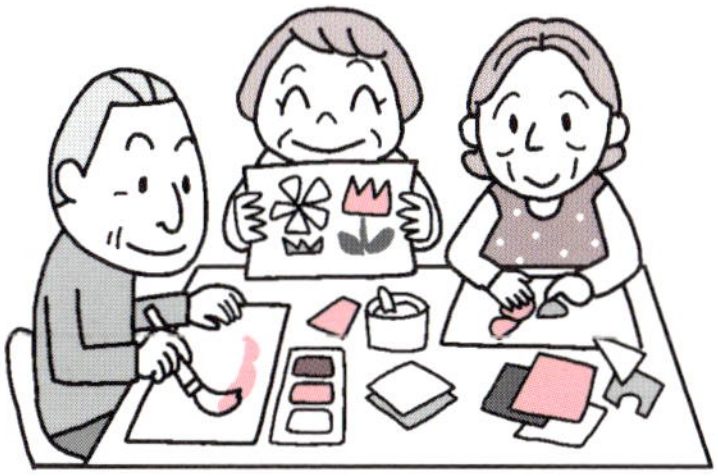

●主な効果

「絵を描く」「ものを作る」という行為が、対象者を認識し、色や形や存在感を感じ取り、絵を描くプロセスが脳によい刺激を与える。また「何かを作った」という達成感も、自己肯定感につながり、心によい影響を与える。

●注意すること

利き腕にマヒや震えなどがあり、鉛筆や筆がうまく持てない人には、無理強いしない。

アニマルセラピー

●主な効果

動物に接することで心が穏やかになる、活気が出る。動物の世話をすることで自分の役割を感じ取ることができる。もともと動物を飼ったことのある人には、特に効果的。

●注意すること

動物が嫌いな人にはストレスになる。また、いくら動物が好きでも猫や犬にアレルギーのある人はできない。

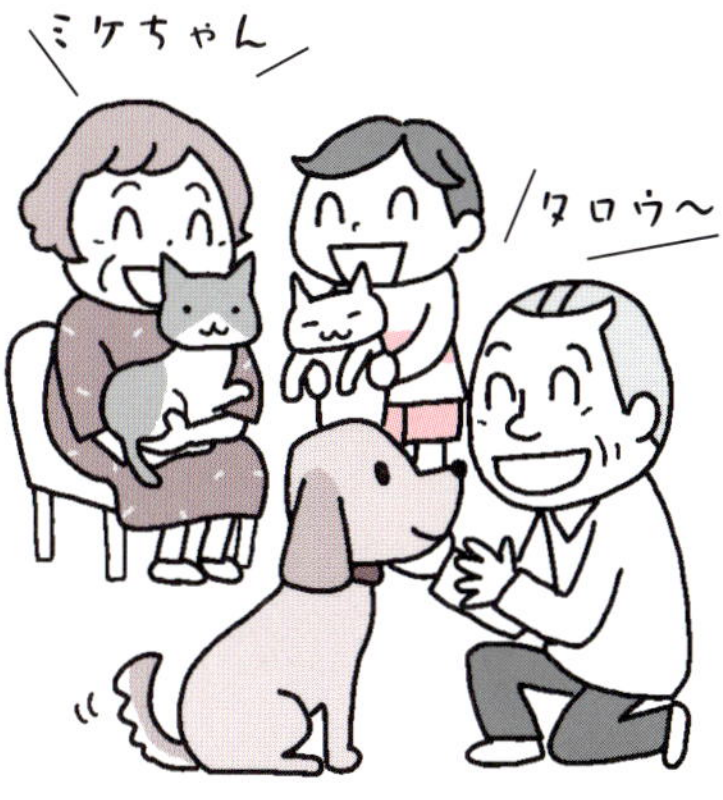

認知症予防
コラム

認知症予防と運動

アルツハイマー型認知症（P16）は、脳にアミロイドβという老廃物が神経細胞の周囲に蓄積したり、タウタンパクが変性し、脳の神経細胞を死滅させることで発症します。認知症の発症を予防したり、進行を遅らせるためには脳の神経細胞を元気に保つことですが、そのために有効といわれているのが「運動」です。

なぜ運動が認知症の予防になるのでしょうか？これは、運動により分泌が高まる「成長ホルモン」と関係が深いといわれています。

運動するときは体のあらゆる筋肉を使いますが、筋肉が刺激されることで血液中の成長ホルモンが増加します。成長ホルモンは、脳の海馬《かいば》（記憶に関係する部分）で、脳由来の神経栄養因子と呼ばれる物質の分泌を増加させる働きがあり、脳の神経細胞の活性化を促進し、脳の老化にブレーキをかけます。

こうしたことから認知症予防のためには、毎日、30分から1時間程度のウオーキングなどの有酸素運動が推奨されています。水が苦手でなければ、ひざへの負担の少ないスイミングや水中ウオーキングもおすすめです。認知症予防と運動については、米国の研究でも「運動をすると、糖尿病と認知症のリスクはいずれも下がり、有酸素運動をした高齢者で海馬の容積が増した」という報告もあります。

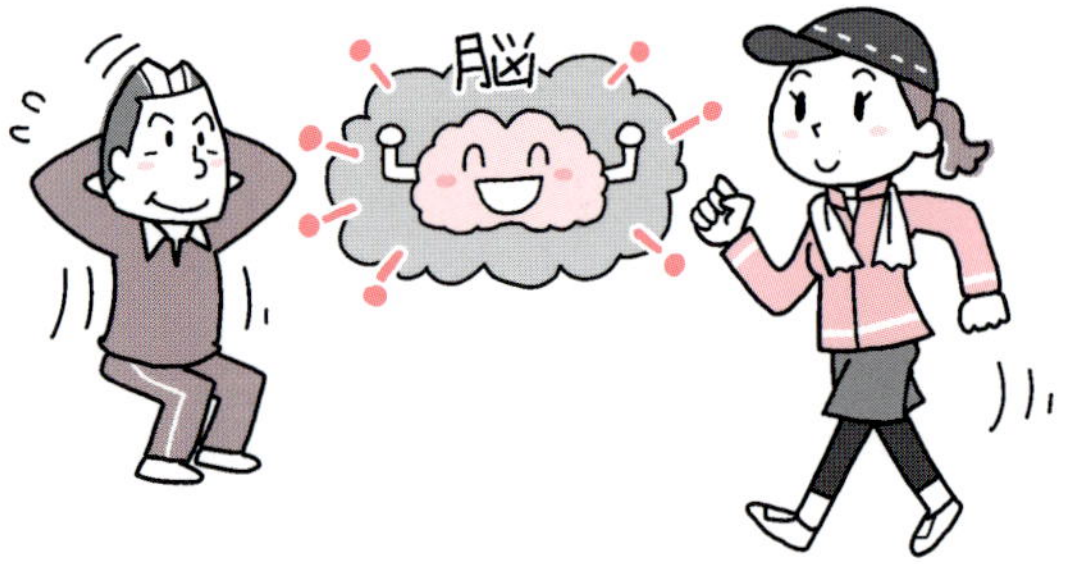

part3

介護を深刻にしない九大法則・一原則

祐一，芳子 イライラの日々

認知症であることがわかり、
健吉の言動に一定の理解を示す家族だったが
度重なる不可解な行動に、頭ではわかっていても…

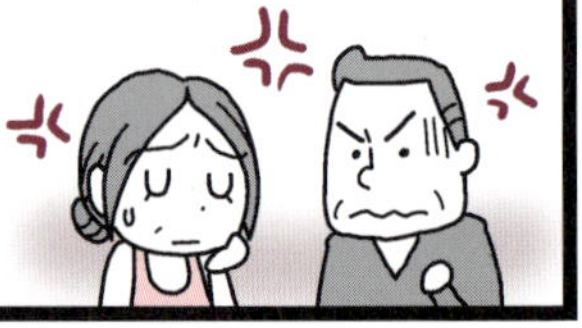

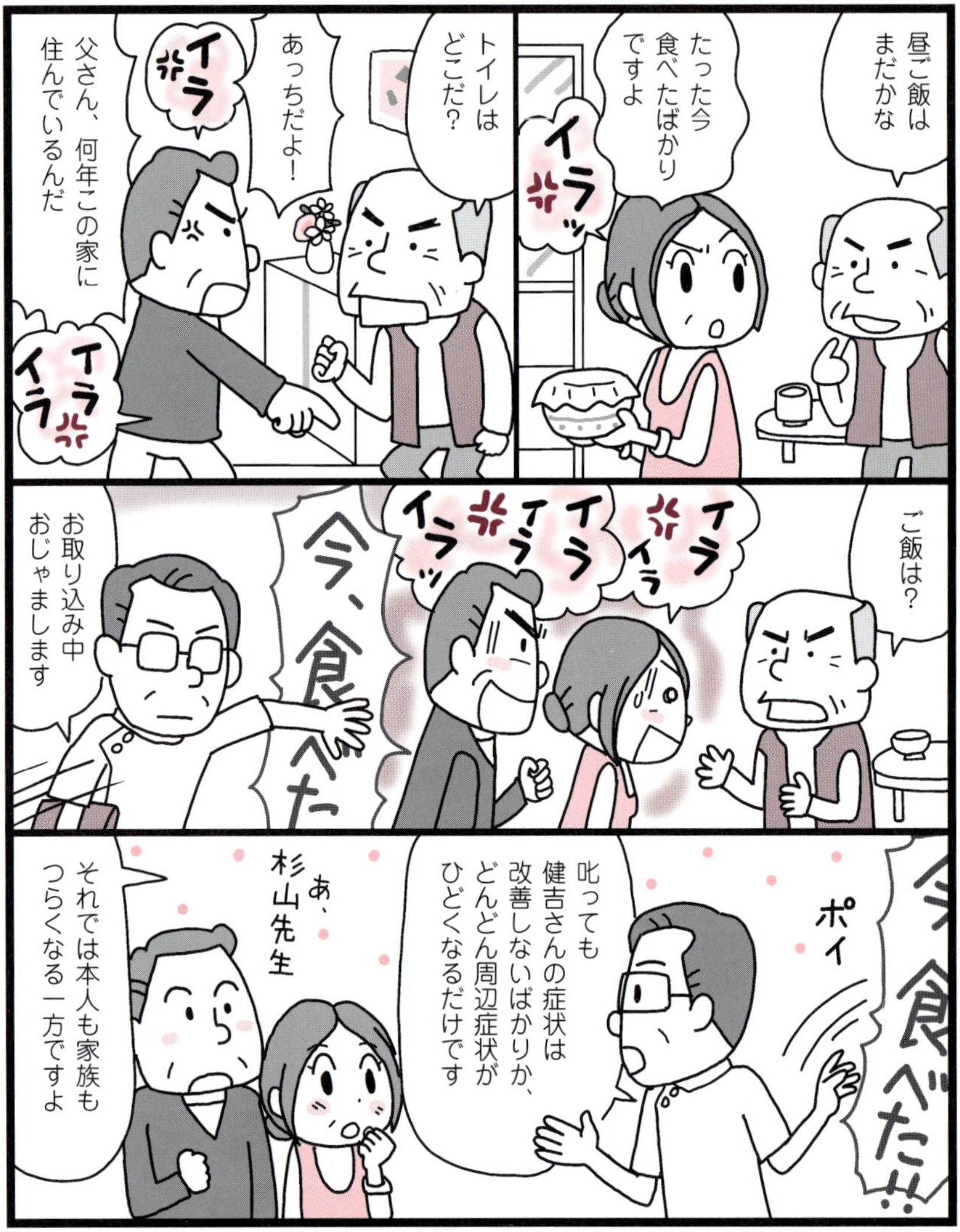

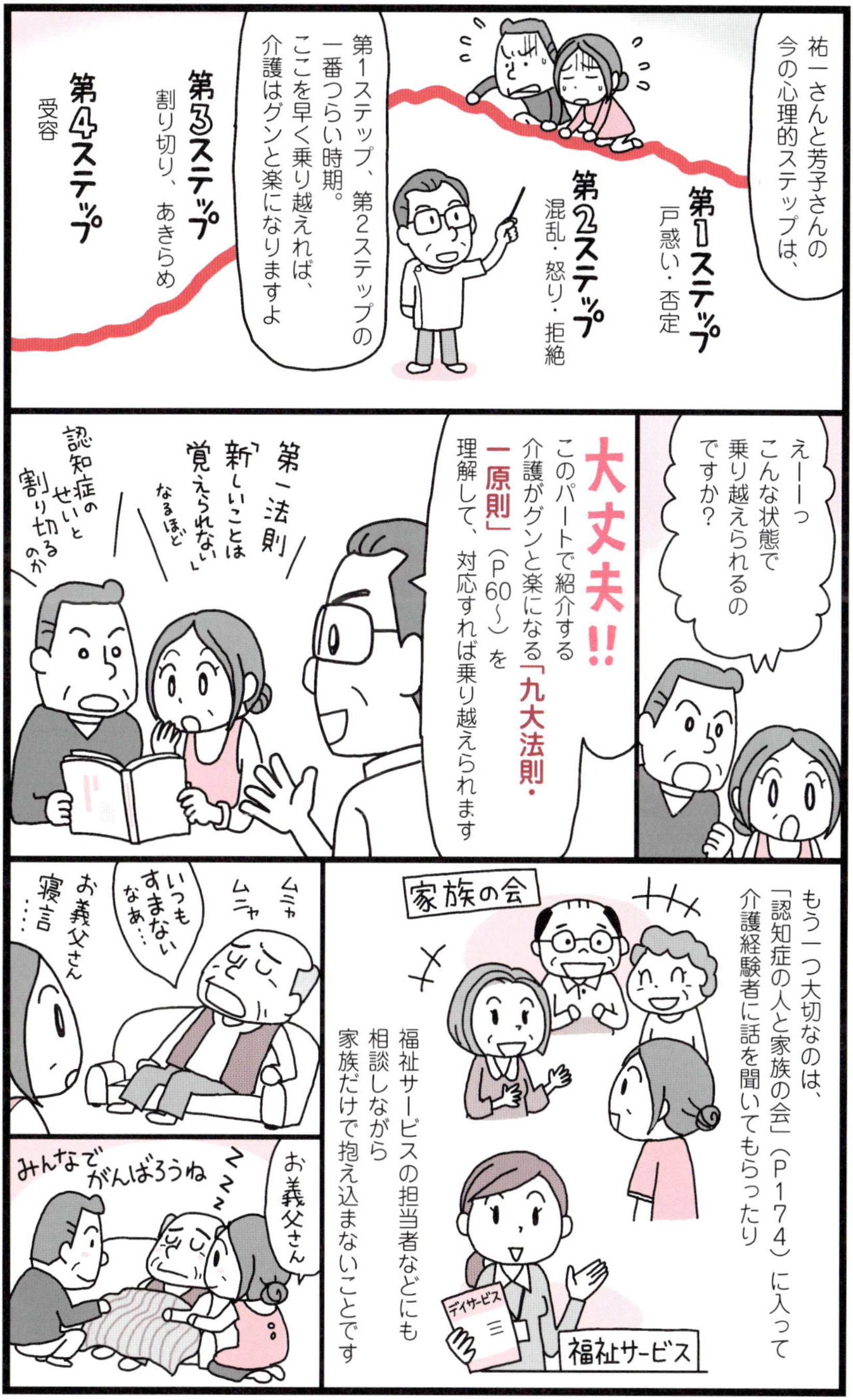
祐一さんと芳子さんの今の心理的ステップは、
第1ステップ
戸惑い・否定
第2ステップ
混乱・怒り・拒絶
第1ステップ、第2ステップの一番つらい時期。ここを早く乗り越えれば、介護はグンと楽になりますよ
第3ステップ
割り切り、あきらめ
第4ステップ
受容
えーーっ こんな状態で乗り越えられるのですか?
大丈夫!!
このパートで紹介する介護がグンと楽になる「九大法則・一原則」(P60〜)を理解して、対応すれば乗り越えられます
第一法則「新しいことは覚えられない」
なるほど
認知症のせいと割り切るのか
もう一つ大切なのは、「認知症の人と家族の会」(P174)に入って介護経験者に話を聞いてもらったり
家族の会
福祉サービスの担当者などにも相談しながら家族だけで抱え込まないことです
デイサービス
福祉サービス
ムニャムニャ
いつもすまないなあ…
お義父さん寝言…
お義父さん
みんなでがんばろうね

認知症になっても心は生きている

「認知症になると人間性も失われる」「何もわからなくなる」というのは明らかな誤解であり、正しくありません。ここではそれを証明するエピソードをいくつかご紹介します。

認知症になっても、相手を思う心や感謝の心は生きている

「認知症になったら何もわからなくなる」「人間性までも失われる」と思う人もいるかもしれません。でも、それは大きな間違いです。

いくら認知症になって記憶障害や理解力、判断力の低下があっても、長い人生の中で培ってきた、「人との接し方」や「人の気持ちを読むこと」「相手を思う心」「感謝の心」はちゃんと生きています。それを明らかにする調査もあります。

国内最大規模の家族会「認知症の人と家族の会」（P174）では、2002年に「家族を通じてぼけの人の思いを知る調査」を実施し、認知症の人と家族との会話の中で、「心は生きている」と感じたエピソードを集めたところ、様々な認知症の人の思いが集まりました。ここにいくつかのエピソードを紹介します。

● 夕方になるといつも泣き出していた。「なぜ悲しいの?」と聞くと、「こんなにバカになってしまって…」という言葉が返ってきた。また近所に一緒に出かけると、人が通りかかると、もの陰に隠れようとしていた。「こんなにバカになった姿を他人に見られたくない」」、そんな言葉が返ってきた。

● 「お父さん、本当にありがとう。よく世話をしてくれてありがとう。本当に優しいんだから。いろいろ心配かけてごめんなさい。いつまでも元気でいてね」と。前後、支離滅裂な内容を言い続けていたのに、これが妻が私に言った最初で最後の正気の言葉となりました。（略）私は、このとき、最後まで、妻を優しく介護してやろうと決心しました。

● 「母さん、3月になったら、レコードでも買うて、きれいな服を着いや」。夫はまじめな顔で、じっと私を見つめて言った。ぼけても失わない優しさがうれしかった。

認知症の人が抱えている問題

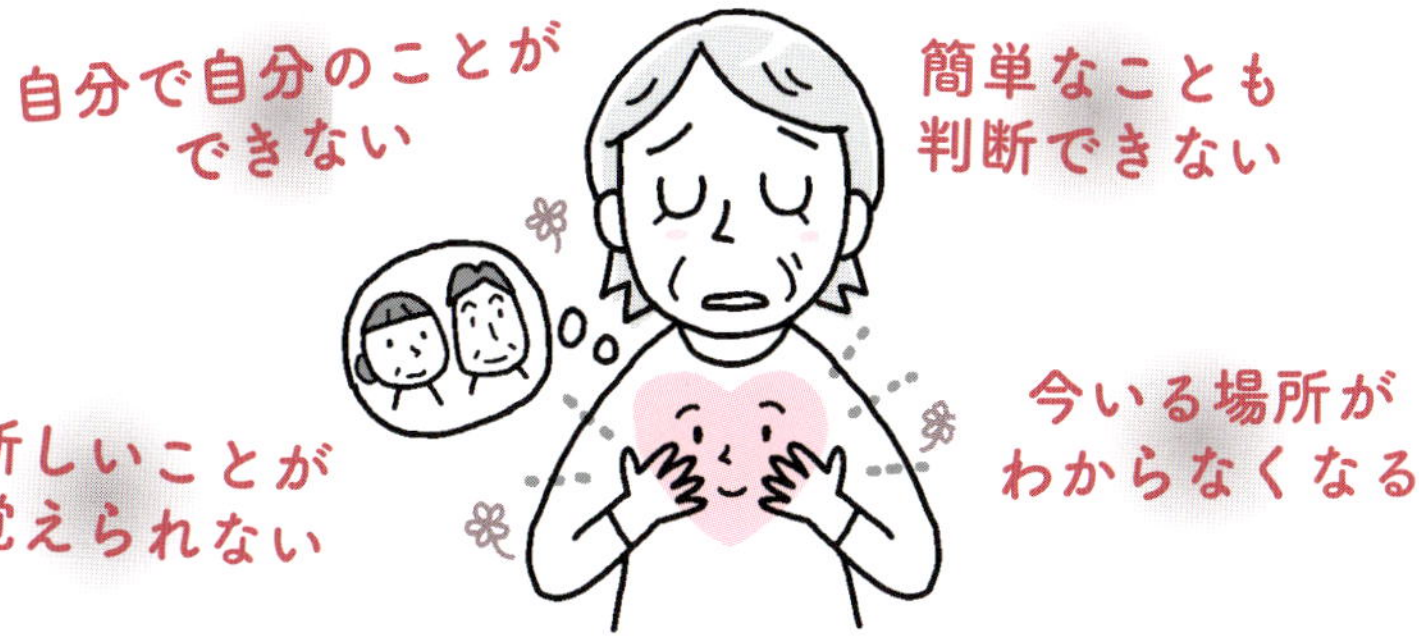
自分で自分のことができない
簡単なことも判断できない
新しいことが覚えられない
今いる場所がわからなくなる

こうした反面で…

今までの人生で培ってきた経験、家族、他人に対する思いやりの心は生きている

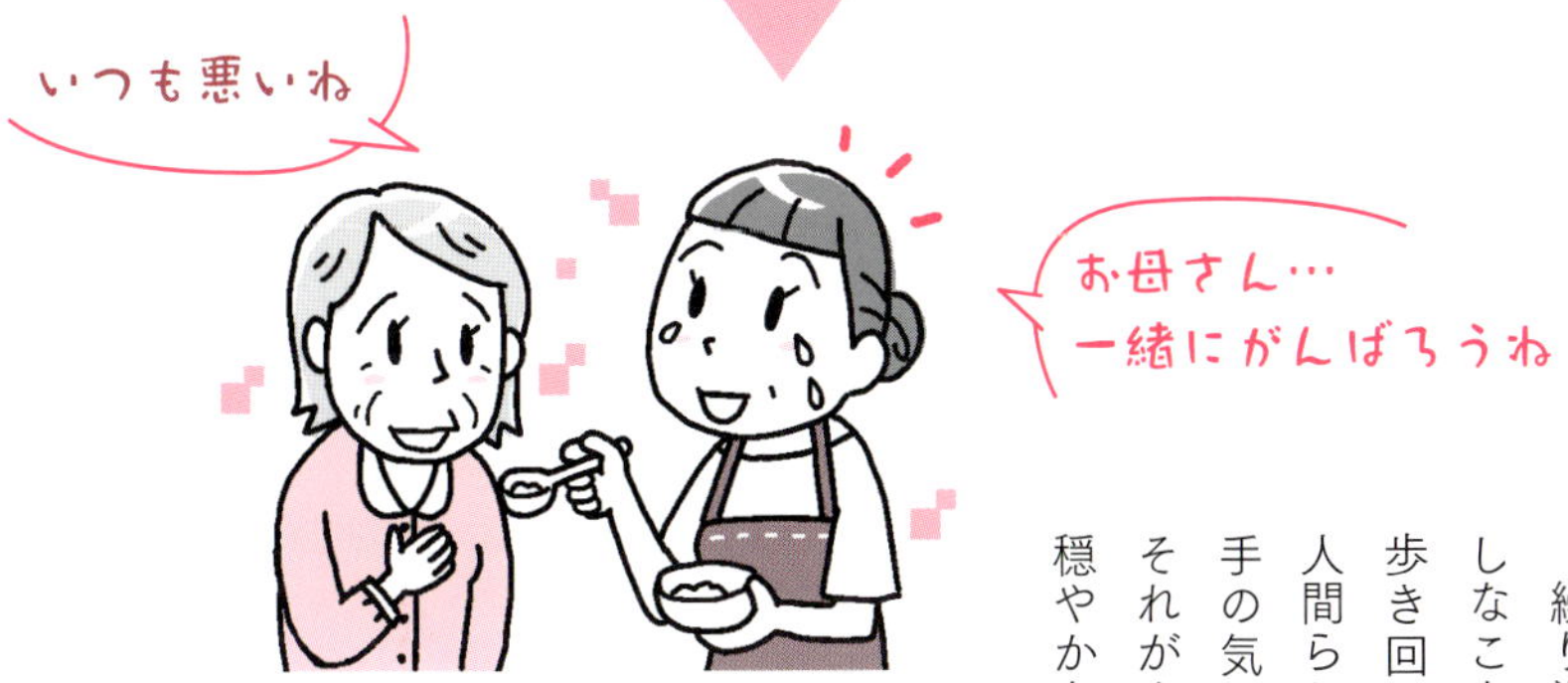
いつも悪いね
お母さん…一緒にがんばろうね

繰り返し同じことを聞いたり、おかしなことを言ったり、わけもわからず歩き回ったり…。困惑する状態でも、人間らしい優しさに出あうことで、相手の気持ちを汲んだ介護ができます。それがよい関係を築き、認知症の人は穏やかな状態を保つことができます。

家族が「認知症になっても心は生きている」と理解し受け止めると、不思議と介護の負担は軽くなります。

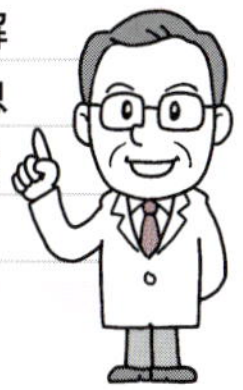

家族がたどる4つの心理的ステップ

家族が認知症の人を介護する過程で、必ずたどる4つの心理的ステップがあります。今自分がどこのステップにいるのか知ることで「自分はどうするべきか」がわかり、介護の行方も見えてきます。

認知症の人を介護する人なら誰でも通過する心理的ステップ

「あんなにしっかりしたお父さんだったのに、どうしてこんなにもの忘れがひどいの?」「一緒に暮らしてきた家族を泥棒扱いするなんて…」。

親や配偶者に認知症の症状が表れたとき、家族はとても困惑します。「情けない」「なんでできないの?」「どうして私たちを苦しめるの?」と感情的になり、そんな自分を責めて、認知症の親や配偶者と向き合う自信をなくしてしまうこともあります。

でも、それは誰でも経験することで、自分を責める必要はありません。

親や配偶者が認知症になると、その家族は、以下のような4つの心理ステップをたどります。悩んだり、落ち込んだり、怒ったりするのは、この心理ステップの第1、第2ステップです。

第1ステップ　戸惑い・否定

冒頭にもあるように、それまでは元気で、仕事も家事も難なくこなしていた親や夫（妻）だったのに、ひどいもの忘れや理解できない言動に、家族は戸惑い「そんなはずはない」と否定します。

悩みを誰にも打ち明けられず一人で悩み、認知症の親や夫（妻）を責めてしまうこともあります。

第2ステップ　混乱・怒り・拒絶

認知症の人の言動に腹を立て、事あるごとに叱ったり、拒絶することもあります。しかし状況は何も変わらず、認知症の人にどのように対応してよいのかわからなくなり、家族みんなが振り回されるようになります。

第3ステップ　割り切り、あきらめ

第2ステップの状態が続き、認知症の人の言動を正常に戻そうとしても無理だということに気づきます。怒ったりイライラしても自分たちが疲れるだけで、お互いにプラスになることは何一つないと気づきます。このステップに来ると介護にも慣れてきて、混乱は

心理的ステップ

第1ステップ

戸惑い・否定

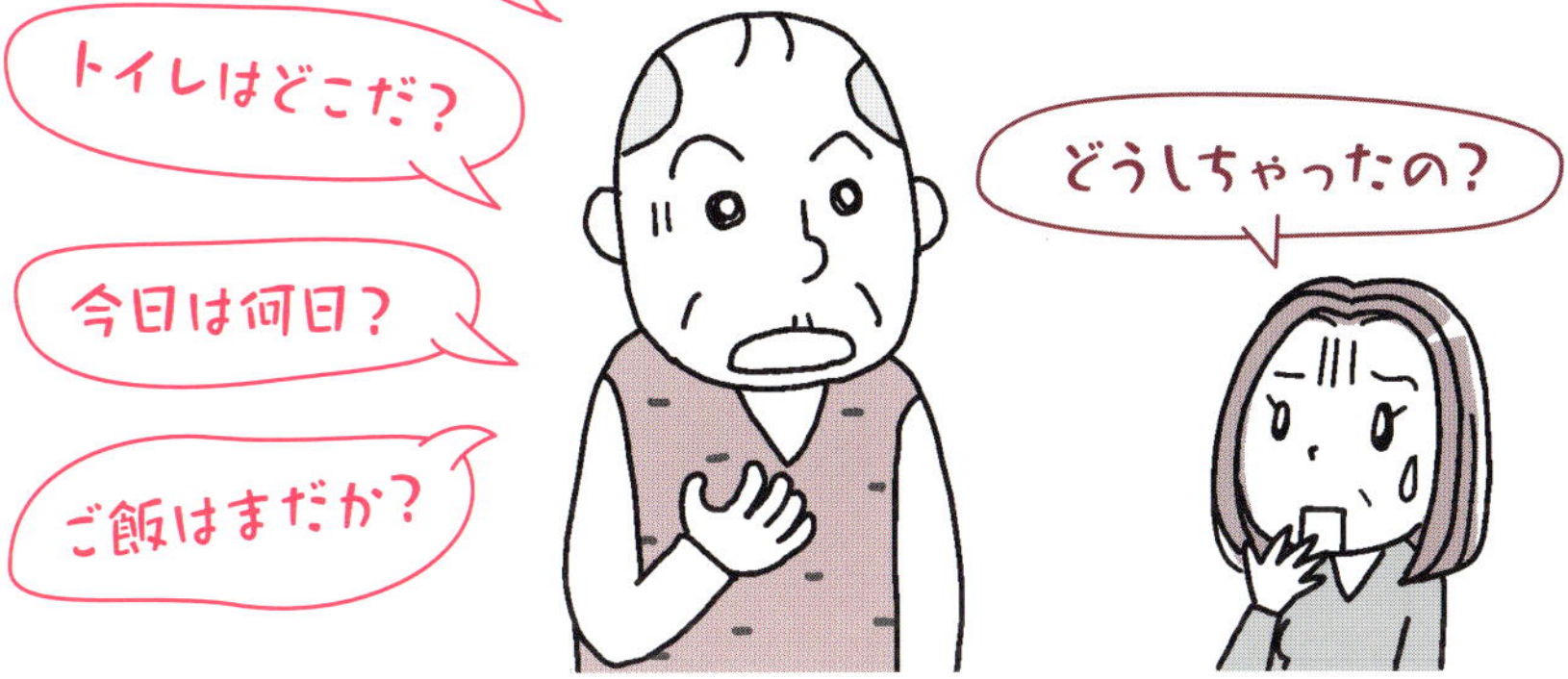

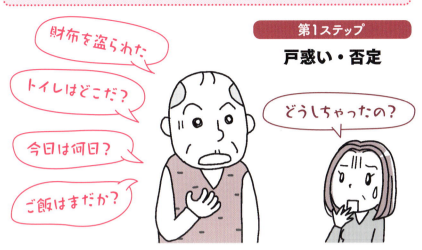

今までしっかりしていた親や配偶者が不可解な言動をすることに対して「認知症ではない」と否定の心理が働く。それとともに「認知症」と認めることはその人の人格を否定するように感じられ「これは認知症の症状ではないか？」と想像することにブレーキをかけてしまう。こうしたことから、認知症の人の言動を「家族に嫌がらせをしているのではないか？」と捉え、家族内でトラブルを起こすこともある。

第2ステップ

混乱・怒り・拒絶

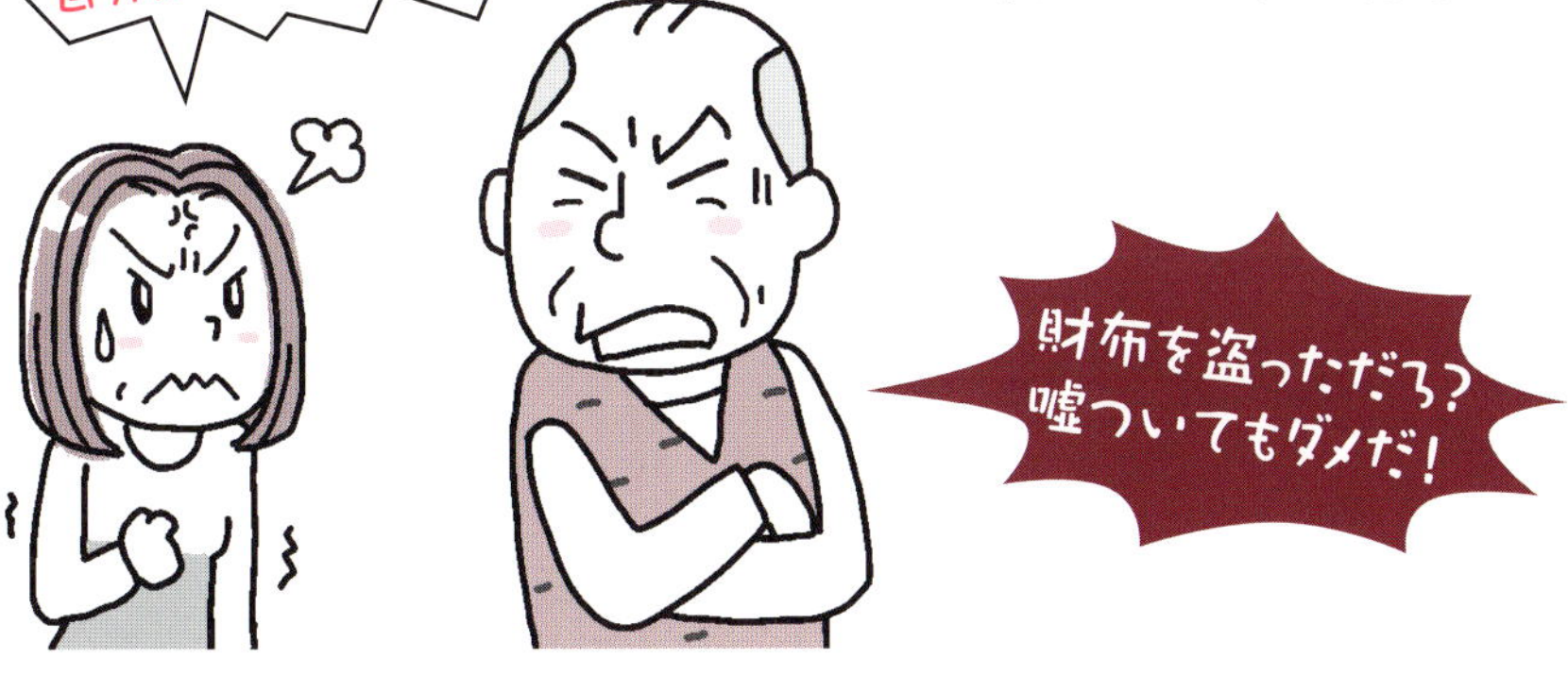

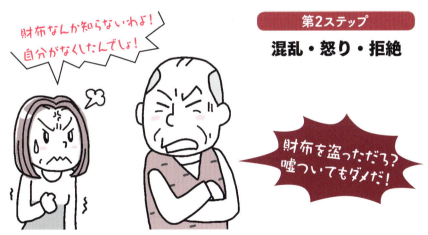

認知症の人に、子どもの教育や高齢者のリハビリテーションで有効とされる「反復練習」は、効果がない。ところが多くの場合、認知症の人の不可解な言動に対し注意や説明を繰り返し、改善されないため、怒りの感情が湧き、暴言を吐いたりする。そのうち家族の疲労が蓄積し、最後は認知症の人を「拒絶」してしまう。

減ってきます。ただし、認知症が進行し、より多彩な症状を呈するのもこの時期で、新たな症状に戸惑うがゆえ「混乱・怒り・拒絶」の第2ステップに戻ることもあります。

第4ステップ　受容

最終的には認知症に対する理解が深まって、認知症の人の気持ちを自分に投影できるようになります。このステップでは、認知症の人のすべてを受け入れるとともに、介護経験を通して、人間的にも成長できた状態といえます。

第1、第2ステップを乗り越える

この4つの心理ステップの中で、最もつらいのが第1、2ステップです。ここでとどまってしまうと介護はつら

第3ステップ

割り切り、あきらめ

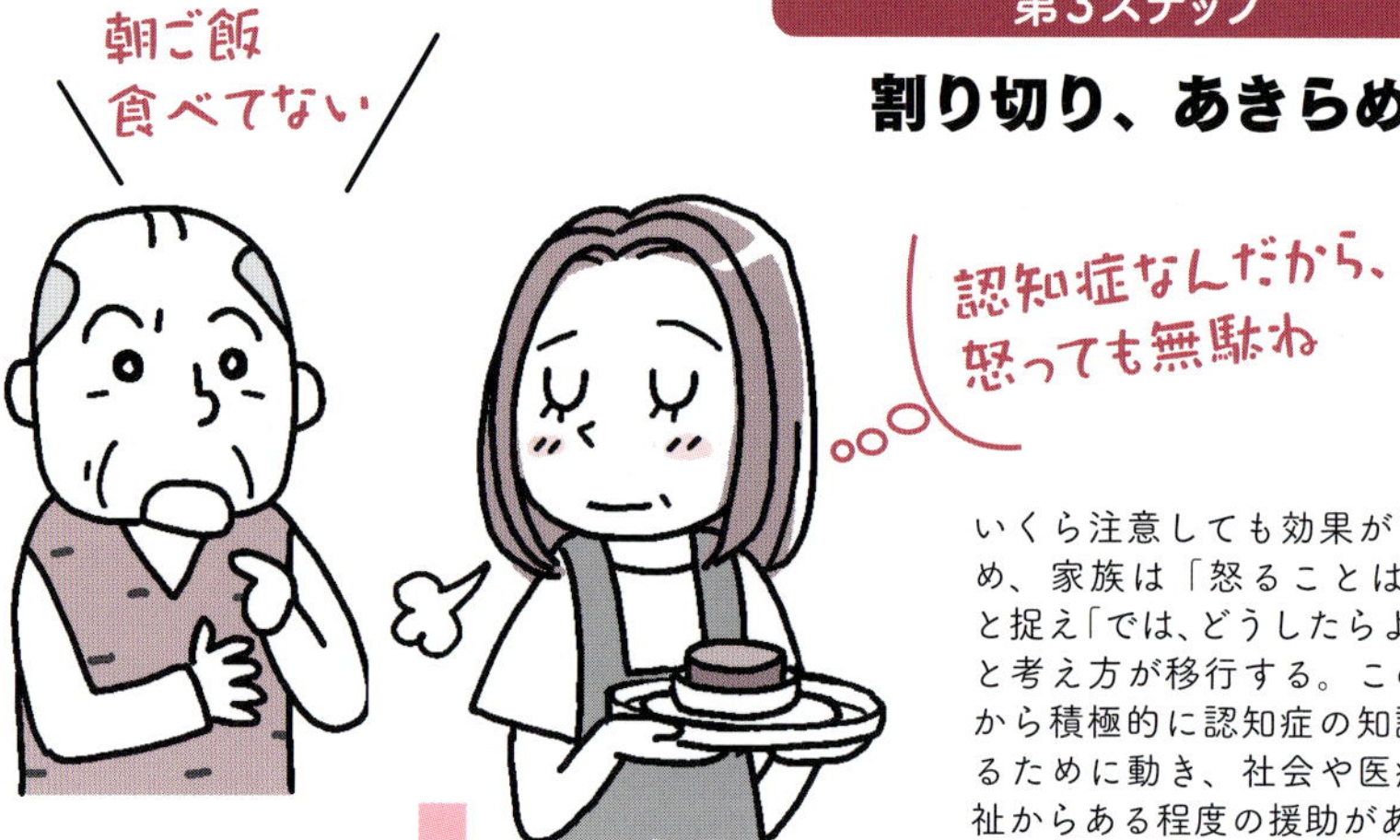

いくら注意しても効果がないため、家族は「怒ることは損だ」と捉え「では、どうしたらよいか」と考え方が移行する。この段階から積極的に認知症の知識を得るために動き、社会や医療・福祉からある程度の援助があれば、病院や施設に預けず家庭で介護しよう、という気持ちにもなってくる。

認知症の人の症状を理解し、対応が上手になってくる

ただし…

認知症の症状が多彩に出る時期でもあるため、第2ステップに逆戻りすることも

くなるばかりです。いかにここを早く楽に乗り越えるかが課題でもあり、そのためには認知症専門医の話を聞いたり、地域包括支援センターなどの支援機関に相談するなどして、認知症に関する正しい知識をつけることです。

次に大切なことは、認知症の症状は、「理由があって表れている」ということを知っておくことです。理由がわかれば、おのずと対応策もわかり、介護が楽になります。これを本書では「九大法則・一原則」としてまとめ提案しています（P60～）。

家族が認知症になったら周囲に隠さず話すこと

ところで、家族の誰かが認知症になったときの傾向として、家庭の中だけで対処しようとすることがあります。

しかしいくら隠そうとしても、認知症の進行とともに、例えば「近所を徘徊《はいかい》して迷子になる」など、家族だけの力で支えきれなくなるのは時間の問題です。そうなると家庭内にストレスが鬱積《うっせき》し、よりよい方向への舵取りはできません。早い段階で周囲の人に「うちのおばあちゃん認知症になったので、ご迷惑をおかけするかもしれません」と告知したり、家族の負担を減らすためにも介護サービスを利用したりすることが賢い選択です。

なお認知症の人を抱える家族会などに入会し、介護体験者と交流を持つこともおすすめです。介護体験者の話を聞いたり、自分の話を聞いてもらうことで心が楽になり、つらい心理状態から抜け出すことができます。

参考までに「認知症の人と家族の会」（P174）は国内で最も古く、全国に支部があるので、参加しやすいでしょう。

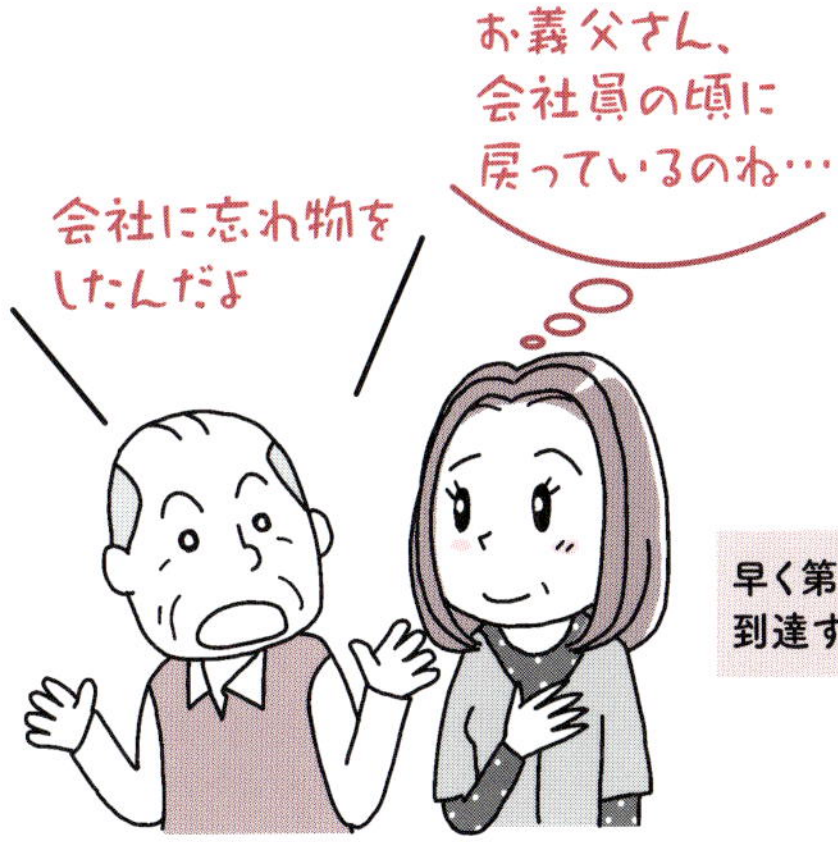
会社に忘れ物をしたんだよ
お義父さん、会社員の頃に戻っているのね…

第4ステップ

受容

家族が落ち着いて介護ができるようになると、症状も落ち着いてくるため、認知症に対する理解がさらに深まってくる。そして「自分もいつか認知症になるかもしれない。そのときのことを考えて、一生懸命介護しよう」という思いになる。

早く第4ステップに到達するためには…

早期の段階で、60ページから解説する「介護がグンと楽になる九大法則・一原則」を理解し、専門家の意見を聞く、福祉サービスの見当などで、第2、第3ステップを通り抜けることができる。

介護がグンと楽になる「九大法則・一原則」

奇妙にも見える認知症の症状がなぜ起こるのか？　それを理解するためにまとめたのが「九大法則・一原則」です。困惑するような認知症の症状にも、この法則を理解すれば、適切な対応をすることができます。

認知症の症状は、理由があって表れている

「『ここに座っていて』と言っても、すぐに立ち上がって歩き出してしまう」「お金のことばかり話している」「突然、『家に帰る』と言って、夕方になると外に出ようとする」。

このような、ふつうでは考えられない認知症の人のふるまいを目の当たりにすると、家族は振り回され「この先、この人と暮らしていけるのだろうか？」と暗澹《あんたん》たる気持ちになります。

でも、いくら思い悩んでいても現実は何一つ変わりません。では、どうすればいいのでしょうか。

今まで、認知症の人の理解できない言動と向き合ったとき、表面に表れている症状だけを見て、それを制止しようとしていませんでしたか？

だとしたらそれは改めて「表れている症状には理由がある」と考えることです。症状が起こる理由を家族が理解していることで、適切に対応することができ、うまく乗り越えることができるのです。

「九大法則・一原則」に基づいた対応でスムーズな介護を実現

ここで紹介するのは、ほとんどの認知症患者に共通して見られる特徴をまとめた「九大法則・一原則」（杉山孝博・原案）です。この法則を知っていると、日々の生活の中で、同じような現象に遭遇したとき、法則に基づいて適切な対応を取ることができます。

例えば、今、朝食を食べたばかりなのに「ご飯はまだ？」と繰り返し聞いてくる、外出したばかりなのに「出かけてないよ」と言う、というような極度のもの忘れは、新しいことが覚えられない「記銘力の低下」（P62）という背景があります。

こうした場合は、何度同じことを聞かれても、前と同じ回答でよいので答えてあげ「覚えていないことがその人にとっての事実である」と理解しましょう。

症状が表れるのには理由がある

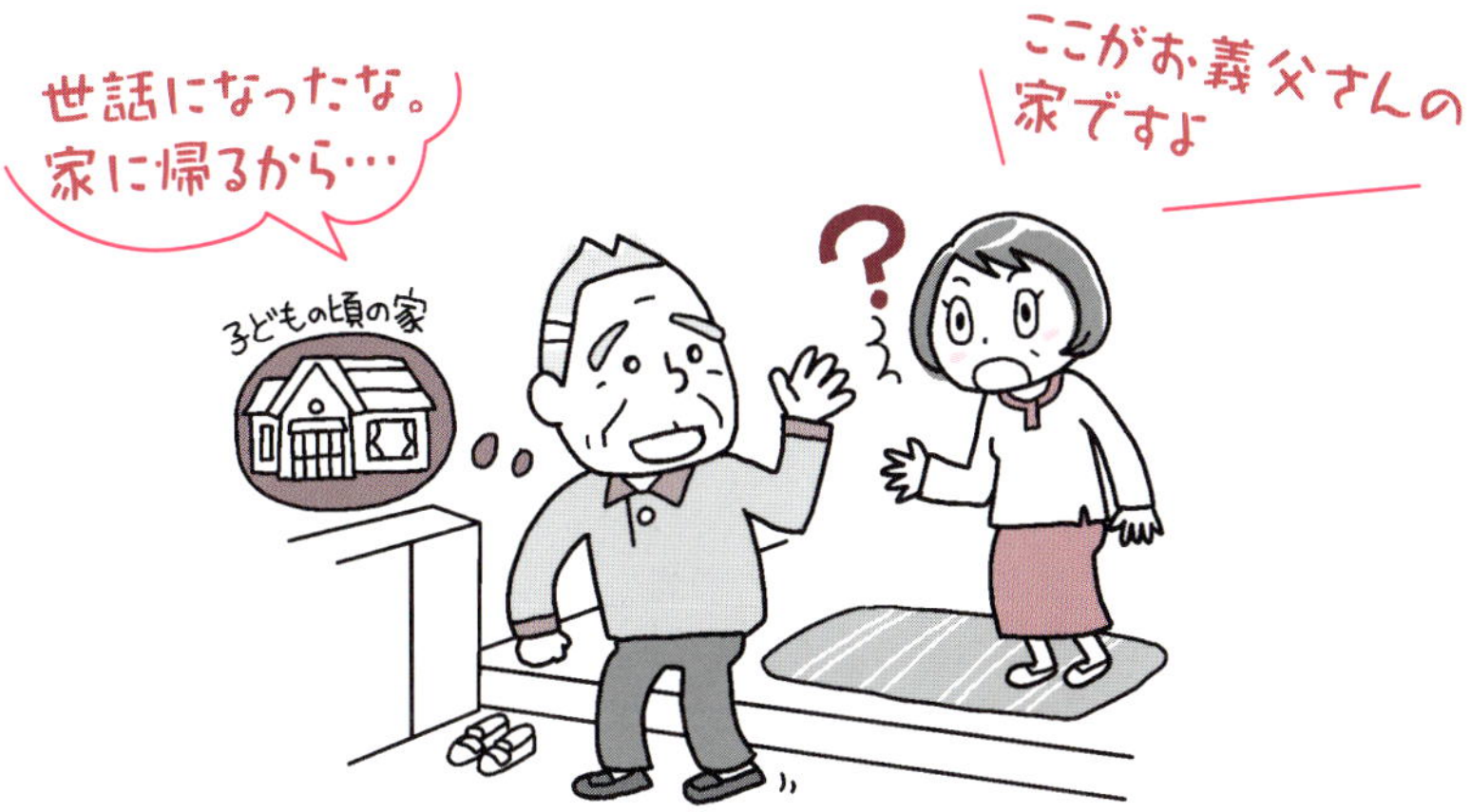

おかしな言動の背景には…

・新しい記憶から消えていくため、古い記憶の世界で生きている。そのため、子どもの頃に住んでいた家を自宅だと思い、今いるところは他人の家だと思っている。

↓

こうした背景があることを認識すれば「家に帰る」と言っている理由がすんなり理解できる。

「九大法則・一原則」は、ほとんどの認知症の人に共通であり、基本的な特徴です。これを知り、理解することで家族を混乱させないメリットがあります。

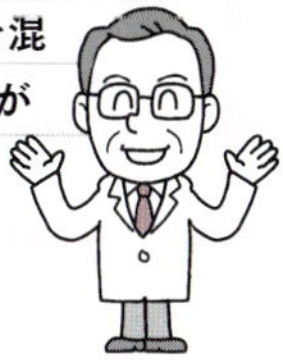

認知症豆知識

若年性認知症

65歳未満に発症する認知症を「若年性認知症」と呼びます。アルツハイマー型と脳血管性型が最も多く、前頭側頭型やレビー小体型、アルコール性の認知症もあります。

「認知症の人と家族の会」（P174）の調査では、発症年齢は50代が最も多く、発症時には62.1％の人が仕事に就いていて、自分や配偶者の認知症のために仕事を退職したり、責任の軽い職場への配置換えにより経済的に厳しい状況に陥るケースも珍しくありません。認知症が重度障害と認められないため、住宅ローンを払えなくなるという問題もあります。若年性認知症を巡っては医療や介護領域のみならず就労や子どもの養育、介護サービスの質的・量的不足といった課題が山積し、早急な対策が望まれます。

第一法則　記憶障害に関する法則①

新しいことは覚えられない

記憶障害により、認知症の人は様々な症状を表します。繰り返し同じことを言われるとイライラして「何度も同じことを言わないで！」と叱責しがちですが、「病気のせい」と割り切った対応が最善策です。

認知症になると最も衰える「記銘力」

もの忘れ（記憶障害）は、ほとんどの認知症の人に表れます。記憶は、新しいことを覚える「記銘力」、覚えたことを保存する「把持《はじ》」、それを再生する「想起」の3つで構成されますが、認知症になりいちばん衰えるのが「記銘力」です。

新しい出来事を覚えておくことができないため、今、食事したばかりなのに「ご飯はまだ?」と繰り返し聞いてきます。聞かれるたびに家族は「今食べたでしょう」と答えますが、そのときは納得したようでも、また同じことを聞いてきます。

うんざりした家族が「何度聞けば気がすむの?」「うるさい！」などと怒鳴ってしまうこともあります。ですが認知症の人にしてみれば、本当にご飯を食べたかどうか覚えていないから聞いているのです。

しかも、いくら記憶の部分は壊れていても、感情の部分は生きているので「いきなり怒鳴るなんて、この人はひどい人なんだ」と、悪い感情を抱き、さらに症状が悪化してしまいます。

叱っても感情的になっても、何一つとして問題の解決にはならないどころか、認知症の人と家族のストレスが増大するだけです。

上手な対応は、「その場で納得」させること

何度も同じことを聞いてくる場合は、「もの忘れは認知症のせい」と割り切って、前回と同じ答えでかまわないので答えてあげましょう。

大事なことは、その場で納得させることであり、例えば、時間を何度も聞いてくるなら、「今は○時よ」と答えてあげます。

言葉で言うのが大変なら、文字盤の大きなデジタル時計を準備して、認知症の人の目につきやすいところに置いて、聞いてきたら、時計を指さすというのもよい方法です。

認知症になると「記銘力」が衰える

記憶のメカニズム

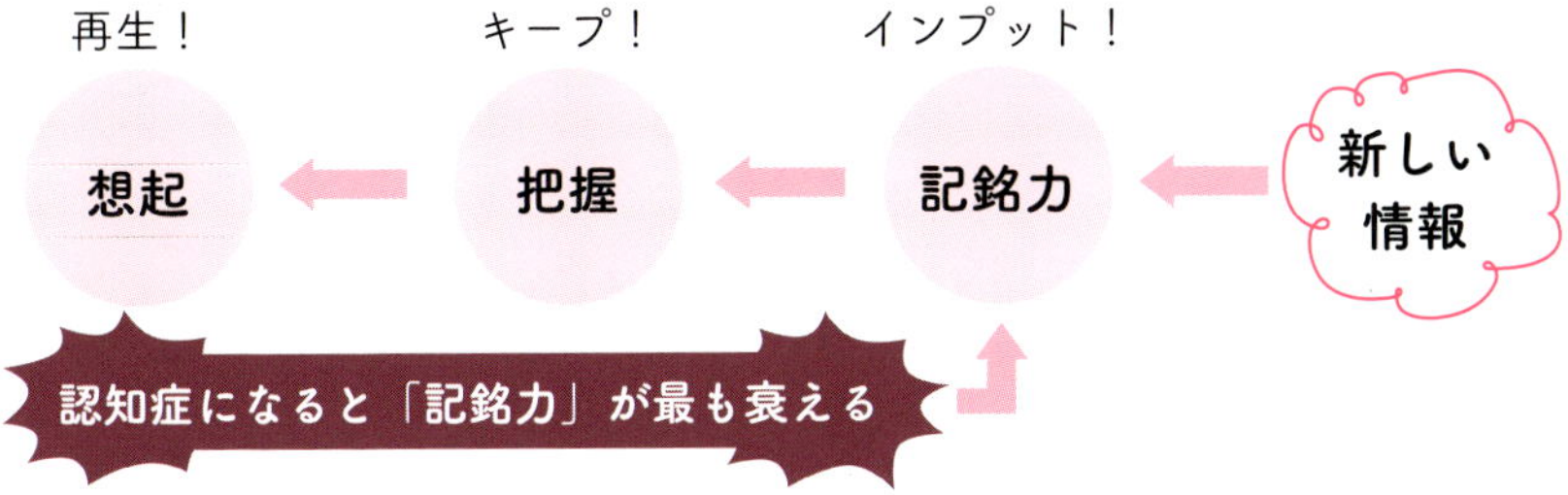

ありがちな例

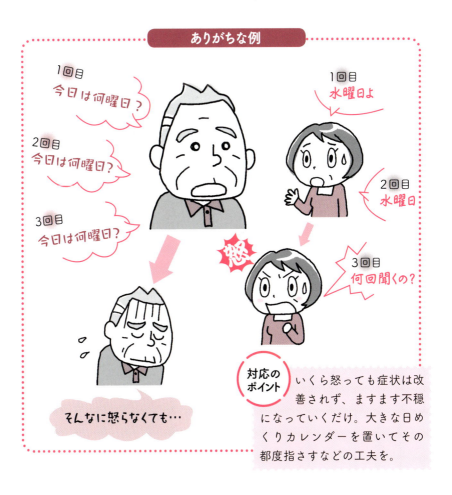

対応のポイント いくら怒っても症状は改善されず、ますます不穏になっていくだけ。大きな日めくりカレンダーを置いてその都度指さすなどの工夫を。

第二法則　記憶障害に関する法則②

体験したことをまるごと忘れる・過去に遡って忘れる

記憶障害に関する法則の2つ目は、「ある体験をごっそり忘れる全体記憶の障害」と「新しい記憶から過去に遡り失われていく記憶の逆行性喪失」です。それぞれについて見ていきましょう。

新しい記憶はインプットされず次々と忘れていく

ふつうの人は「昨日の昼ご飯、何食べたっけ?」と聞かれたとき、とっさに思い出せなくても、「昨日はおじいちゃんの誕生日だったから、お寿司を取って食べた」など、手がかりになることを手繰りながら思い出すことができます。昼食を食べたこと自体を忘れてしまうことはありません。

ところが認知症になると、食事など、一日の生活のうちで大事な体験をごっそりまるごと忘れてしまいます。

例えば定期的にデイサービスに通っているという認知症の人に「昨日デイサービスでどんなことをしたの?」と聞いても「あれ? 行ってないけど?一日中、家にいたねぇ」と、覚えていません。

これを「全体記憶の障害」といいます。

家族にしてみると「デイサービスの送迎バスからあんなに嬉しそうに手を振っていたのに…」と首をかしげたくなりますが「すっかり忘れちゃったけど、デイサービスで楽しく過ごしたのだから、まあ、いいか」と割り切って受け止めることです。間違っても「昨日、デイサービスでお昼ご飯を食べて、お風呂も入ってきたでしょ! ちゃんと思い出してよ!」などと追及しないようにしてください。

いくら言っても、新しい記憶はどんどん忘れていくのが認知症です。

現在から過去に向かって記憶が薄れていくのも特徴

認知症の記憶障害には、もう一つ「記憶の逆行性喪失」という特徴があります。これは、記憶が現在から過去に向かって、どんどん遡って消えていくというものです。

例えば80歳を過ぎた人に年齢を尋ねると「58歳」「45歳」など、実際の年齢とはかけ離れた答えが返ることがありますが、その年齢までの記憶がなくなっているためです。（P66に続く）

全体記憶の障害

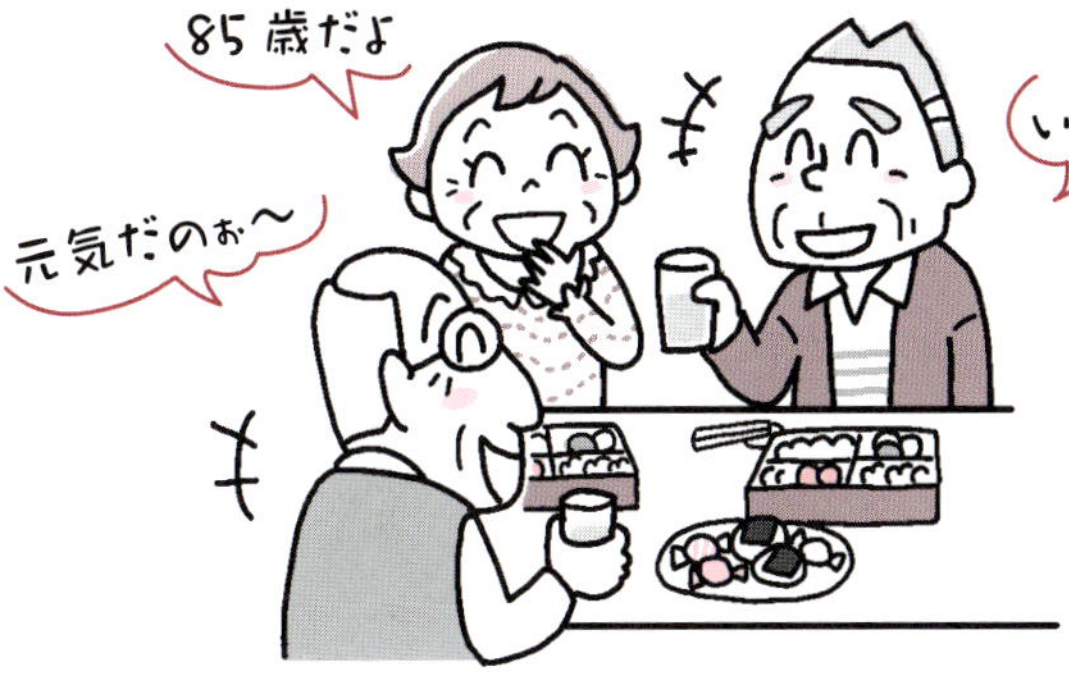

昨日、おじいちゃんは敬老の日のお祝いで地域のお年寄りと敬老会に行った。

翌日

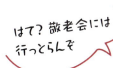

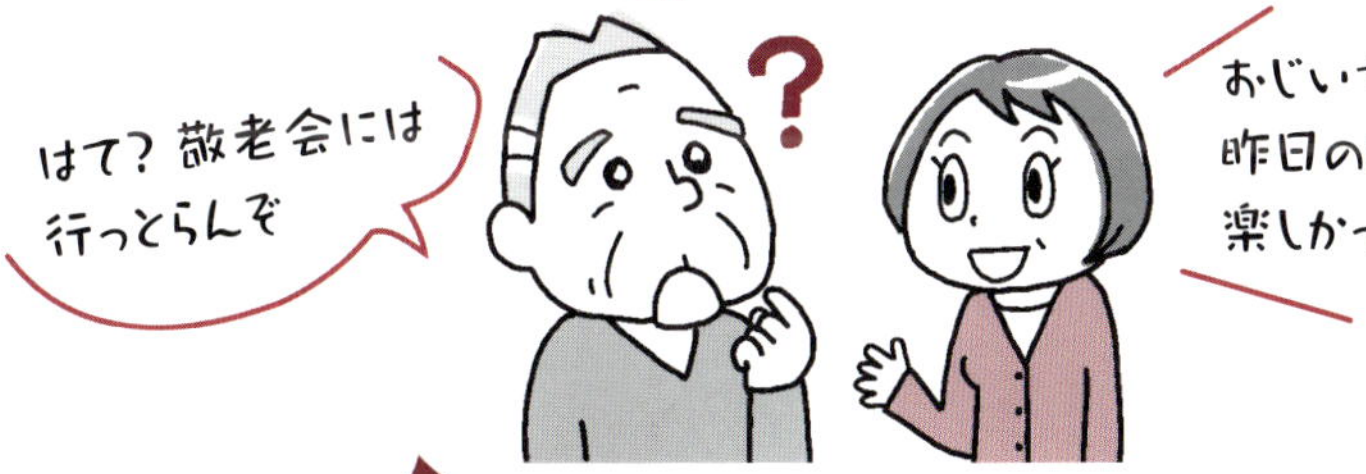

体験そのものをごっそり忘れている

翌日になり敬老会のことを聞いても「そんなところには行ってない」の一点張り。

対応のポイント

✕ ヒントを与えて体験したことを思い出させようとする

認知症になると記憶を思い出せることはほとんどない。しつこく言うと「自分をペテンにかけようとしているのでは？」と疑い、トラブルになることも。

◎ 忘れていても、そのまま受け流す

認知症の人にとっては覚えていないことがすべて。その時間を楽しく過ごしたと受け止めて、あまりしつこく聞かないことでお互いが穏やかになれる。

つまりその人にとっての現在は「58歳」だったり「48歳」ですから、すでに壮年の息子や娘を自分のきょうだいと思い込み、子どもは学生や社会人になりたてぐらいという前提で会話することもあります。

認知症の人は、何十年も前の世界で生きているわけですから、自分の妻や夫もまだ若いと思っています。ですから白髪で顔にシワのある妻や夫を見ても誰だかわからず、当時の年齢に近い子どもや子どもの妻、夫を見て、自分の妻や夫だと思い込んでしまうこともあります。長年連れ添った配偶者を忘れてしまうのですから、当事者にすれば「なんてひどい人なの」と思うでしょうが、そこは「記憶の逆行性喪失のせい」と理解して「奥さん（だんなさん）は、どんな人？」などと臨機応変に応じることで、混乱を避けられます。

また、長年会社勤めをし、定年退職後に認知症を発症した人が、「会社に行く」「パート先に行く」と言って、朝になると出かけようとすることがあります。他にも主婦だった人が夕方になると、そわそわし始め「おじゃましましたね」などと言って荷物をまとめて出かけようとし「どこに行くの？」と聞くと「○○（地名など）の家に帰る」と言って、昔住んでいた家に帰ろうとするということもあります。

これも認知症の人が過去の世界を現実として生きている証であり、「ここが家！　何バカなことするの」と言っても「そんなことを言うほうがおかしい」ということになり、混乱を招きます。

家族は、認知症の人が生きている世界を理解して、一緒にその世界を楽しむようにしましょう。「仕事に行く」と言って家を出ようとしたら「今、お茶を入れたし、せっかくだから飲んでいって」と言うと落ち着くこともあります。それでも出ようとするなら「途中まで送っていくよ」と言って、家の周囲を一周して戻ってくるなど、臨機応変な対応をしましょう。

記憶になければ真実ではない

認知症の人の不可解な言動の多くが、62ページから解説した「記憶障害に関する法則」で理解できると思います。そして心得てほしいのは「記憶になければ、その人にとって真実ではない」ということです。

認知症の人と暮らす中で「おかしなことを言うなあ」と感じても「記憶障害に関する法則」の特徴を知っているだけで上手な対応ができ、スムーズな介護に役立つと思います。

記憶の逆行性喪失

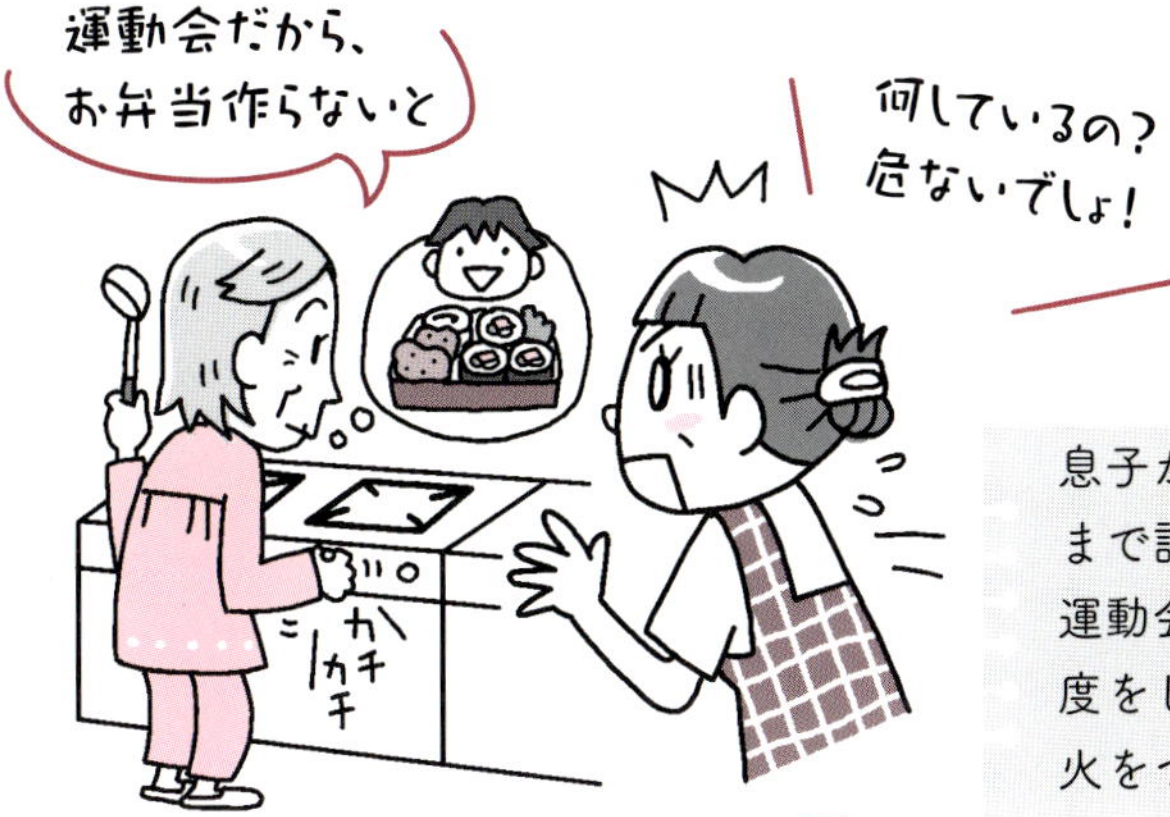

息子が小学生ぐらいの頃まで記憶が遡り、「今日は運動会だからお弁当の支度をしよう」と、コンロに火をつけようとしている。

対応のポイント

× 火を使われるのは危ないから力ずくでも止める

無理やり抑えつけたりすると、興奮して大声を出したり、暴力に出ることもある。

◎ 「運動会なの？　私もお弁当作りを手伝うわよ」と言う

「お母さんはお米を研いでください、私はおかずの準備をしますから」というように話を合わせながら、ガスコンロから引き離すように仕向ける。

認知症豆知識

一人暮らしの認知症高齢者

独居の認知症高齢者は推定でも全国に30万人以上いるといわれています。独居の高齢者は、医療や介護サービスを拒否する、家の中がゴミ屋敷のようになるなど、近隣と問題を起こしやすい、火の不始末から火事を出すのではないかと近所から強く懸念されるなど様々な問題があります。こうした問題の解決に向けて、地域全体で一人暮らしの認知症高齢者を理解し、助け合う地域作りが重要な課題になります。

認知症の人の記憶になければ、その人にとって真実ではないことを忘れずに対応しましょう。

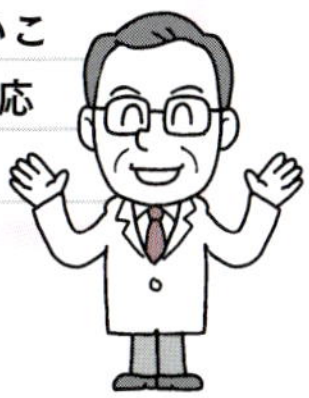

第二法則 症状の出現強度に関する法則

信頼している人に、より強い症状を見せる

認知症の人の言動には「一生懸命介護している人に感謝しないばかりか、ひどい態度を取る」と首をかしげたくなることが多々あります。その背景には何があるのか探ってみましょう。

認知症の人は、身近な人にほど不可解な症状を表す

認知症の人は、最も身近にいて世話をしている娘や嫁さんなどに、「ご飯も食べさせてくれない」などと言ったり、暴言を吐いたりすることがあります。その割に、たまに来る親戚や客人とはいたってふつうに話しますから「話に聞くよりもおじいちゃんはしっかりしている」と映り、「同居している娘の言うことは、大げさなのでは?」などと誤解されてしまいます。

病院を受診したときも主治医や看護師の言うことをきちんと聞いて答えるので、さほど症状は進んでいないと診断されがちです。

これでは24時間世話をしている家族はたまりません。「実はおじいちゃんを認知症に仕立てあげているのでは?」など、同居していない身内に言われるなどして、親族内でトラブルが起こることもしばしばあります。

認知症の人は、なぜいちばん身近な人に対して、このような態度を取るのでしょうか。

強い症状を表すのは、信頼している証拠

可能性として最も濃厚なのは、認知症になると「子ども返り」をするのではないか? という説です。

幼い子どもは、いちばん身近にいて世話をしてくれる母親には駄々をこねたり、わがままを言って困らせたりします。これは母親を絶対的に信頼しているからこそ、甘えが出るためで、父親や祖父母、あるいは近所の人などの他人には、意外としっかりした態度を取ります。

認知症の人の場合もこれと同じで、その証拠に、いつも「泥棒」などと罵《ののし》っていた家族が家を出ていったとき、ふつうなら泥棒がいなくなりせいせいするはずですが、逆に落ち着きがなくなり「どこに行ったのか?」と、不安そうに探し回ったりします。

こうしたことを知っているだけでも

症状の出現強度に関する法則

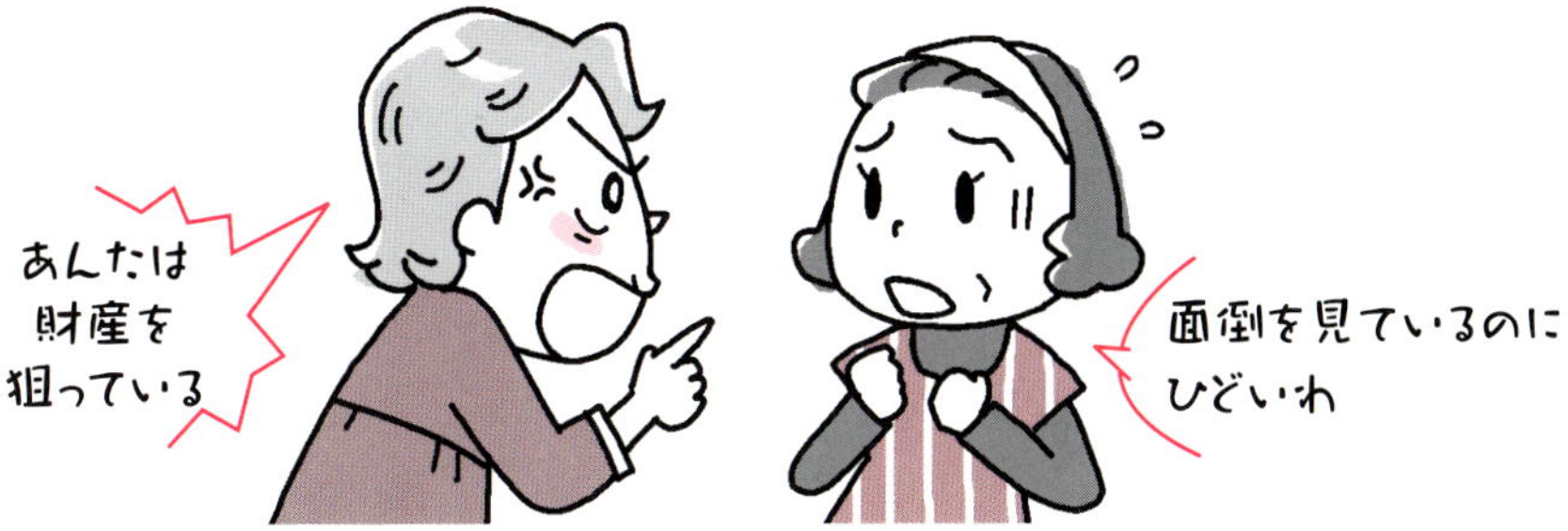

あんたは財産を狙っている
面倒を見ているのにひどいわ

周囲の人の対応のポイント

✕ **しっかりしているし、本当にそんなにひどいことを言っているの？**

たまに会ったときの印象で軽はずみなことを言うと、介護者を傷つけるだけ。

◎ **大変なのに、いつも世話を任せてごめん**

ときどき会うときに見せるしっかりした対応はそのときだけのもの。介護者への暴言は事実であり「症状の出現強度に関する法則」が働いていると理解し、介護者をねぎらう。

「泥棒」などと言われたとき、認知症の人に対する気持ちも変わったものになるでしょう。

なお、身近な人にほど強い症状を呈することにより、親身に介護をしている人ほど誤解を受けてしまいます。この場合、認知症の人と介護者の周囲の人の理解と対応が介護者を孤立させないポイントになります（上を参照）。

認知症豆知識

増えている、認認介護

世界一の長寿大国日本では、80歳代の介護者は少なくありません。そうした中、約11組に1組の夫婦が、認知症の人が認知症の人を介護する「認認介護」という現実があります。2人とも重い認知症の場合、自立した生活は無理ですが、一方が軽い認知症の場合、訪問看護や介護などの支援を受けながらの生活は可能です。いずれ夫婦だけでの生活は困難になりますが、家族、親戚、近隣の人々、医療や福祉に関わる人たちの支援を最大限生かし、限られた時間を過ごすようにすることが望まれます。

第三法則　自己有利の法則

自分に不利になることは認めない

認知症の人が見え透いた自己弁護する態度を見ると、つい怒りたくなります。そんなときはここで解説する「自己有利の法則」を思い出し、無意味なやり取りをしないようにしてください。

「自分は間違っていない！」と言い張って引かない

認知症の人は、記憶障害によって、自分のものをどこかに置き忘れたりすることがしょっちゅうあります。例えば「メガネがない」と探し回り、結局、タンスの引き出しに入っていたという場合、家族が「やっぱりここにあったじゃない」と言うと「自分はここにはしまってない。お前が入れたんだろう」と反論することがあります。

他にも預金通帳など大事なものがなくなると「盗んだものを返せ」と詰め寄るようなこともあります。結局、自室の棚の引き出しに入っていたとしても「誰かがここに入れたんだ」と自分の非を認めようとはしないため、家族の反感をかってしまいます。

ふつうに考えれば「ああ、ごめん。私がここにしまったんだ」と素直に謝ればそれ以上こじれないものを、認知症の人はなぜ意固地になって認めないのでしょうか。

目くじら立てて怒るより受け止めてあげる

人は誰でも、あからさまな嘘はバレてしまうとわかるため、失敗すれば認めて謝り、下手な嘘はつかないでしょう。そのような判断力や推察力を駆使しながら社会生活を送っています。

ところが認知症になると知的機能が低下するため、そうした本能的な面が露呈しやすくなるのです。そのため、傍から見ると嘘だとバレるようなことでも平気で言ってしまいます。

認知症の人が「ものがなくなった」と騒ぎ、家族のせいにしたときに「なんでも人のせいにして！」と目くじらを立てても何も解決しません。

それよりも「これは自己有利の法則が働いているのだな」と理解して「一緒に探そうか？」「見つかってよかったね」と受け止めるような姿勢で接してください。

「自己有利の法則」を知り、物事をなんでも自分の都合のいいように言うこ

自己有利の法則

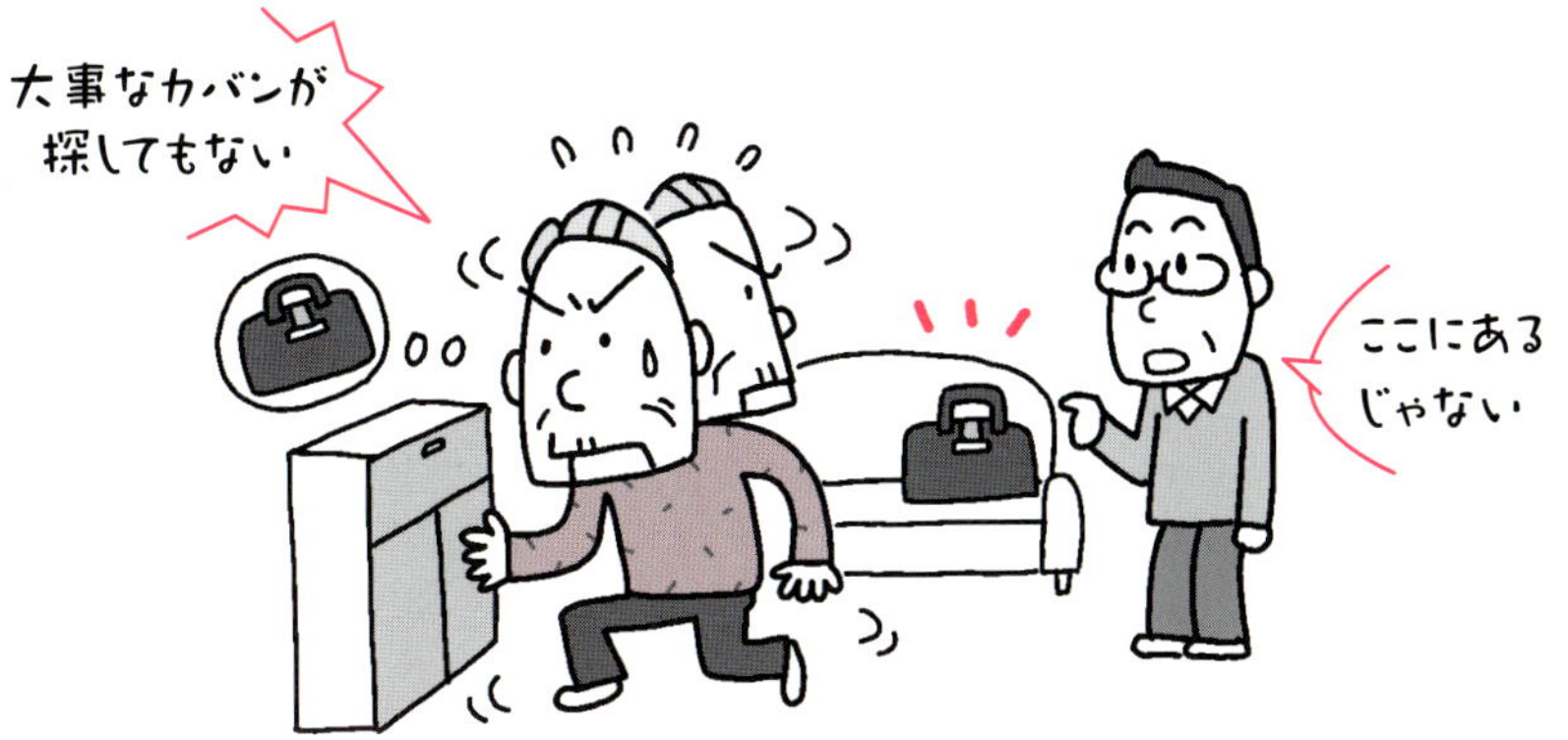

「見つかって よかったね」 と言う → 「盗まれた！」などと言われても腹を立てず「自己有利の法則が働いている」「これも認知症の症状」と理解して、共感するような対応をする。

対応のポイント

「自分がなくしたくせに、人のせいにして！」と非難する → 批判しても「いや、私は絶対になくしてない」と、頑として譲らず、押し問答が続き、お互い嫌な思いが残り、疲れるだけ。

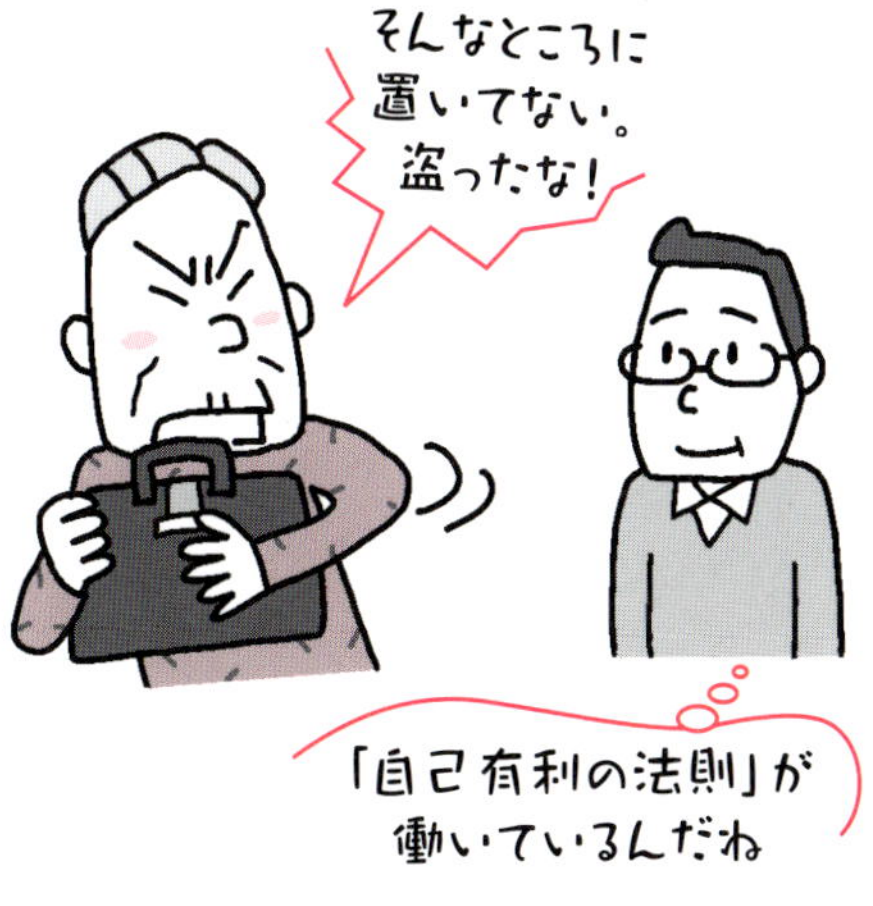

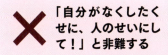

とも認知症の症状であることを理解すれば、無意味なやり取りや、結局、疲れるだけの押し問答を繰り返さず、混乱を早めに収拾することができるようになります。

第四法則

まだら症状の法則

「しっかりしている」「おかしい」が混在

認知症になると異常な言動ばかりするかというと、そんなこともありません。認知症の症状が進んでも、必ず正常な部分と理解できない部分が混ざり合って存在しています。

認知症の初期では、大部分が正常

認知症には「正常な部分と、おかしな部分が混在する」という特徴があります。これは初期から末期まで見られ、「まだら症状の法則」と呼んでいます。具体的に説明しましょう。

例えば、認知症の治療を始めたAさんの家に客人が来たとします。出迎えたAさんは「どうぞ座布団にお座りください。今、お茶を入れますから」と、認知症とは思えない対応をします。その一方で、息子の嫁さんBさんは毎日のようにAさんから「私の大事なものを盗った」と言われ、ほとほと参っています。

特に認知症の初期では、大部分がしっかりしていて、ときどき異常な言動をします。家族は「さっきはちゃんとしていたのに、なぜ？」と、狐につままれたようになり、とても混乱してしまいます。

言動に違和感を抱いたら、「まだら症状の法則」を思い出して

常識的な世界では、例えば、いつも身だしなみに気を配り、お化粧をして出勤する人が、だらしない格好で化粧もせず会社に来ると「どうしちゃったの？」ということになります。

社会性があり常識的な人は、いつも相応の行動をすると理解されているからです。

ところが認知症の世界では事情が異なり、「まだら症状の法則」によって、本人は至ってふつうの思考のもとで話したり行動したりしているつもりで、異常な言動を取ったり、しっかりした受け答えをしたりします。

家族など周囲の人は、認知症の人がおかしな言動をしたら「まだら症状の法則」を思い出し、受け流すようにすると混乱は少なくなります。

「さっきと違うことを言っているじゃない！」などと諭しても、認知症の人はますます不安定になり、家族の精神的な負担は大きくなるだけです。

まだら症状の法則

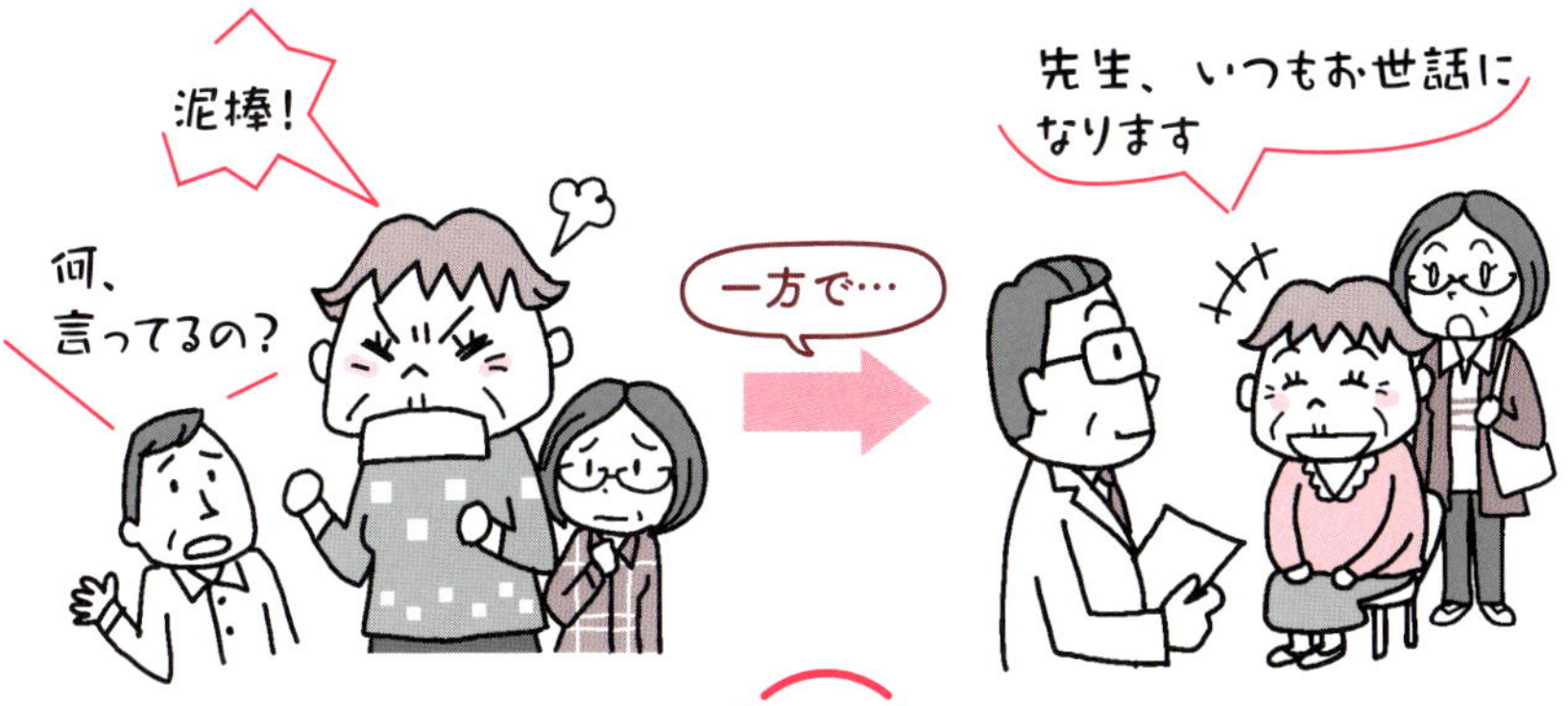

対応のポイント

✕「どうして裏表があるの？」などと言って非難する

否定しても意味がないばかりか、よけいに反発されて介護者の精神的な負担は増すばかり。

◎「病気がそうさせている」と割り切る

例えば、子どもが風邪をひいて熱や咳が出るときに親は叱ったりはしない。認知症の場合も、「認知症による症状が出ている」と捉えることでこじれずにすむ。

正常な人でも、多かれ少なかれ、まだら症状を示すことがあります。認知症のお年寄りの場合は、その度合いが少し大きい、と考えると受け止めやすいです。

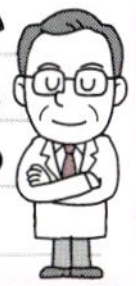

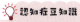

認知症豆知識

高齢者の自動車トラブル

高速道路を逆走するなど、自動車トラブルを起こした高齢者の中には認知症の疑いのある人も含まれています。ふだんはしっかりしているようでも、運転中にとっさの判断ができなくなったり、方向がわからなくなるなど、大変危険です。対策として2014年6月に免許の取得時に病気を申告する質問票の提出が義務づけられ、2015年6月には75歳以上の免許保有者に医師の診断を義務づける改正道路交通法が成立、2017年３月から施行されます。だからといって安心ではなく、家族が注意深く見守る、運転を卒業してもらうなど、対策を考えることも大切です。

第五法則 感情残存の法則

感情だけはしっかり残る

認知症の人がよい感情を持つと、介護もスムーズになります。つい叱ったり説明したりしがちですが、ここで紹介する4つのコツを参考に、上手に接してください。

嫌な感情のほうが残存しやすい

認知症の人は、新しい記憶をインプットすることが難しいため、人から聞いたことや、自分が話したこと、体験したことをすぐに忘れてしまいます。しかし感情の部分はしっかり残っていますから、その人がそのときに抱いた「嬉しい」「楽しい」「嫌い」「悲しい」といった感情は、長い時間残っています。これを「感情残存の法則」といいます。

例えば、認知症の人が記憶障害のために何度も「今日は何日だっけ?」と聞いたとき「さっき言ったでしょ！ちゃんと覚えておいて」と怒っても、認知症の人は、過去に何回も聞いたことは忘れていて、今初めて聞いたと思っていますから、「聞いているだけなのに怒鳴るなんて。嫌な人だ」という感情が残ります。

やっかいなのは、嬉しい、楽しいという感情よりも嫌な感情のほうがいつまでも残ることです。

特に、56～59ページで解説した認知症の家族が通る「4つの心理的ステップ」のうち、第1ステップの「戸惑い・否定」、第2ステップの「混乱・怒り・拒絶」の段階にいるときは、以前の正常な人に戻ってもらいたい気持ちから「そうじゃないでしょ」「これはこうするの！」などと正しいことを教えたり、注意したりします。

しかし、認知症の人にいくら説明しても、その内容はすぐに忘れてしまうばかりか、「嫌だ」「不愉快だ」という感情だけが独り歩きし、ますます周辺症状（BPSD→P24）が悪化していきます。

家族にすれば、相手を思ってのお説教や叱責なのでしょうが、完全に逆効果です。とかく介護する家族は、正しいことを伝えて理解してもらおうと正論を言ってしまいがちですが、判断力や理解力が低下している認知症の人は、感情的に反応するだけです。（P76に続く）

感情残存の法則

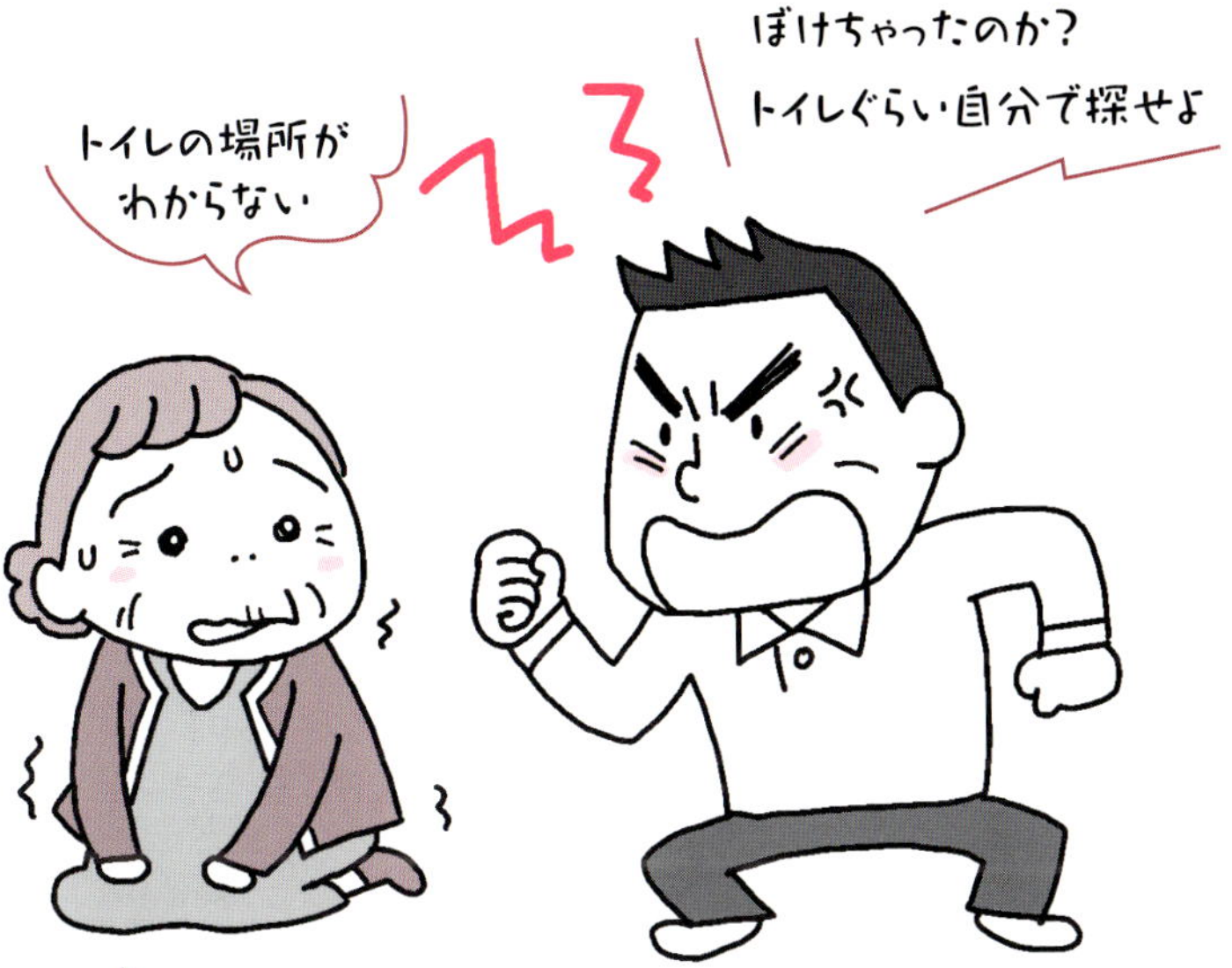

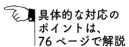

ぼけちゃったのか？
トイレぐらい自分で探せよ

**嫌だ、怖い！
この人は苦手だ！**

→

**介護拒否！
暴言、暴力など
周辺症状（BPSD）が
悪化！**

負の感情はいつまでも
残像のように残り続ける。

認知症の人は感情が優位

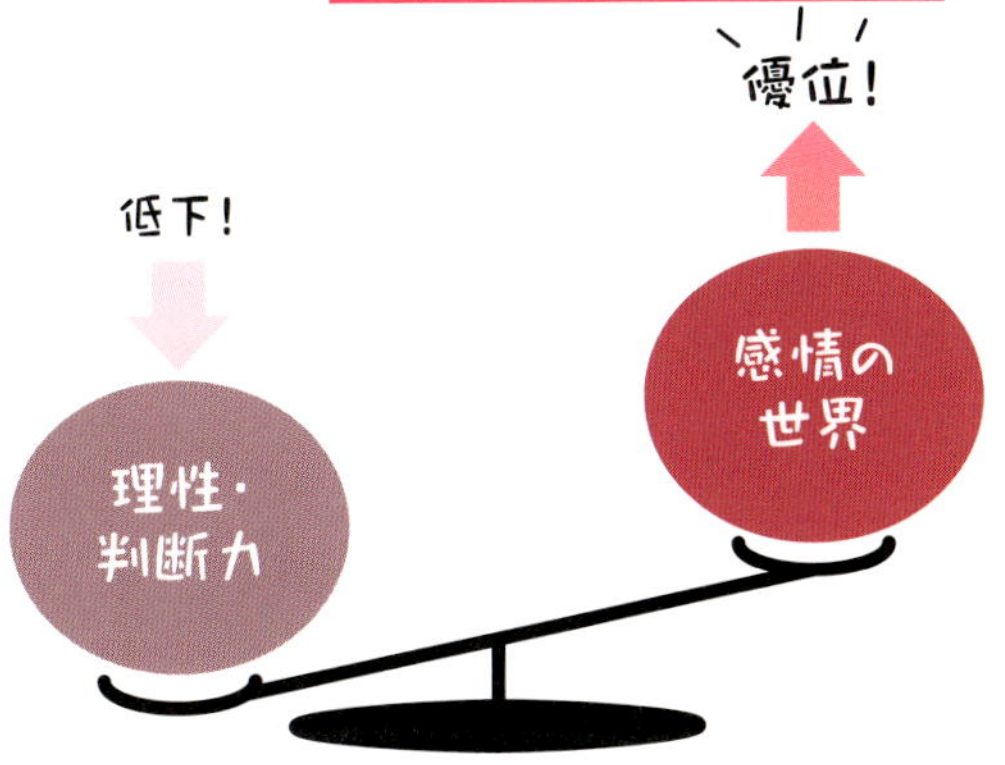

理性・判断力
感情の世界

具体的な対応のポイントは、76 ページで解説

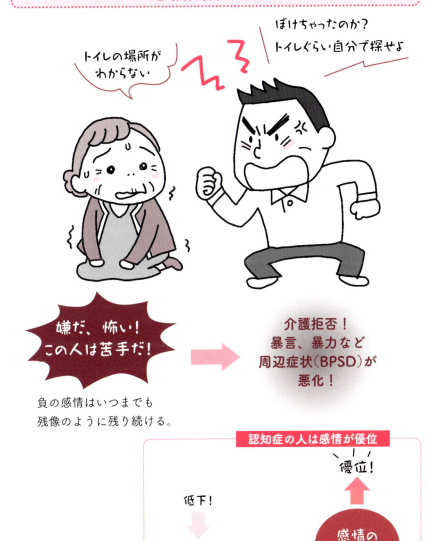

うまい接し方には「4つのコツ」がある

認知症の人へのよい対応とは「よい感情が残るように接すること」です。発想を180度変え、次の「4つのコツ」をもとに接してみましょう。自分の言うことに共感し、優しくしてくれる人には、穏やかな気持ちが持てるようになります。それにより周辺症状の悪化にもブレーキがかかります。

その1　ほめる、感謝する

ほめられたり感謝されたりして悪い気がする人はいません。それは認知症の人も同じです。本人が何かしたら、それが実は余計なことや迷惑なことでも「ありがとう」「助かるわ」と言葉をかけます。次第に笑顔も増え、言動が落ち着いてきます。

その2　同情する

「ものがなくなった」「盗られた」と言うときは「それは大変!」「困ったわね」と、相手の気持ちになって声をかけてあげましょう。一緒に探して見つかったら「ここにあったよ、よかったね」と、一緒に喜んであげます。

その3　共感する

日々の生活の中で、「今日のお昼ごはんはおいしかった。よかったね!」など、たわいもない話題でかまいません。「よかったね」という言葉で締めくくることを繰り返すうちに、本人は家族に共感を持つようになり、表情も心も穏やかになってきます。

その4　謝る・事実でなくても認める、演技する

● **謝る**　世話をするときや何かをしてもらうときに、言葉の頭に「ごめんなさい」をつけること。例えば、オムツを替えるときは「ごめんなさいね。オムツを替えるからね」と、まず謝ってからやることを伝えます。これにより、相手が不安に感じているときでも安心感を与え、スムーズに対応できます。

● **事実でなくても認める、演技する**

認知症の人には「自分が思ったことは絶対的な事実」という原則があります。

本人が「朝食を食べてない」と言うならそれが「事実」です。これを理解しないで否定すると、ますますこだわりが強くなります。それよりも「すぐに支度しますからおやつでも食べててね」と、本人の思い込みをいったん受け止めて、別の方向に結論を持っていくほうが円満です。大切なことは、認知症の人の世界に合わせて、演技するつもりで対応することです。

上手な接し方の4つのコツ

コツその1

ほめる、感謝する

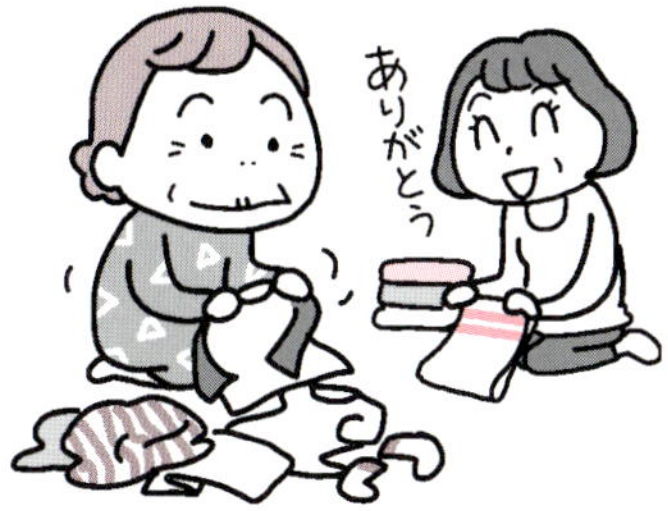

家事など「私がやったほうが早いわ」と思っても「手伝ってくれてありがとう」と言ったほうが、認知症の人の心が穏やかになり、何事もスムーズになる。

コツその2

同情する

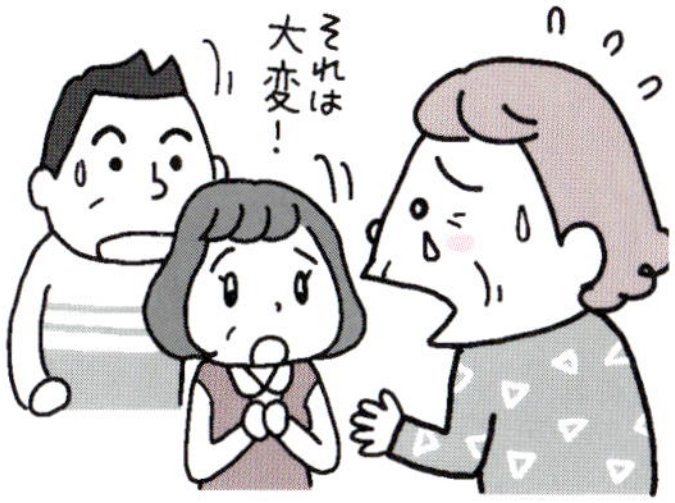

理解できそうにない話でも、認知症の世界で生きる人にとってはすべて真実。否定せず、困り事なら同情の言葉をかけるとよい。

コツその3

共感する

ほんのささいな出来事でも共感すると、認知症の人の心は安定する。言葉の中に「ありがとう」「よかったね」を入れて話すと、お年寄りによい感情が残る。

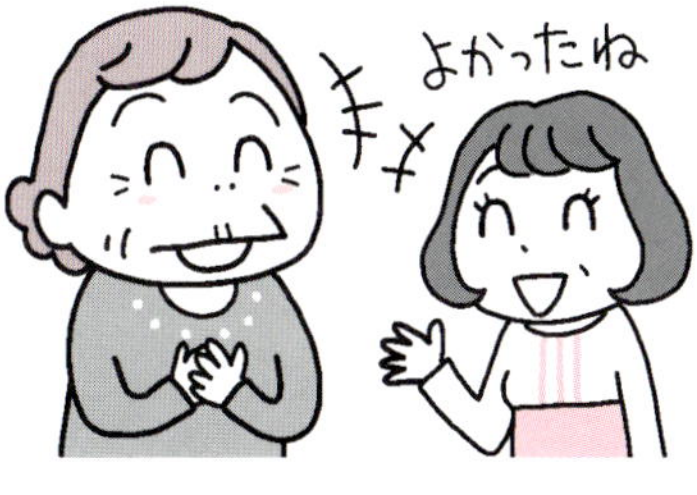

コツその4

謝る・事実でなくても認める、演技する

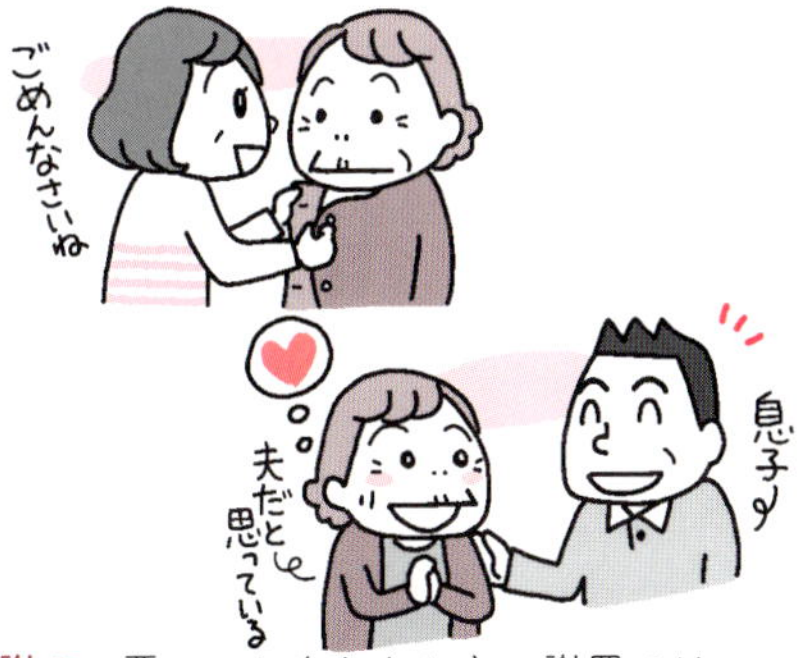

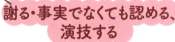

謝る　悪いことをしたときの謝罪ではなく、言葉の頭に「ごめんなさい」をつけた言葉かけをしながら介護すると角が立たず印象がよくなり、介護がうまくいく。

事実でなくても認める、演技する
認知症の人の話に「そんなバカなことがあるわけない」と思っても、お年寄りが生きている認知症の人の世界に合わせてセリフを考え、対応するとよい。

第六法則 こだわりの法則

あることにこだわり、抜け出せない

あることに集中するとそこから抜け出せなくなり、周囲の人が説明したり、否定すればするほどこだわり続ける…。認知症の人に多く見られる「こだわり」をうまく回避するにはどうしたらいいでしょうか。

「こだわり」には、ブレーキをかけなくてよい

認知症の人は、なぜか一つのことにこだわり始めると、周囲の人が説明や説得、否定すればするほど、そのこだわりから抜け出せなくなる、という特徴があります。例えば「洗濯物を、たたんでは広げてまたたたむことを繰り返す」「近所を徘徊《はいかい》して、どうでもいいものを拾ってくる」などです。この場合、まずは「ダメなものはダメ」と説明して、その都度納得するなら、それでよいでしょう。いくら説明しても応じなかったり興奮したりするときの対応のポイントを次にあげてみました。

①こだわりの原因を見つけて対応する

認知症の人がこだわりを見せるとき、その背景が見つかることがあり、その原因に対して適切な手を打つことで解決されることがあります。

あるケースでは、おじいさんがもの忘れがひどくなり大事なものをなくしてしまうため、娘が通帳と印鑑を取り上げて管理しました。それ以来「年金をネコババしている」と毎日のように言うようになり、いくら説明しても納得しません。「大事なものを盗られた」という猜疑《さいぎ》心から、大事なものを娘が盗っているのでないかという妄想にかられていることが原因です。この場合、通帳を本人に返してしまったほうがよい場合もあります。万が一、本人が通帳をなくしたときは、再発行や改印届を出すようにします。

②そのままにしておく

家族など介護する人は、何か問題が起こると「このままではいけない」と問題視し、なんとか改善しようと本人に言って聞かせたりします。でも問題行動はなくならず、逆にエスカレートすることもしばしばあります。

「洗濯物をたたんでは広げてまたたたみ、部屋が散らかる」という例でも、「少々部屋は散らかっても飽きるまでやらせておけばいい」と発想を変えてみるのも一つの方法です。「来客が来

こだわりに対する対応策

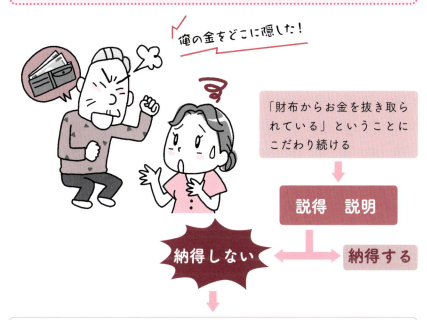

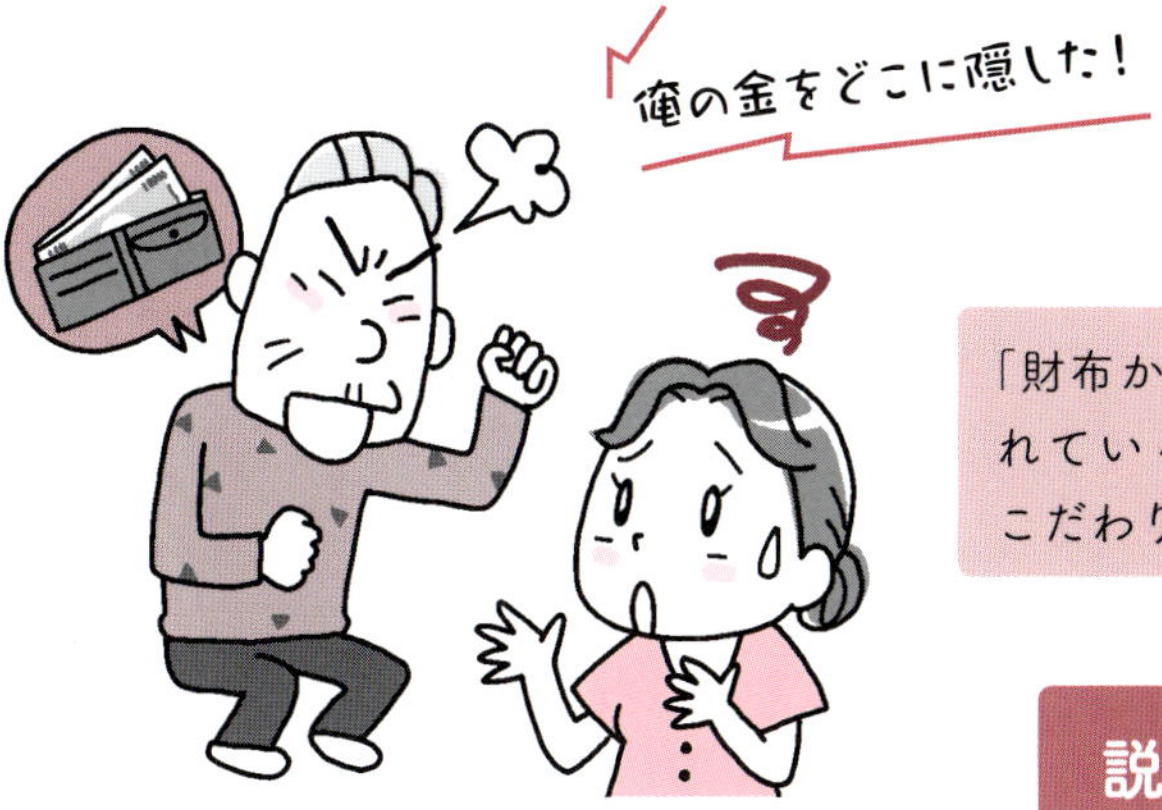

「財布からお金を抜き取られている」ということにこだわり続ける

↓

説得　説明

納得しない ⇔ **納得する**

↓

次の方法を試してみる

その1

こだわりの原因を見つけて対応する

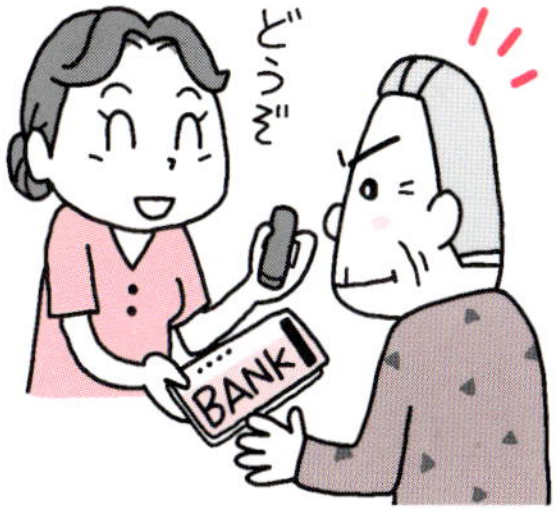

ものをなくすようになったため預金通帳を取り上げたことがこだわりの原因。本人に通帳と印鑑を返してしまうことで解決する。

その2

そのままにしておく

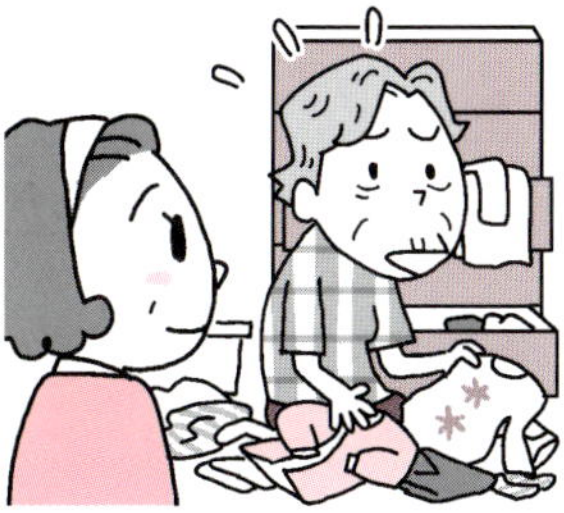

例えば、何度止めてもタンスの引き出しから衣類を出して部屋に広げてしまうという場合。少々部屋は散らかるけれど、自分の部屋だから好きなようにすればよい、と寛大に捉えれば解決する。

たときに散らかっていてみっともない」と思う人もいるでしょうが「うちのおばあちゃん認知症で、散らかっていてごめんね」と言えばすむことです。

③関心を別のことに向ける

認知症になると、今が昼か夜かわからなくなる「見当識障害」（Ｐ25）が表れることがよくあります。ですから、夜中に目が覚めて朝だと思い込んで、雨戸を開けようとするなど見当違いの行動をすることがあります。そんなときは「今日は庭のお花の手入れでもしようか」などと、本人が好む話題に切り替えると落ち着きます。

④第三者に登場してもらう

認知症の人は、家族の言うことには反発する一方、第三者の言うことにはあっさり従う傾向があります。特に社会的に信用されている職業の人の言うことはよく聞く傾向があり、例えば「家族がいくらお風呂に入るように言っても拒否する」という場合、主治医から「お風呂に入らないと病気になりますよ」と言われると、素直に入浴するということもよくあります。

⑤地域の協力・理解を得る

「何かに取りつかれたように近所を歩き回る」という場合は、あらかじめ地域の人に認知症であることを伝え「一人で歩いているところを見つけたらご連絡ください」と先回りして話し、理解を得ておくことで解決します。

⑥長くは続かないと割り切る

認知症の人のこだわりは、お金や食べ物など、生存に関わるものへのこだわりは長く続きますが、「近所を徘徊《はいかい》して、どうでもいいものを拾ってくる」などのこだわりは長くは続かず、せいぜい半年から1年ぐらいです。

「いずれおさまる」と思えば、現在進行系のこだわり行動も「本人が納得するまでやらせておくか」と楽な気持ちになれます。

⑦認知症の人の過去を知る

ある認知症のおじいさんは、工具を使って部屋の家具を分解してしまうため、とうとう家具を撤去することになりました。おじいさんは昔、電気の配線工事をする仕事をしていたため、そのような手作業をしてしまうのです。

目の前の状況だけにとらわれず、認知症の人の過去を知ることで、症状が理解できます。そうすることで、問題行動を起こしても「昔に戻っているね」と、温かい目で見ることができます。

その3

関心を別のことに向ける

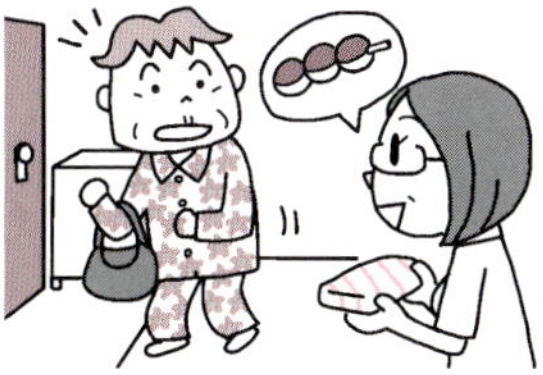

夜中に突然起きて、突拍子もないことを言うお年寄りを説得しても無駄。それよりも、話を合わせながら興味を引く話題に変え、関心を他のことに向けたほうが落ち着く。

その4

第三者に登場してもらう

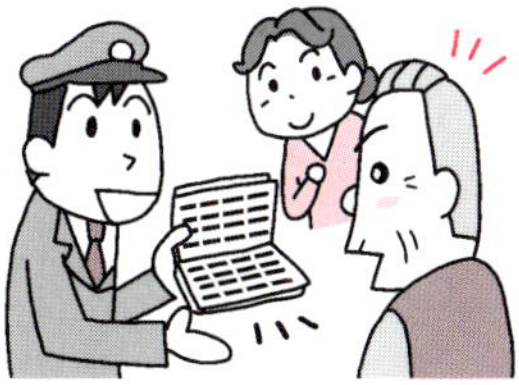

認知症の人には「身近な人には激しい症状を示し、第三者にはしっかりした言動をする」という特徴がある。それを応用し、例えば金銭のことにこだわるようなら銀行員や郵便局員などの第三者に登場してもらい、「心配ないですよ」などと助言してもらうと、こだわりが軽くなることがある。

その5

地域の協力・理解を得る

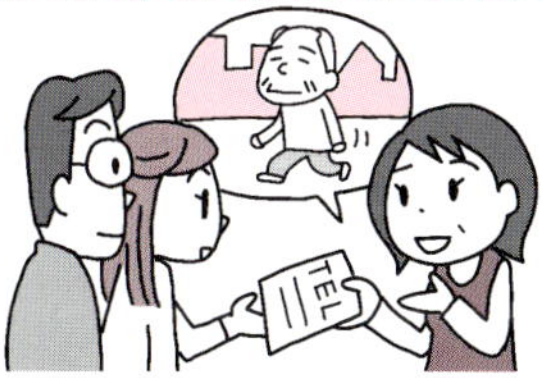

地域の人に認知症の人がいることを隠しても一つもいいことはない。「うちには認知症の人がいます」などと開示し、声をかけておくことで、いざというときに助けてもらえたり、トラブルを起こしたときの理解も得やすい。

その6

長くは続かないと割り切る

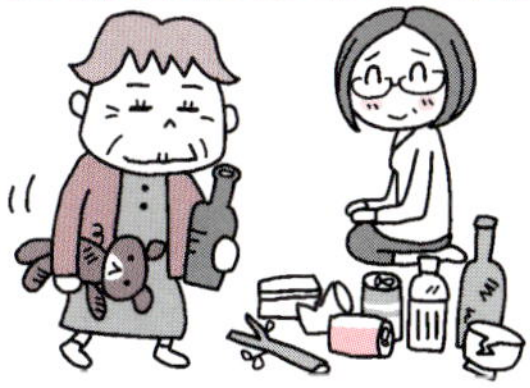

認知症の人の症状は、そう長くは続かない。「今しばらくだけ」と割り切ることで、介護する人の気持ちも楽になる。

その7

認知症の人の過去を知る

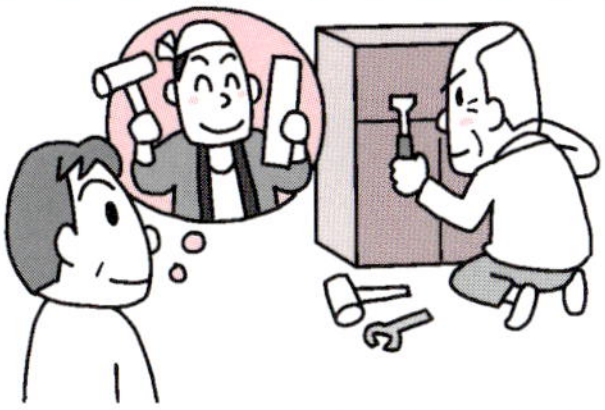

認知症の人の強いこだわりには、過去の体験が背景にあることも多い。記憶を過去に遡って失い、行き着いたところの記憶の世界が本人にとって現在の世界であるという「記憶の逆行性喪失」の特徴を思い出すと、こだわりの理由がわかり、表れている症状を受け入れやすくなる。

第七法則 作用・反作用の法則

怒りは怒り、優しさは笑顔で反映される

「よかれと思ってすすめたのに、拒否するばかりか、大声で怒鳴ったり…。どうして私の気持ちがわからないの?」。こう悩むときはここで解説する「作用・反作用の法則」を思い出してください。

介護者がよかれと思っても、逆効果になることが多い

認知症の人に強く対応すると強く反発し、優しく対応すると穏やかに反応する、というのが「作用・反作用の法則」です。家族（介護者）が感情的になると認知症の人も感情的になりますし、介護者が何事も受け止めるように対応すると、認知症の人も穏やかになる、ということです。

例えば認知症の人は、リハビリ訓練などを拒否することがありますが、筋肉の拘縮《こうしゅく》を防ぎ、日常生活動作（ADL）を上げるためにもリハビリは必要です。介護者はそのことを重んじるあまり「リハビリをちゃんとやって!」などと強い口調で言ったり、無理に抑えつけて強制的に進めようとすることがあります。

ところが本人はリハビリの意味もわかりませんから「手足を動かして痛いことをする」など、まるでいじめられているかのように捉えます。

反発を受けたら「作用・反作用の法則」を思い出す

このようなことから認知症の人から激しい抵抗を受けたときは「作用・反作用の法則」を思い出し「余裕なく、せっかちに対応したから反発を受けた」と受け止めるようにします。

そして本人の気持ちが落ち着き、さっきの出来事を忘れてしまい機嫌もよさそうなら、今後は穏やかな言葉かけで再トライしてみましょう。

認知症の人と介護者の心はあわせ鏡

認知症の人と家族などの介護者の間には「鏡」があるようなもの。鏡に映った介護者がイライラすれば相手もイライラ、穏やかに接すれば、必ず落ち着いてくる。

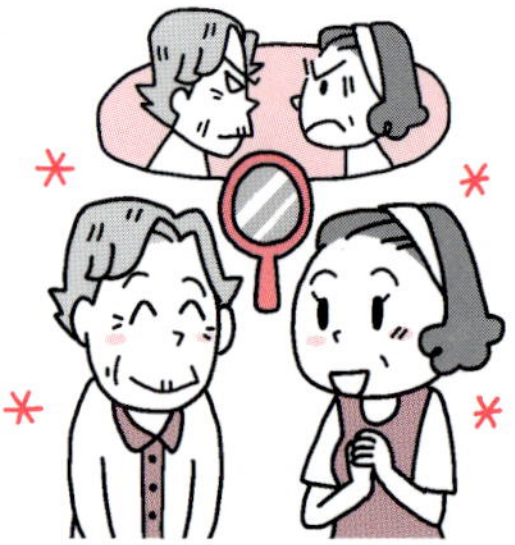

作用・反作用の法則

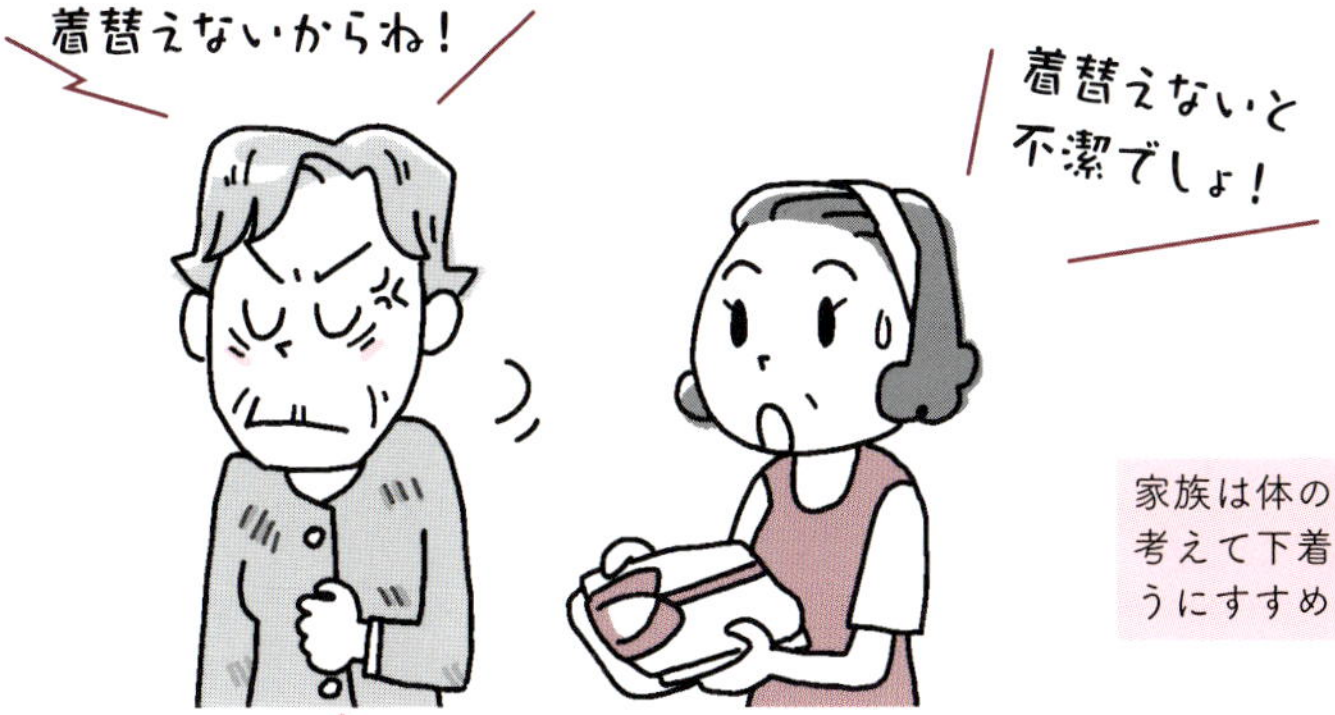

家族は体の清潔のことを考えて下着を着替えるようにすすめるが…。

拒否！

無理強いすると…

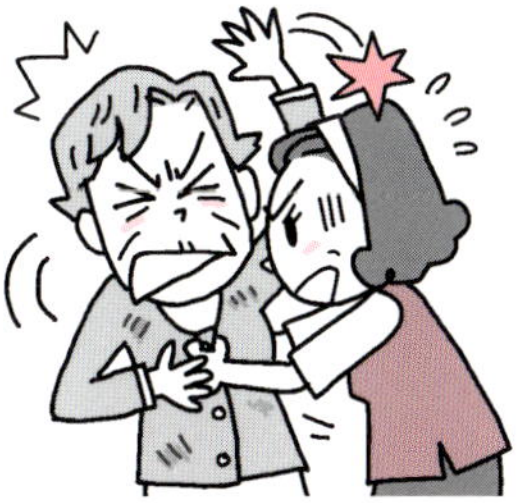

ますます拒否が強くなり、いっこうに着替えができないばかりか、暴言や暴力が出ることもある。

無理強いせずそのまま様子を見ると…

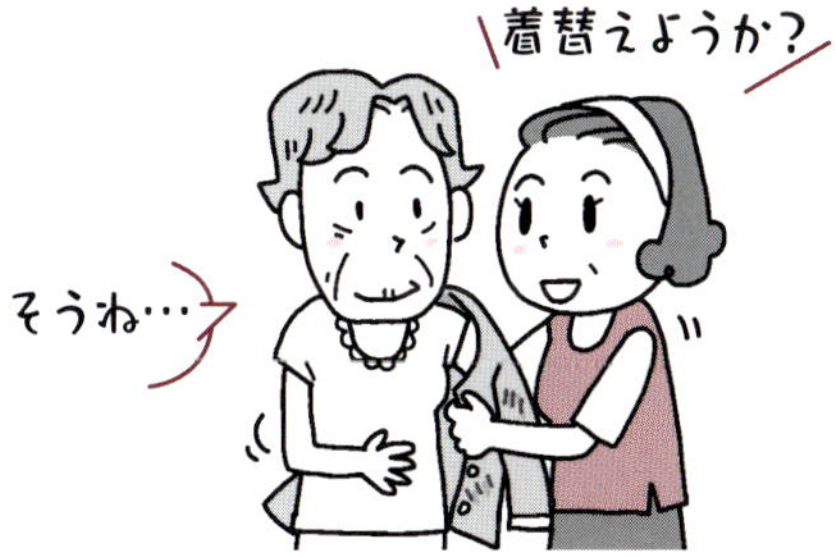

さっき着替えを嫌がった記憶は忘れてしまうので、機嫌のよさそうなときを見計らって再トライしたほうが受け入れられやすい。

認知症豆知識

認知症と遺伝

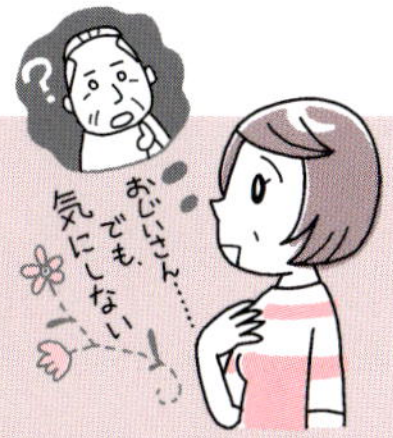

親や祖父母が認知症だと「自分も認知症になるのでは？」と心配する人がいます。現在、アルツハイマー病の原因である「アミロイドβ」の蓄積に関わる遺伝子の研究が進んでいて、様々なことがわかってきました。ただ、加齢の影響が大きいアルツハイマー型認知症については遺伝的な要素は少ないと考えてよいでしょう。先のことを心配するより、長い人生、生きがいを持って過ごすことのほうが大切です。

第八法則　認知症症状の了解可能性に関する法則

認知症の人の立場に立てば理解できる

認知症の人の言動は、ふつうの人には理解できないものが多々あります。「わけのわからないことばかり言って」とイラつくよりも、認知症の人の立場に立って考えることが先決です。

「徘徊《はいかい》は不安の表れ」と捉えると理解できる

「認知症症状の了解可能性に関する法則」とは、簡単にいうと「認知症の症状のほとんどは、認知症の人の立場に立ってみると理解できる」という内容の法則です。「深夜に起きて、家中を歩き回り、寝ている家族に声をかける」といった不可解なふるまいも、時間や場所の見当がつかない「見当識障害」（P25）や、知的機能が低下して判断力がなくなり、今、自分がどこにいるのかわからなくなっているため、と捉えると理解できます。

これを自分の身に置き換えてみると、もっと理解しやすいでしょう。

例えば旅行や出張でホテルに泊まり、夜中に目が覚めたとき、一瞬、今自分がどこで寝ているのかわからなくなった、という経験はありませんか。そんなとき、たいていはしばらくぼんやりしたらホテルに泊まっていたことを思い出し、再び眠りにつくでしょう。

ところが、いくら考えてもここがどこなのかわからないとしたら、不安と恐怖で起きて歩き回り、自分がどこにいるのかわかる手がかりを探そうとするはずです。

認知症の人が夜中に起きて歩き回ったり、家族の名前を呼んでいるときは、このような状態に陥っている。そう理解すれば、当然のこととして捉えることができるはずです。

不安を軽減するための工夫も大事

認知症の人が夜中に起きて徘徊するときは、できるだけ不安を取ってあげるようにします。例えば「部屋も廊下も明るくして、ここがどこなのかすぐにわかるようにする」「目を覚ましたときに、いつも使っているタンスや時計などがすぐに目に入るように寝具の位置を調整する」などです。家族が、認知症の症状を了解することができれば、症状に振り回されることなく、余裕を持った対応が可能になります。

認知症症状の了解可能性に関する法則

不可解な行動

夜中に徘徊する

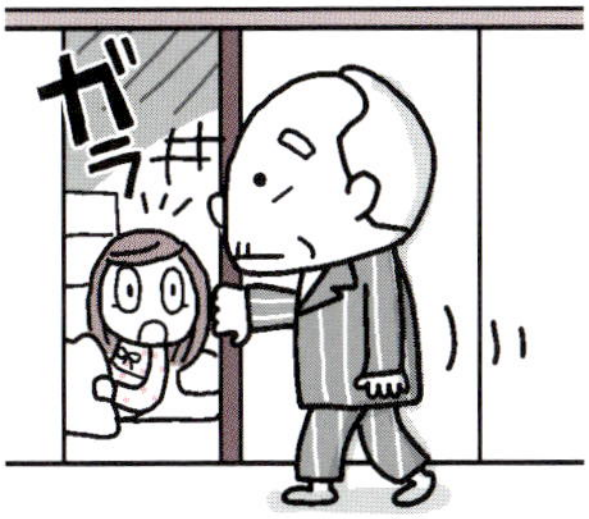

深夜や明け方に突然起き出し、家族の部屋のドアを突然開けたりする。

深夜に大声で家族を呼ぶ

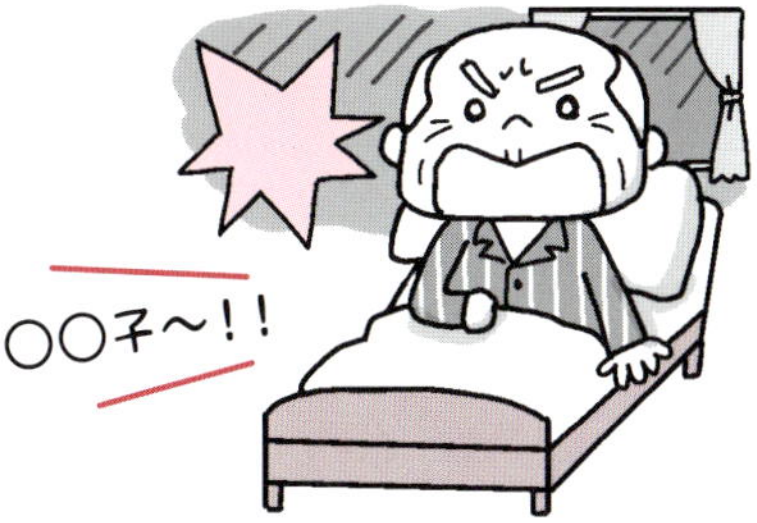

夜中に不安そうな声で家族の名前を呼び、驚いて行くと安心したように寝てしまう。

原因や背景に見当識障害などがある

今、自分がどこにいるのかわからなくなり、とりあえず歩いたり、家族を呼んで助けを求めようとしたりしている。

対応のポイント

× 叱らない

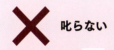

夜中に目が覚め、自分がどこにいるのかわからなくて徘徊しているのに、いきなり怒っても怯えたり不安になる。興奮するとよけいに寝なくなる。

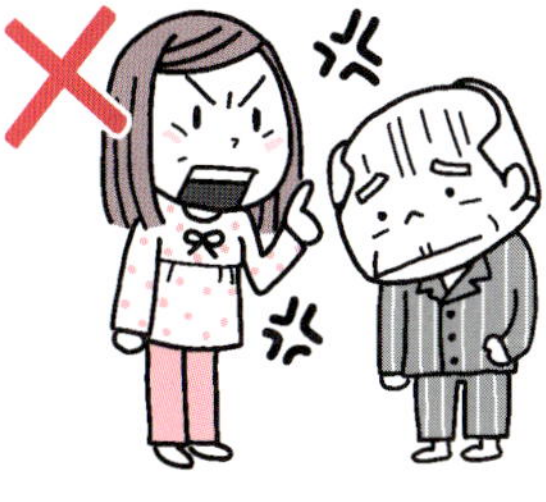

◎ 居場所がわかるように配慮する

真っ暗にしないで、廊下などの明かりをつけ、ベッドの周囲に長年使い慣れているものを置くことで、目が覚めたとき「ここは私の部屋だ」と認識しやすい。

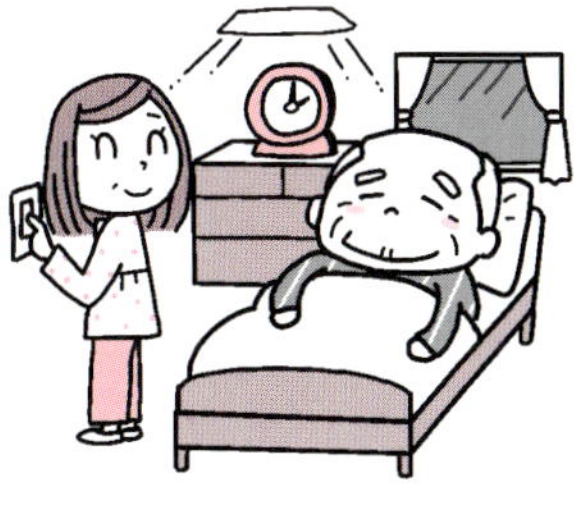

第九法則 衰弱の進行に関する法則

認知症の人は、想像以上に早く老いる

認知症の人の老いるスピードは思いのほか速く、強い症状を呈する期間も限られています。「徘徊《はいかい》し続ける」「食べてばかりいる」などの困った症状も、そう長くは続きません。

認知症の人の死亡率は健康な人よりも高い

「衰弱の進行に関する法則」とは、認知症の人の老化の速度はとても速く、認知症でない人の2、3倍のスピードで進行する、というものです。

これを裏づける調査があります。長谷川和夫認知症介護研究・研修東京センター名誉センター長らは、お年寄りを4つのグループに分け、それぞれのグループの年ごとの累計死亡率を5年間にわたって追跡しました。その結果、認知症高齢者のグループの4年後の死亡率は83・2%だったのに対し、認知症でない正常な高齢者の死亡率は28・4%。約2.5倍も死亡率が高いということがわかりました。

それほど長くは続かない介護。最後まで優しい気持ちで

認知症の人が衰弱するパターンとしては、例えば「一日のほとんどを徘徊していても疲れた様子もなかったのに、あるときから食事を嫌がるようになり、あれよあれよという間に寝た切りになって、亡くなってしまった」、あるいは「デイサービスのレクリエーションなどにも積極的に参加して、おしゃべりも大好きだった人が、だんだん意欲がなくなり動きも悪くなり、家にこもって寝た切りになった」というケースがたくさんあります。

認知症の様々な症状で悩まされている家族は、この状態があと何十年も続くのかと絶望的になることもあるでしょう。しかし、そう長くは面倒を見てあげられないというのも事実です。

そう思えば、介護は大変でも日々、残された時間を優しい気持ちで介護してあげようという気持ちになれるかもしれません。

ただし、アルツハイマー型認知症では、非常に早く進行するケースもあれば、20年もの時間をかけてゆっくり進行するケースもあるように、この特徴はすべての認知症にあてはまるわけではありません。

認知症の人の老化は早い

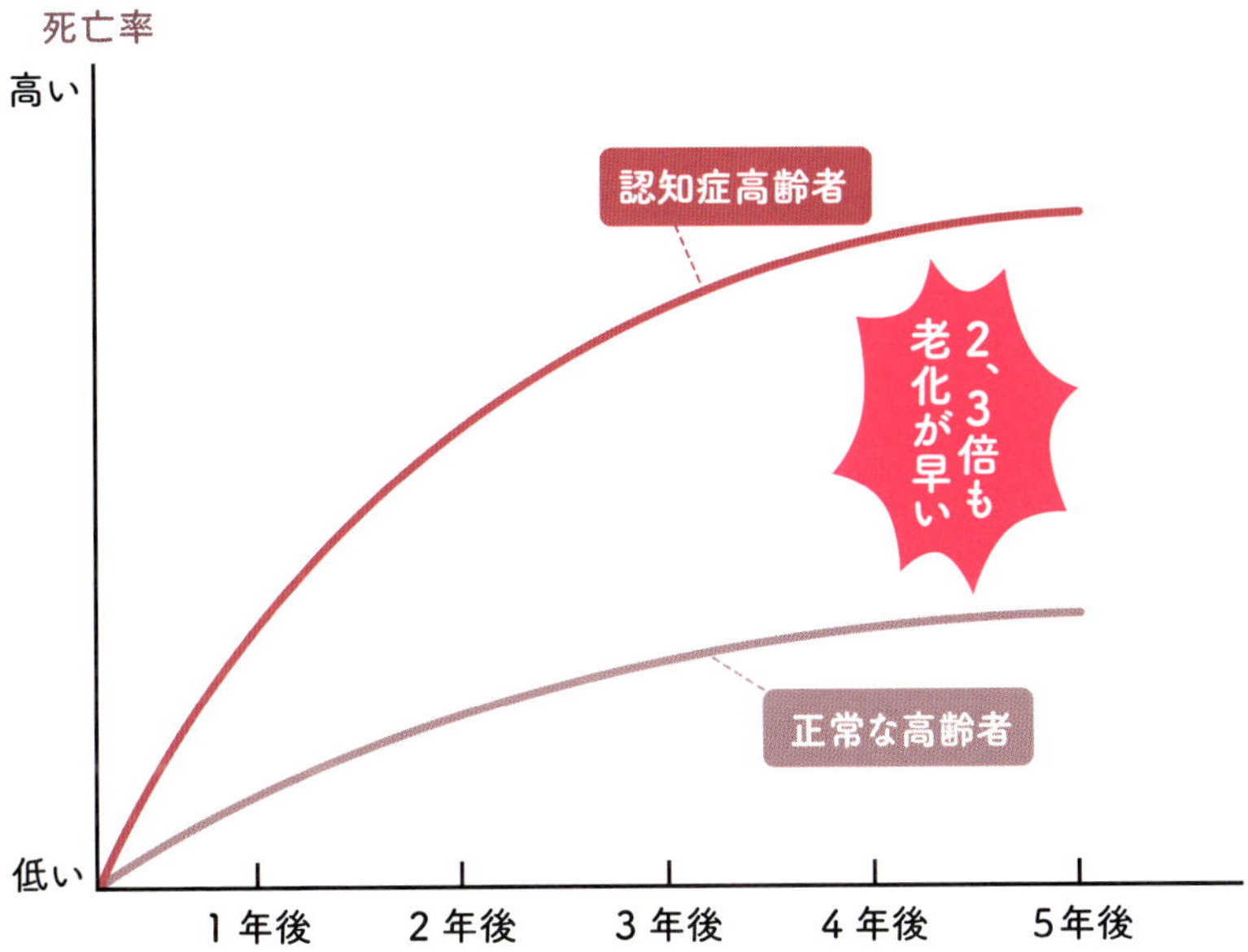

介護する時間はそう長くはない

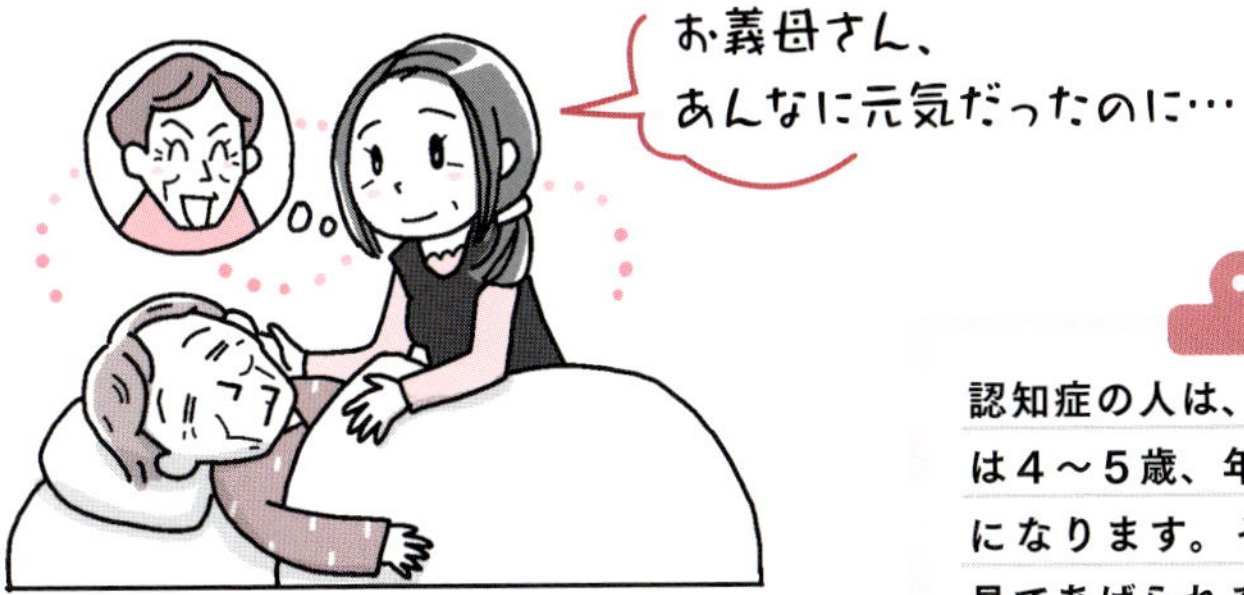

「話しかけてもうなずくだけで、憎らしいことを言っていた姑が愛おしくなりました」。認知症の人を介護した家族から、こうした話が聞かれることも少なくない。

認知症の人は、今から２年後は４～５歳、年を取ったことになります。そう考えれば、見てあげられる時間はそう長くはありません。限りある時間だと思えばこそ、介護を続けようという気持ちにもなれます。

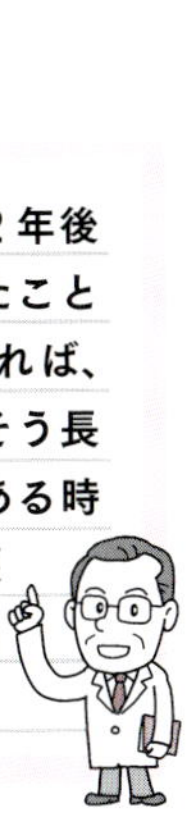

介護に関する原則

認知症の人の世界を理解して大切にする

認知症の人が「私は周囲から認められている」と思えるように対応することが、結局は家族にとっても楽で上手な介護になります。そのために大事なことが「認知症の人の世界を理解して大切にすること」です。

認知症の人の世界を受け入れ、その世界で対応する

最後に、介護する大前提としてしっかり覚えておいてほしい「介護に関する原則」を紹介します。これは「認知症の人が形成している世界を理解し、大切にする。その世界と現実とのギャップを感じさせないようにする」というものです。

ギャップを感じさせないとは、認知症の人の感情や言動をまず受け入れて、それに合うシナリオを考え、演じる名優になるということです。

例えば、認知症のおじいさんが、まだ若い孫嫁に向かって、しきりに亡くなったおばあさんの名前を呼んだとします。

認知症の記憶障害の特徴に「記憶の逆行性喪失」（P64）というのがあり、現在から過去に向かって記憶が消え、最後に残った記憶の世界が本人にとって現在の世界になります。もし、このおじいさんの世界が、おばあさんと結婚した頃にまで戻っているとしたら、若い孫嫁を「妻」と思い込んでいても、なんら不思議ではありません。

認知症の人が安心して暮らせるような対応を

そんなとき「何、バカなことを言ってるの！」と否定するよりも、その世界を認めて「かわいいお嫁さんだね。何をしていた人なの？」「ところでおじいちゃん、お腹が空いたでしょう。おやつでも食べる？」と話を合わせながら、話を別の方向に誘導していくようにします。結局のところ、本人にも介護する家族にとっても、これがいちばんよい方法です。

そして認知症の人が「自分は家族から認められて、ここは安心して暮らせる場所だ」と感じられるように、日々対応することが、いちばん楽で上手な介護になります。たとえ症状が進んだとしても、いつでも認知症の世界を理解して温かく接すれば、穏やかな状態を維持できます。

介護に関する原則

認知症の人に合わせた対応で
認知症の人も家族も穏やかになれる

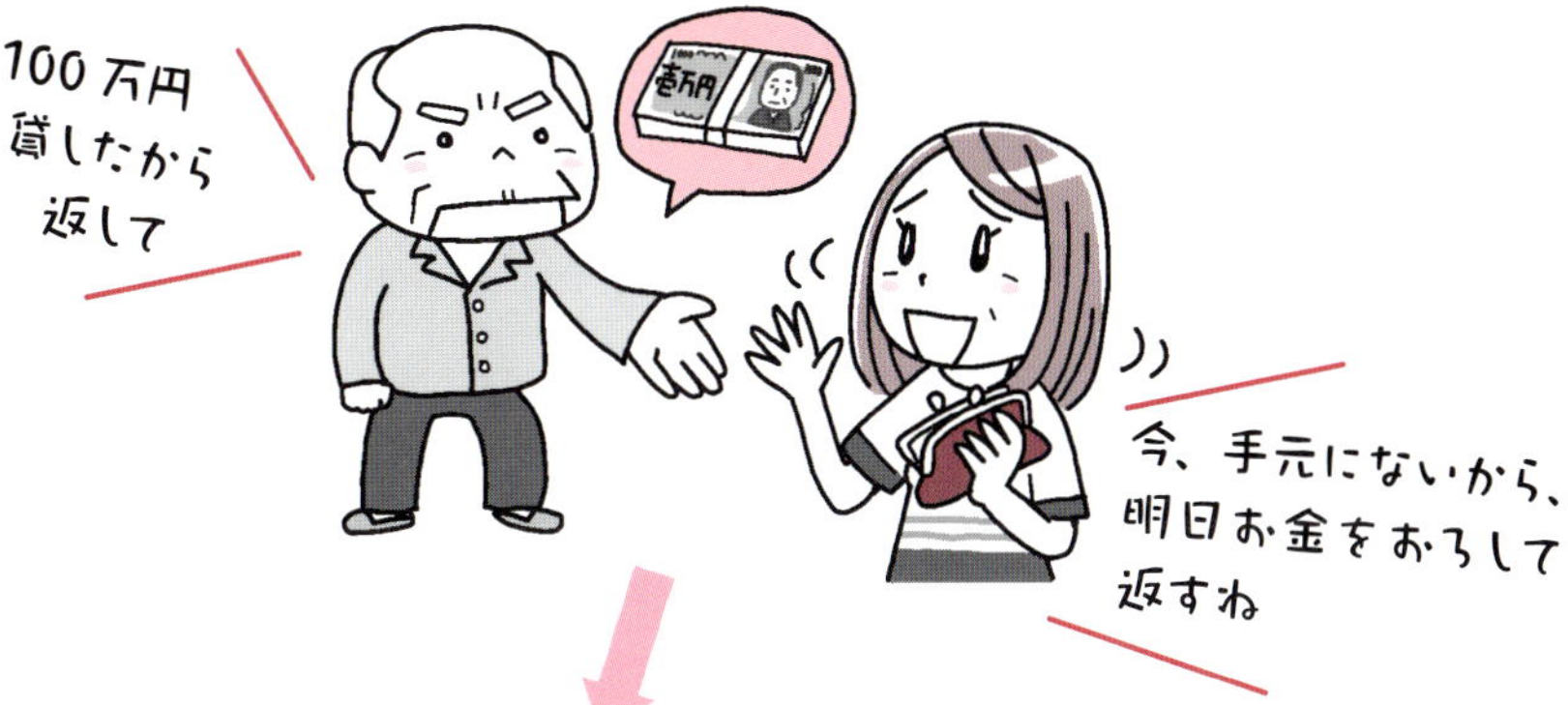

認知症の人の気持ち

・ここなら安心して暮らせる。
・家族はみんな優しくて、
私を認めてくれている。

家族などの介護者

・たとえ認知症の症状があっても、
比較的穏やかに経過するため、
介護が楽になる。

認知症豆知識

性的異常行動は、若い頃に戻っているだけ

認知症になると「記憶の逆行性喪失」により記憶が昔に戻るため、若い頃の気持ちで行動することがあります。そのため、おじいさんが介護ヘルパーや息子のお嫁さんの胸を触ったり「一緒に寝よう」と言ったりすることがあります。判断力が低下して羞《しゅう》恥《ち》心や遠慮がなくなっていることも要因です。

性的異常行動の背景には愛情に飢えているということもあります。家族にすれば、簡単に割り切れるものでもありませんが、とにかく叱らないで、手を握ったり背中を擦るなどして、食べ物や趣味に関心を向けさせたり、散歩やリハビリなどで体を動かしたりさせることも有効な方法です。あまり続くようなら、主治医に相談を。

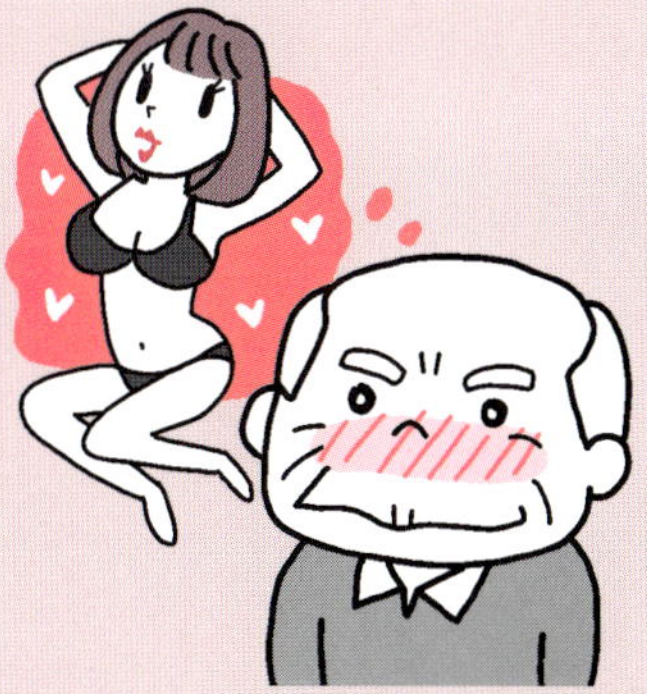

認知症予防コラム

認知症を予防する食事①

生活習慣を改善することが、認知症の予防とつながりがあることはわかっています。特に食生活は大切で、認知症予防によいといわれている食材はたくさんあります。その代表ともいえるのが、脳の神経細胞を活性化させるDHA（ドコサヘキサエン酸）やEPA（エイコサペンタエン酸）を多く含んだいわしやサバなどの青魚、ビタミンCやβカロテンを豊富に含んだ野菜や果物です。

緑黄色野菜に多く含まれるβカロテンや、柑橘類などに豊富に含まれるビタミンCには、体の老化の元凶である活性酸素をブロックする高い抗酸化作用があります。最近の研究で、アルツハイマー型認知症の人には抗酸化ビタミンが不足しているという報告があり、βカロテンやビタミンCが認知症予防に効果があることがわかってきました。βカロテンを豊富に含む緑黄色野菜は、人参、ほうれん草、かぼちゃ、ブロッコリー、にら、小松菜など、色の濃い野菜です。キャベツや水菜など色の薄い淡色野菜にもビタミンCが豊富に含まれています。毎日の食生活に、背の青い魚や緑黄色野菜、淡色野菜を上手に取り入れながら、認知症を予防したいものです。

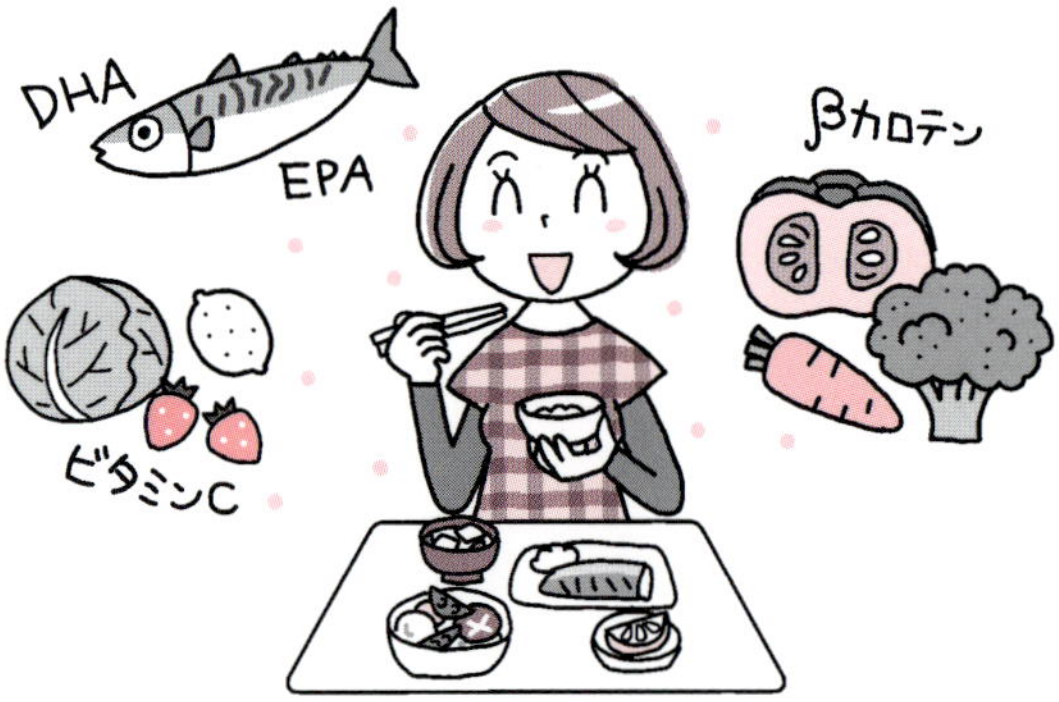

part4

つらい介護から抜け出す魔法の12カ条

芳子はがんばるけれど…

なんとか「家族がたどる4つの心理的ステップ」を
乗り越え、健吉の介護を続ける家族。
だが最近、芳子の様子が…

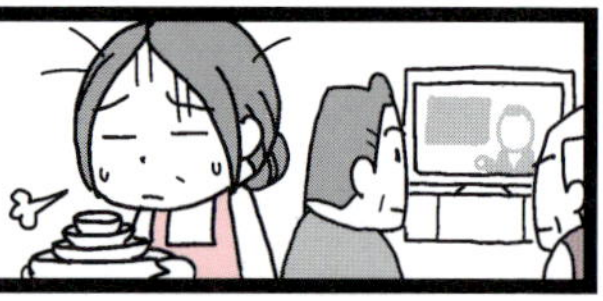

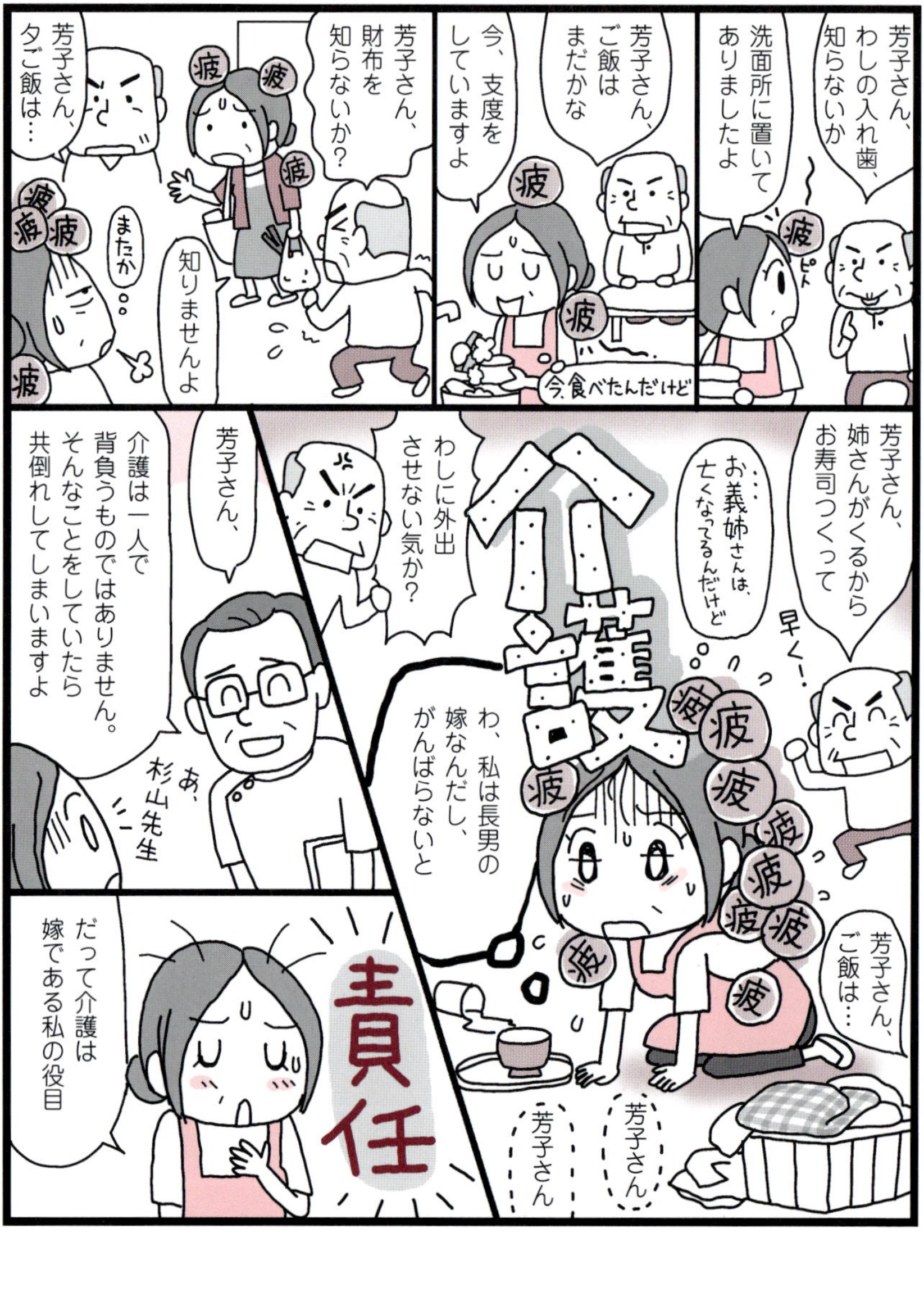

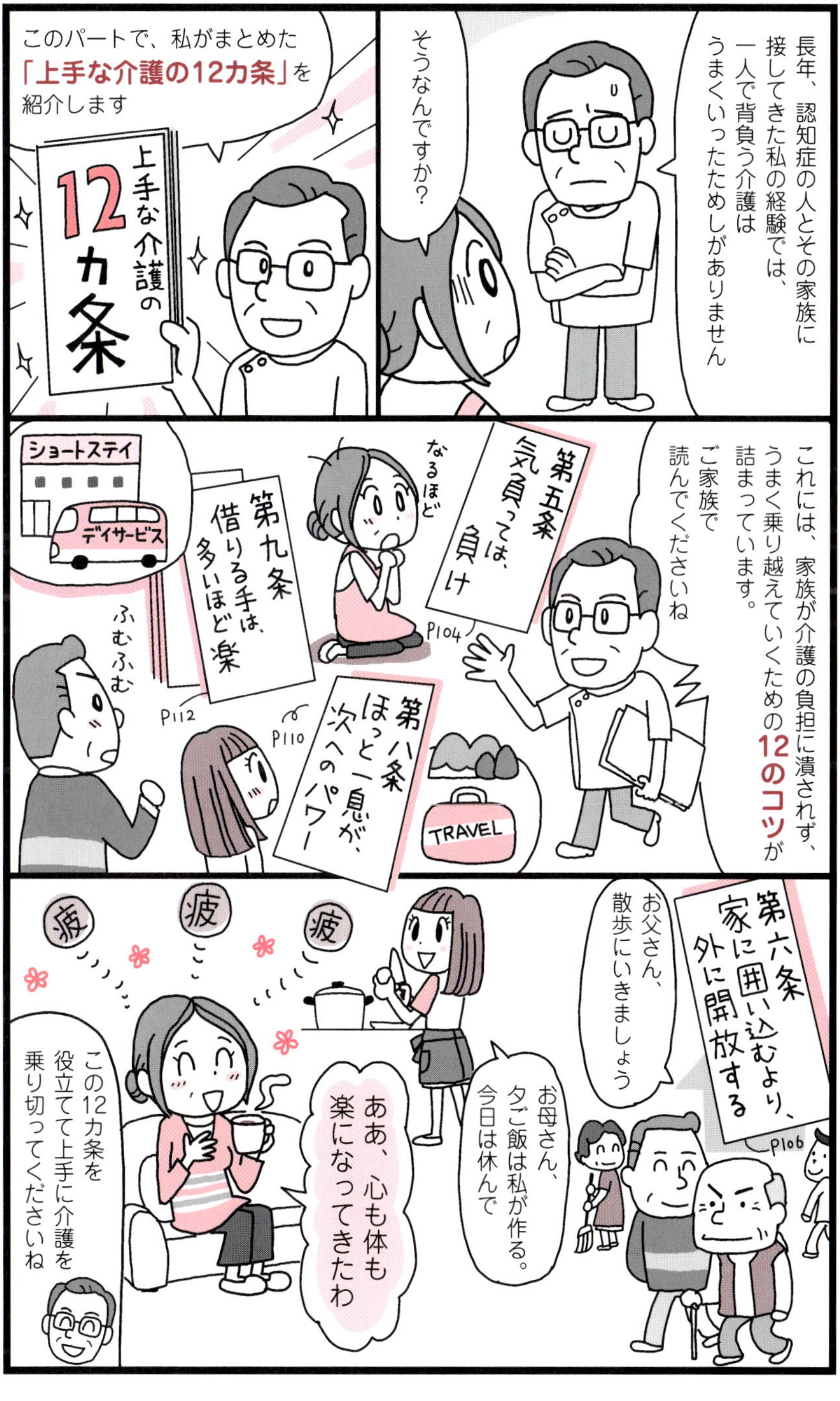
長年、認知症の人とその家族に接してきた私の経験では、一人で背負う介護はうまくいったためしがありません
そうなんですか？
このパートで、私がまとめた「上手な介護の12カ条」を紹介します
上手な介護の12カ条
これには、家族が介護の負担に潰されず、うまく乗り越えていくための12のコツが詰まっています。ご家族で読んでくださいね
第五条 気負っては、負け
P104
なるほど
第九条 借りる手は、多いほど楽
P112
ふむふむ
ショートステイ
デイサービス
第八条 ほっと一息が、次へのパワー
P110
TRAVEL
第六条 家に囲い込むより、外に開放する
P106
お父さん、散歩にいきましょう
お母さん、夕ご飯は私が作る。今日は休んで
疲
疲
疲
ああ、心も体も楽になってきたわ
この12カ条を役立てて上手に介護を乗り切ってくださいね

介護が楽になる魔法の12カ条

「介護」と聞いただけで、大きな負担を背負い込む気がしますが、うまくぬけ出すコツがあります。そのヒントになるのが、ここから紹介する「上手な介護の12カ条」です。

介護の初期で感情的になるのは心理ステップの初段階

「お金のことばかりに執着して、毎日『盗まれた』と言って騒ぐ」「会話も噛み合わないし、止めても勝手に出て行く」など、認知症の人と暮らしていると「もう面倒見切れない!」と悲鳴を上げたくなるようなことが次々起こり、今まさに「介護を投げ出したい!」と思っている家族もいるでしょう。認知症の人を持つ家族の置かれている状況は実に様々ですが、どんな家族でも初めから終わりまで同じ気持ちでいることはありません。

たいていの家族が初めの頃は「なんでこんなふうになってしまったのか」と嘆き、認知症の人の不可解な言動を「そうじゃないでしょ」「なぜ、できないの?」と改めようとするなど、ときに感情的な態度で接してしまいます。でもそれは「家族がたどる心理的ステップ」(P56)の最初の段階。一段一段ステップを踏みながら、やがて介護のコツを身につけ、解決の糸口を見つけていきます。

そのヒントになるのが、このパートで紹介する「上手な介護の12カ条」です。これは数多くの認知症患者とその家族に触れた経験を通してまとめたものので、家族が介護の負担に潰されず、上手に介護をくぐり抜けていくための12のコツといえます。

介護の応用学習としても役立つ

前に紹介した認知症を理解するための「九大法則・一原則」が、基礎学習であるのに対し、「上手な介護の12カ条」は応用実習と捉えるとより理解しやすいでしょう。

この12カ条は介護するすべての人に役に立ちますが、中でも「介護は私が責任持ってやらなきゃ」「他人に迷惑をかけてはいけない」など、介護を「自分の責任」とまじめに捉えがちな人は、その気持ちをほぐすところから役立つはずです。

上手な介護のヒントになる12カ条

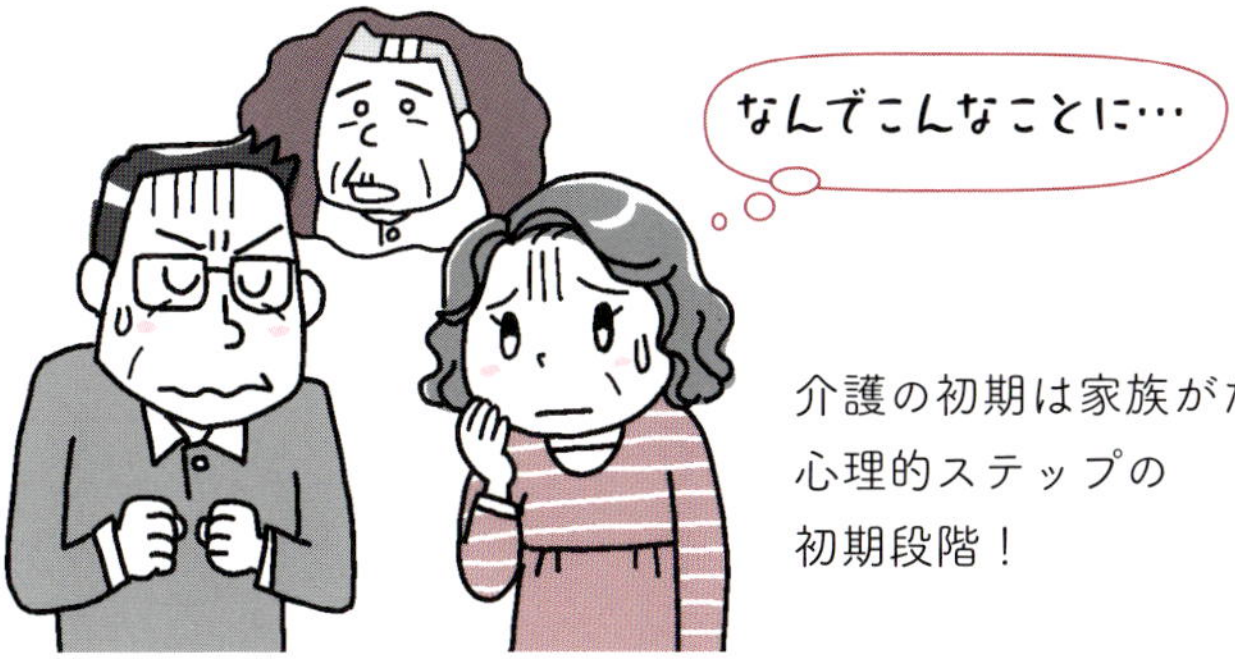

介護の初期は家族がたどる心理的ステップの初期段階！

心理的ステップを段階的に踏みながら
介護のコツを身につけていく

その大きなヒントになるのが
上手な介護の12カ条

第一条 「知」は力なり。知識をつける

高齢化社会の今、認知症や介護についての情報はあふれています。正しい知識や情報を一つでも多く身につけることは、介護する上での大きな強みになります。

認知症についての知識不足が混乱を招く

認知症患者の増加とそれに伴う問題がメディアでも多く取り上げられるようになり、「認知症」という言葉は、世の中に広く知れ渡りました。しかし、その言葉は知っていても、症状や対応策といった予備知識は、知らない人のほうが圧倒的に多いといえます。そのため、いざ自分の家族が認知症になると、知識不足から多くの人が混乱に陥ります。

認知症介護の経験はもちろん、予備知識もなく介護に関わり始めた人は、直面する症状に右往左往するばかりで、地域包括支援センターなどの支援機関に助けを求める発想すらないことがほとんどです。たいていの場合、自分だけ、あるいは家族だけで解決しようとして、認知症の人に逆効果になる言動や態度を取ることで周辺症状（BPSD→P24）の悪化を招き、状況は悪いほうへ進みます。

認知症の本や、専門機関・専門家から情報を得る

こうならないために必要なのが、認知症の「知識」です。「今、私のことを泥棒だと言っているのは、『症状の出現強度に関する法則』（P68）のせいで、身近な介護者として信頼しているからだ」「相手の態度に自分が感情的になると、相手も感情的になるだけ。演技だと思って、笑顔で対応すると、相手にいい感情が残り、介護がしやすくなる」（感情残存の法則→P74）。このような知識があるだけで、気持ちが楽になります。

認知症に関する知識は、本書のような本から得てもいいですし、行政で開催する認知症相談や「認知症の人と家族の会」（P174）といった家族会に参加すると、専門家や介護経験者からより実践的な知識が得られます。意外と知らないのが介護保険による介護サービスや便利な介護用品などの情報です。上手に利用すれば介護の負担を

知識不足は、混乱を招く

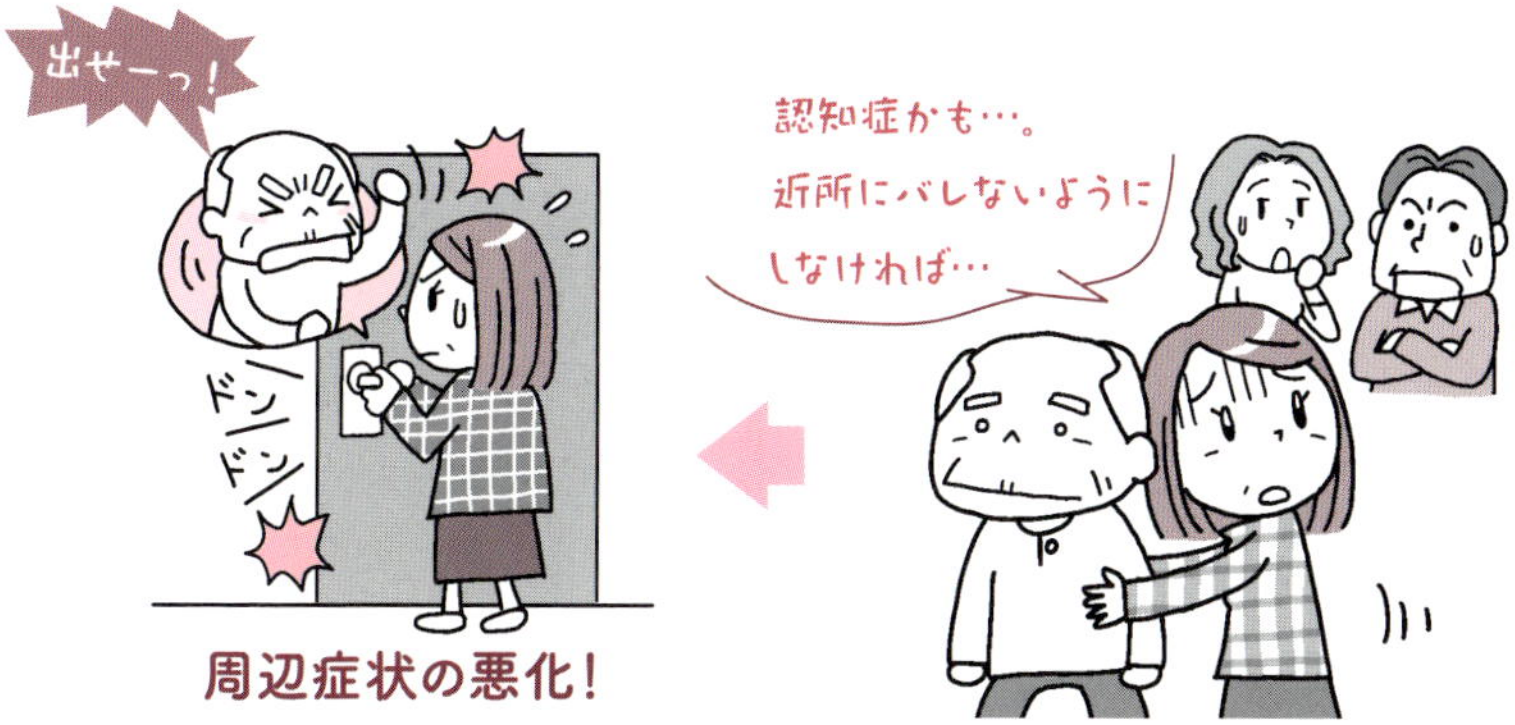

周辺症状の悪化!

家族みんなで認知症を隠そうと考える。

認知症に関する知識をつけるより隠すほうに向かうと、周辺症状の悪化を招き、混乱をきたすだけ。

認知症に関する知識をつけるメリット

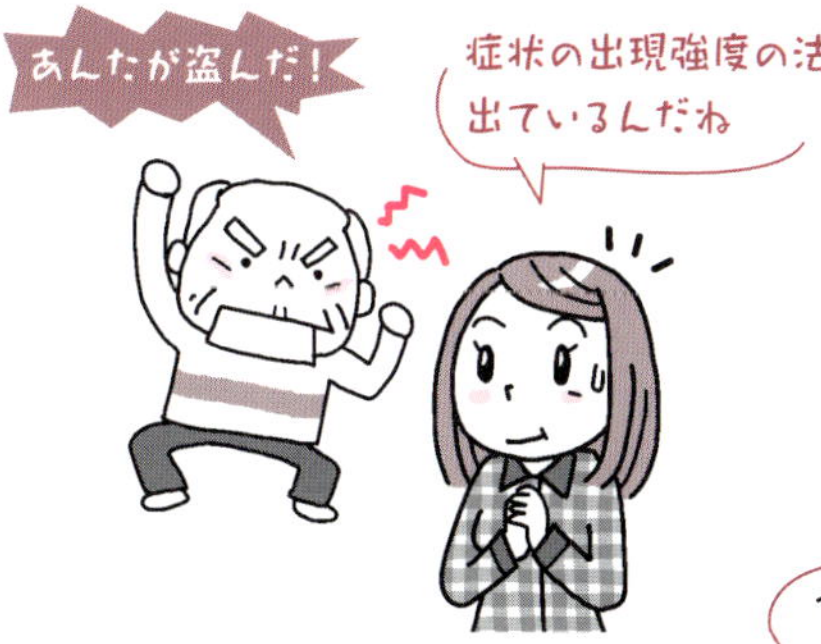

知識をつけると症状の理由がわかり、適切な対応ができる。

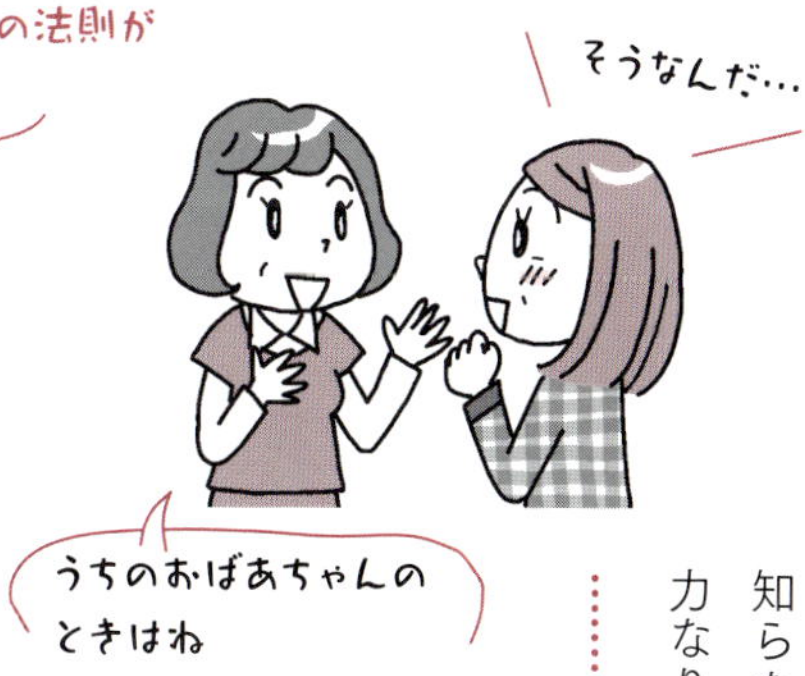

専門家や認知症を介護した経験者から適切なアドバイスを受ける。

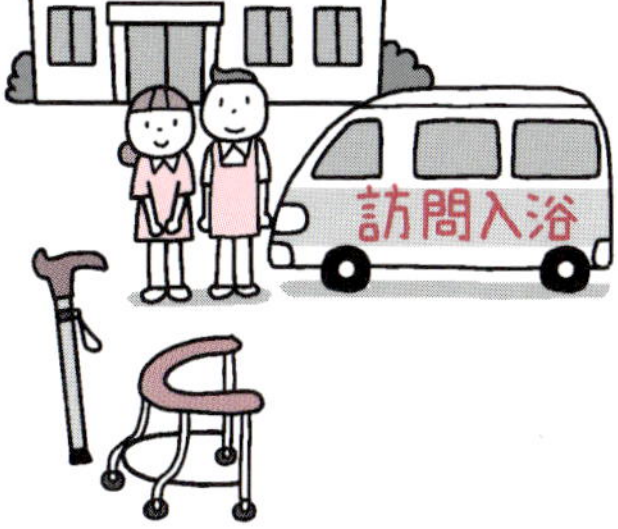

介護用品や介護サービスの情報を得て、利用することで介護が楽になる。

減らせるものがたくさんありますが、知らなければ活用できません。「知は力なり」というわけです。

第二条 割り切り上手は介護上手

介護をしていると、相手を思うあまり、生活上の決まり事や健康のためになることを「きちんとしなくては！」と思いがちです。それが結局、認知症の人と自分自身を追い詰めてしまいます。

相手を思うあまり、口論になることも多い

認知症の人は、ふつうでは理解できないことを言う、昼間と夜が逆転する、自分の家にいながら「うちに帰る」と言って出かけようとする、トイレ以外の場所で排泄《はいせつ》しようとするなど、実に様々な問題行動を起こします。しかも症状の出方は十人十色ですし、どんな人にどのような症状が、どんなときに起こるかわかりません。

いずれにしても、最も身近な介護者が柔軟な対応をしなければなりませんが、その場合のポイントは「上手に割り切ること」です。しかしこれは、相手を思う気持ちの強い人ほど難しい傾向があります。

例えば「『おなかが空いた』と言って、お菓子や果物をたくさん食べてしまう」「冬でも平気で薄着でいる」という場合、「おなかを壊してしまうのでは？」「寒いから厚着をさせなくては」と心配した家族が食べ物を取り上げたり、厚着をさせようとしたりして結局口論になる、というパターンです。

めったなことでは健康を害さないと割り切る

過食を例にとれば、いくら認知症の人が「食べる」といっても四六時中というわけでもなく、活動的なときは食欲旺盛ですが、体を動かさなくなると食べなくなる傾向があります。また、長い目で認知症の進行を見れば、いずれ食は細くなります（過食の対策についてはＰ１２４参照）。

この場合「食べ過ぎは体に悪い」という考えを「食欲があるということは活動的な証拠」「今しか食べられないのだから」という発想に切り替え、見守ることです。冬に薄着でいたからといって、本人の体感温度がよければそれでよしとし、心配なら少し暖房の温度を上げるなどしてしつこく厚着をすすめないことです。

これにより介護者の気持ちも軽くなります。

割り切ることで介護が楽になる

驚くほどの食欲

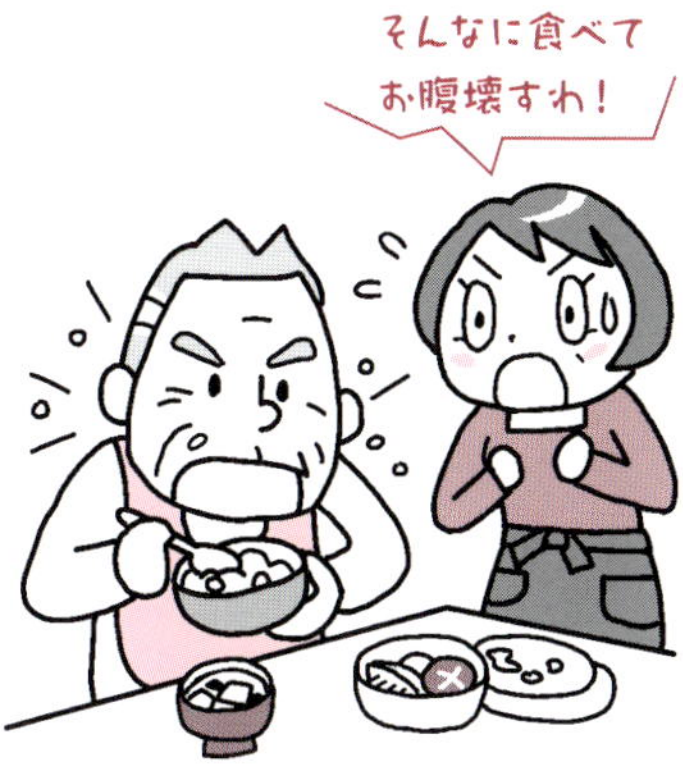

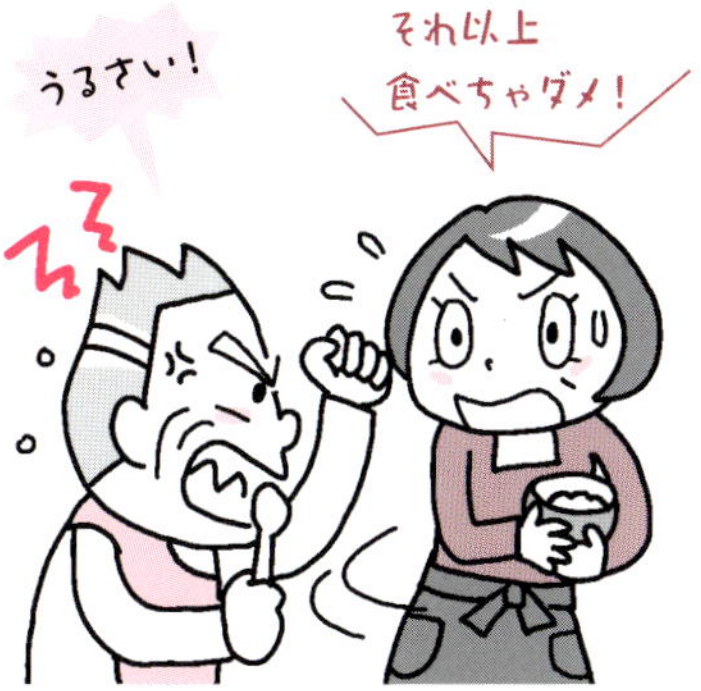

トラブルに発展！

認知症の人は決まり事や常識とはかけ離れた世界で生きているため、いくら思いやる気持ちによる行動でも、わずらわしいだけ。抵抗したり暴れたりすることもある。

割り切った対応をすると…

落ち着く

「○○でなければいけない」という考えから抜け出し、柔軟な対応を取ることで、認知症の人の気持ちも落ち着いてくる。

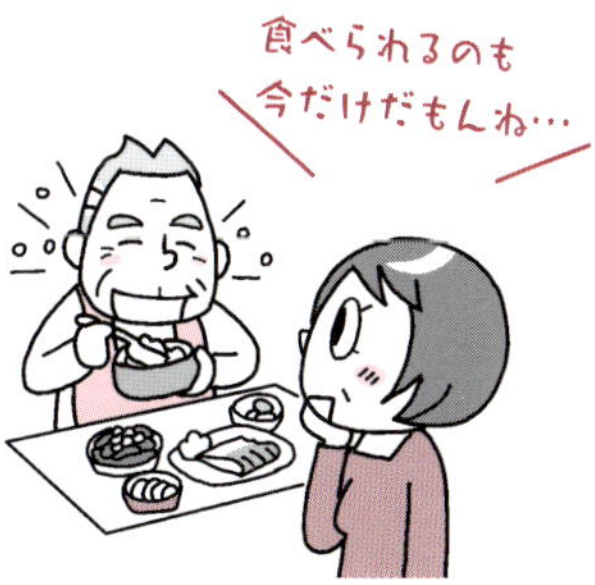

いくら割り切ろうとしても、考えが行き詰まることはよくあります。悩んだら、介護の経験者に相談し、ヒントをもらうと「割り切って考えよう」という気持ちになれることも。

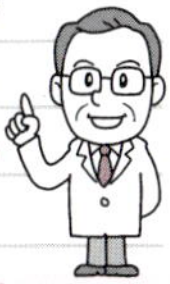

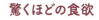

POINT

発想を変えると気持ちも楽になる

真冬に薄着では風邪をひく	食べすぎは体によくない	入浴や着替えをしないと不潔
変換	変換	変換
本人がよければそれでよし	食欲があるのは活動的な証拠	昔は毎日、入浴や着替えをしなかった。神経質になることはない

第三条 認知症の人の世界で演技を楽しもう

認知症介護の原則は「認知症の人の世界を大切にし、その世界と現実とのギャップを感じさせないようにすること」です。家族は「名役者」になり、相手に合わせる「名演技」をすることで、よりスムーズな介護ができます。

否定すると、ますますこだわりが強くなる

「介護に関する原則」（P88）でも述べたように、認知症の介護の原則は「認知症の人が形成している世界を理解し、大切にする。その世界とのギャップを感じさせないようにする」です。例えば、認知症のおばあちゃんが、「今、お母さんが来ると言うのでお茶菓子を用意してください」と言ったとします。とうの昔に亡くなったはずのひいおばあちゃんが来るはずありませんが、こんなときこそ「今、この人はどんな世界にいるだろう」と思いを巡らせてみてください。もしかしたら、今、おばあちゃんはお嫁に来たばかりの頃に戻っていて、娘の様子を見にひいおばあちゃんが訪ねてくると思っているかもしれません。

これを「おばあちゃんが来るはずないでしょ？　とっくに亡くなっているのだから」と現実の世界の価値観で対応すると、「そんなはずはない」とこだわりが強くなる一方です。

認知症の人の背景に何があるのか考えて対応する

言われたことを「それは変」「言っていることがおかしいじゃない」と対応してしまうのは、認知症の世界を理解しないで、こちらの世界の価値観で対応しようとするからです。「ひいおばあちゃんが来る」と言うなら、「好きなお菓子を用意しなくちゃ」と話を合わせたほうが波風も立ちません。

例えば「家族の誰かにお金を貸したと思い込んでいる」というのは「若いとき、お金に苦労したことが背景にあるんだろうな」と、認知症の人が今、どんな世界にいるかを想像しながら、自分もその世界に入って演技するとうまくいきます。セリフの多くは嘘になりますが、役者は悪人を演じても仕事として割り切ります。プロの役者を真似て「今自分は認知症の人の世界で悪役を演じている」と割り切って対応することが大切です。

認知症の人に合わせて演技をする

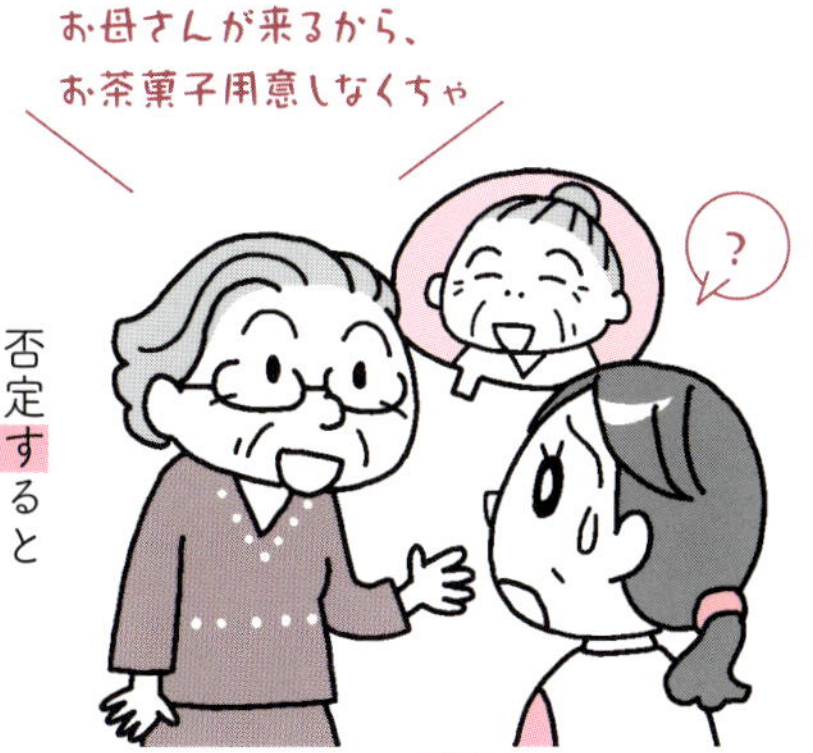

否定すると

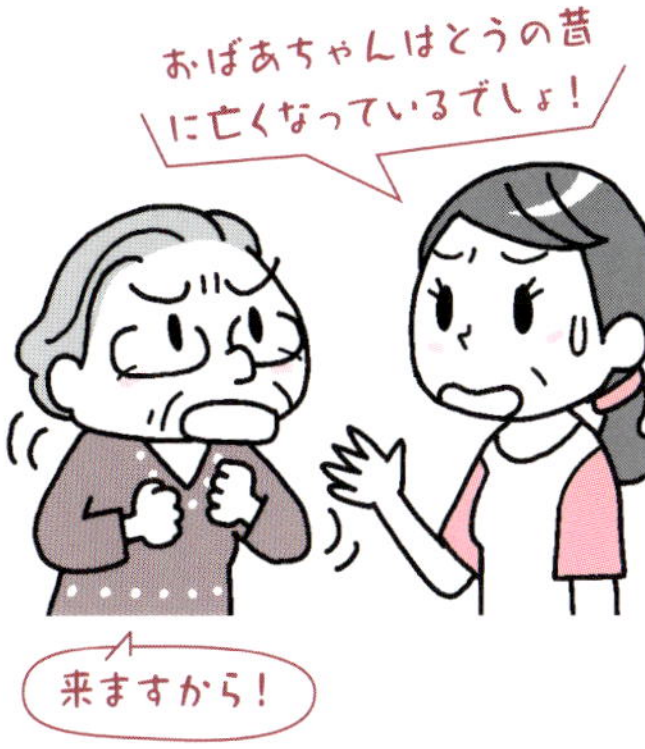

話は平行線のまま。

認知症の人の世界で演技すると…

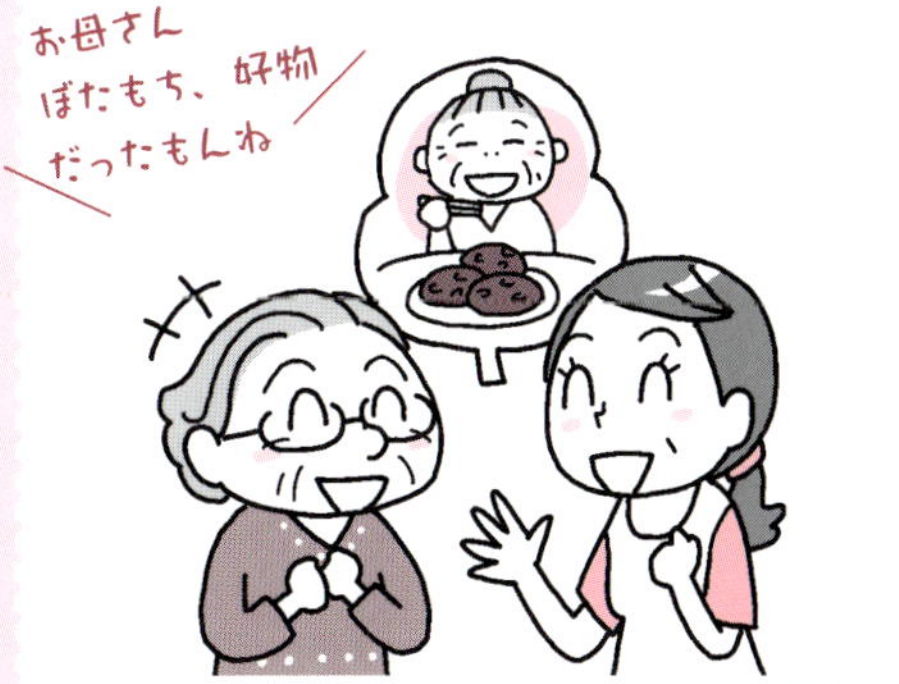

家族がたどる4つの心理的ステップ（P56）の第2、第3ステップにいる家族

しっかりしていた頃の親や配偶者のイメージが頭にこびりつき、その姿にこだわるあまり、不可解な言動を取る現在の姿を受け入れられず、熱心に説明したり説得したりしてしまう。

地域の認知症相談で悩みを相談したり、ショートステイを利用して、冷静に考えられる時間を設けるなどして、早くこだわりを取ってうまく演技できるようにするとよい。

家族などの介護者は、認知症の人の話によっては、ときには嘘をつくなど「悪役」を演じなければいけませんが、そこは「役者」と割り切って演技することが大切です。

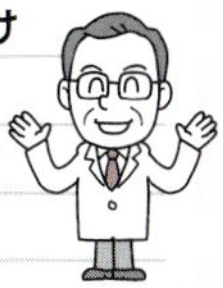

第四条

過去にこだわらず、今を受け入れよう

認知症の人の介護は「受け入れること」から始まると言っても過言ではありません。家族の誰かが認知症ということを認めたくない気持ちもわかりますが、その人の「今」を見つめて受け入れることが大切です。

間違いを正す姿勢がより反発を招き、症状を悪くする

「あんなに実直で堅物のような父が、こんなにだらしなくなるなんて…」。「家事が得意で、いつもおいしい料理を作ってくれていたやさしい母が、悪口ばかり言うようになるなんて、信じられない!」。

尊敬していた親が認知症になると、家族は元気な頃とのギャップに戸惑い、なかなか現実を認めることができません。

父親（あるいは母親）の不可解な言動に戸惑いながら「たまたま今だけおかしい」「歳を取って頑固になっただけ」などと否定しようとします。

そしてもとの尊敬できる親に戻ってもらいたい一心で、例えば家にいるのに「家に帰る」と言って出かけようとする母親に「ここはお母さんの家でしょ。わけのわからないこと言わないで」と強く言い聞かせたり、ときに叱ったりします。

言い聞かせや叱ることは無意味だと理解した対応を

でも、このように間違いを正す態度で接すると認知症の人のプライドが傷つき、「なぜ子どもに叱られなければいけないんだ」という嫌な感情だけが残ります。そうするとよけいに症状はひどくなり、混乱は深まるばかりです。

「親が認知症である」という現実を認めたくない気持ちもわかりますが、実は家族が過去にこだわり、現実を受け入れたくないと思っている時期こそ最も介護が困難な時期でもあります。いつまでもそこから抜け出せないことで自らの介護を困難にしています。

やはり認知症であることを認めて、現実を受け入れ、言い聞かせたり叱ったりすることが無意味であることを理解し、認知症の人の世界に合わせて対応することが大切です。そうすることで家族は自分自身を客観的に見ることができ、認知症の人との付き合い方を身につけることができるのです。

認知症の人の「今」を受け入れた対応を

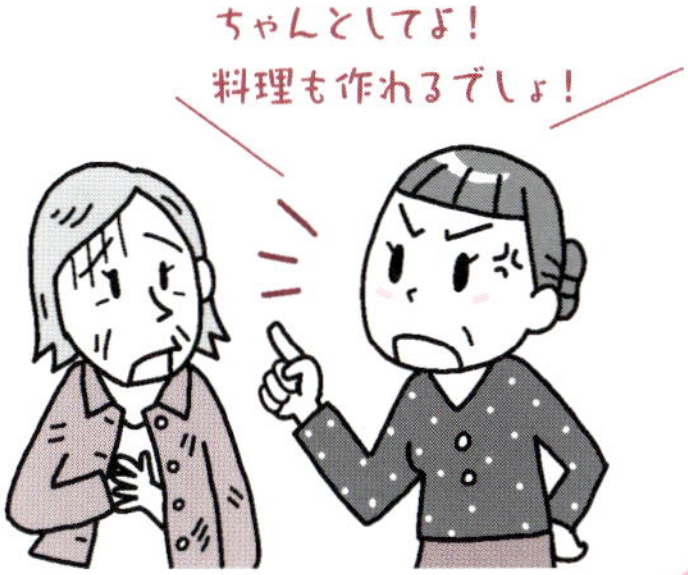
ちゃんとしてよ！
料理も作れるでしょ！

しっかりしていた頃に戻そうとしても…

嫌な感情だけが残り、反発を強めたり、精神状態が不安定になることも。

親のだらしない姿に困惑

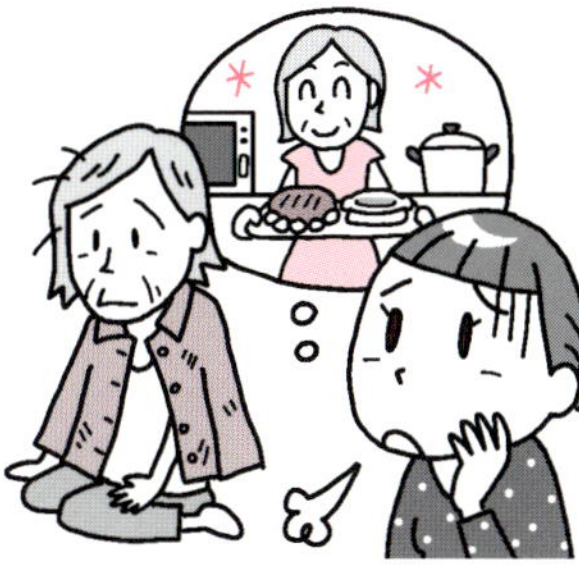

こんなにだらしなくなってしまって

「今」を受け入れる

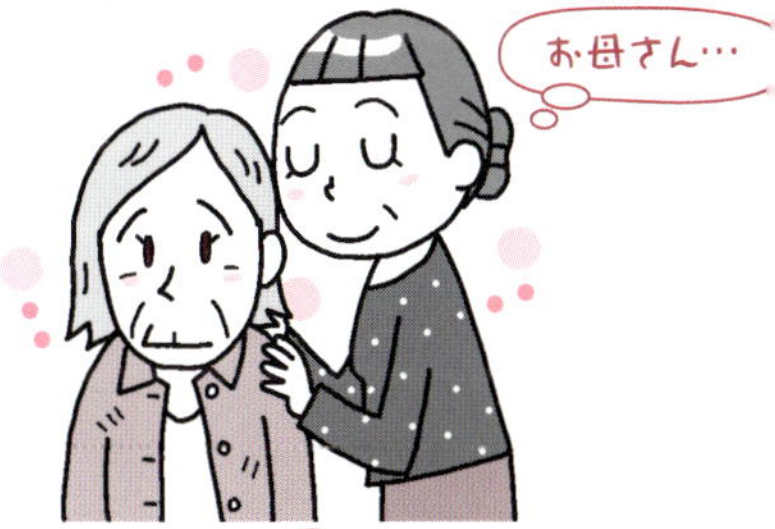
お母さん…

まだら症状の法則（P72）にあるように、認知症の人はときどきしっかりした言動を見せ、周りの人は「認知症ではないのかも？」「認知症が治った」と受け止めます。そこから何かをしゃにむに教えたり言い聞かせたりすることがありますが、こうした努力はマイナスの結果をもたらす場合がほとんどです。やはり現実を認め、受け入れることが、お互いのためなのです。

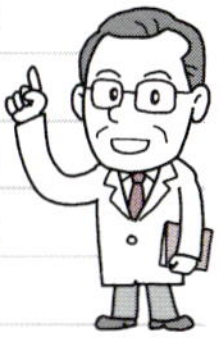

認知症の人の「今」を受け入れるコツ

自分は現在、どの心理的ステップにいるのか考えてみる

「家族がたどる４つの心理的ステップ」（P56）を読み、自分が立っている段階を冷静に探ることで、こだわりをなくし、いずれ上手な対応ができるようになる。

認知症の人の「いいところ」を探してみる

昔のイメージにこだわらず「まだこれもできる」「こんないいところもある」と「いいところ探し」をすると、気持ちも前向きになり、認知症の人にも優しい気持ちになれる。

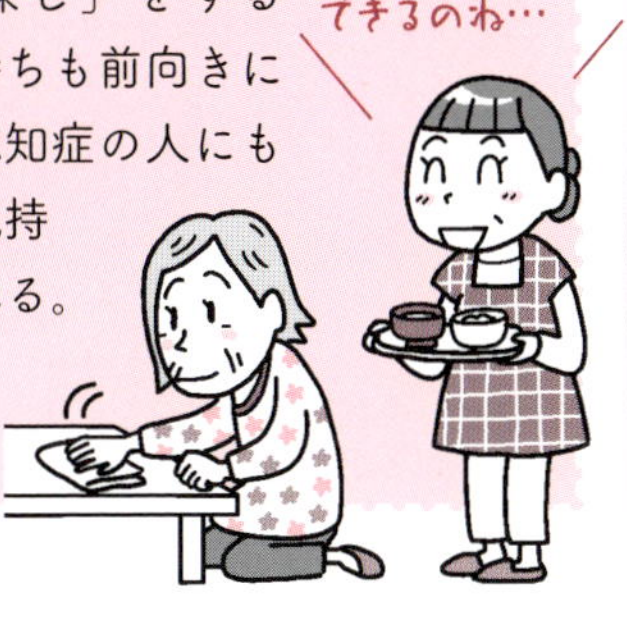
まだこんなことも
できるのね…

第五条 気負っては、負け

たった一人で介護を続けることは不可能です。まじめな人ほど「自分がやらなくては」とがんばってしまいますが、一人で背負わず周囲の力を借りることが、息切れせずに介護を続けるポイントです。

一人で背負う介護には無理がありすぎる

「認知症の母は、私がちょっと買い物に行くだけでも不安で探し回り、一人で外に出ようとします。こんな母を置いて、友達とお茶することもできないし、旅行なんてとんでもない」

「『父の面倒を見るのは、長男の嫁であるあなたの役目』と夫の姉から言われた。姉は、口は出すけど、手は貸さない。だったら姉に文句言われないように、お義父さんの介護は完璧にこなしてみせる」

「認知症の母の介護を長女である私に頼りきりで、弟がまったく協力してくれず、顔も出さない」

世の中には、このような複雑な背景を抱えながら介護している家族はたくさんあります。そして多くの場合、キーパーソンとなる人が「私がやらなければ」と一人で背負っています。

しかし一人で一生懸命に介護して、規則正しい生活と健康のために食事や入浴をすすめても「記憶障害に関する法則」(P62)や「感情残存の法則」(P74)などから、「うるさい奴だ」と嫌な感情が残り、スムーズに介護できないばかりか、かえって混乱を引き起こします。その結果、介護者が体を壊し共倒れになることもあります。

実際に、介護者があまりにもがんばって倒れてしまい長期入院したケースや、介護していた配偶者のほうが先に亡くなってしまったケースもあります。

あまり気負わず、福祉サービスを利用して負担を軽くする

介護を一人で背負う背景には、家族や親戚間での軋轢《あつれき》だけでなく、何よりも「本人のことを思って」があります。

しかし第二条の「割り切り上手は介護上手」(P98)でも述べたように、介護は一人で背負うより、ある程度割り切って、肩の力を抜いたほうがうまくいきますし、長続きします。

あまり気負わず、デイサービスやショートステイ、ホームヘルパーなど

介護は一人で背負わない

他の家族や身内の協力が得られない

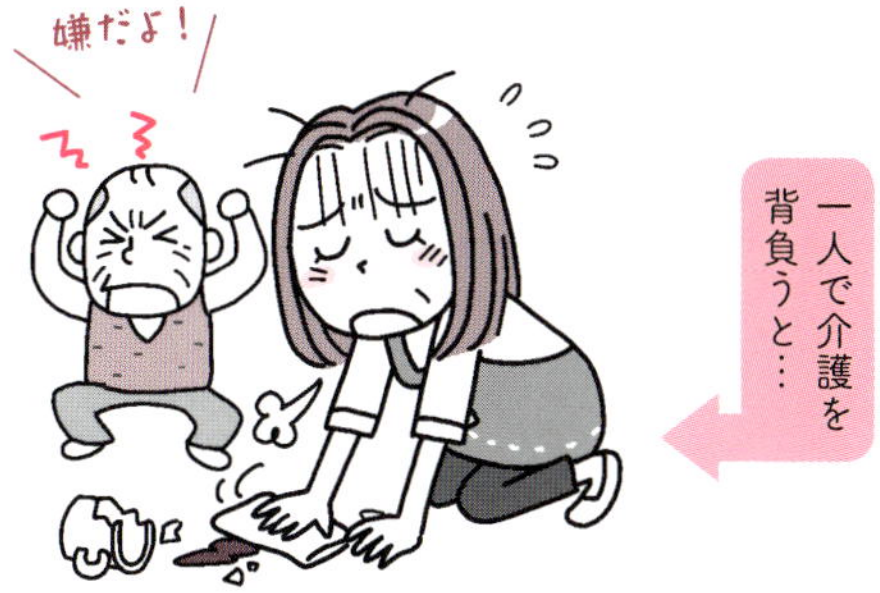

疲れ切ってしまい、介護どころか自分自身の健康も害してしまう。

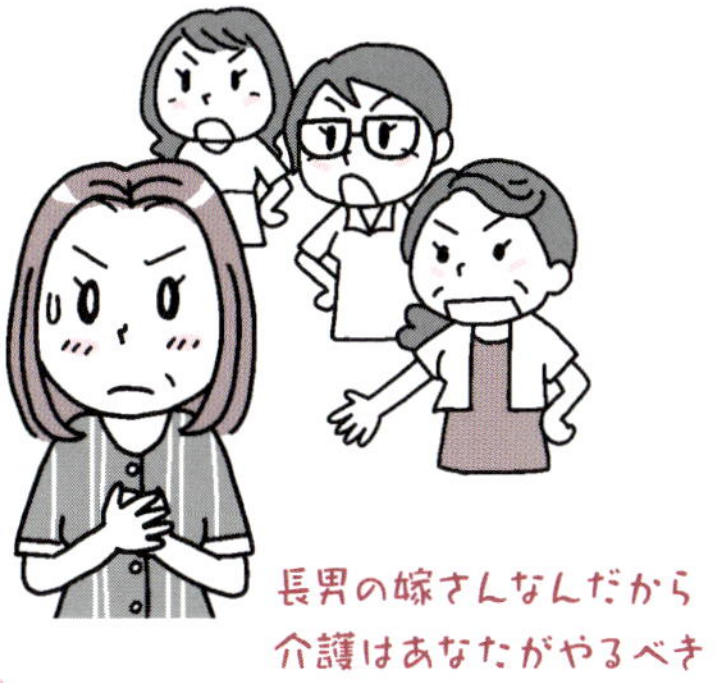

周囲の協力を得たり、福祉サービスを利用したりする

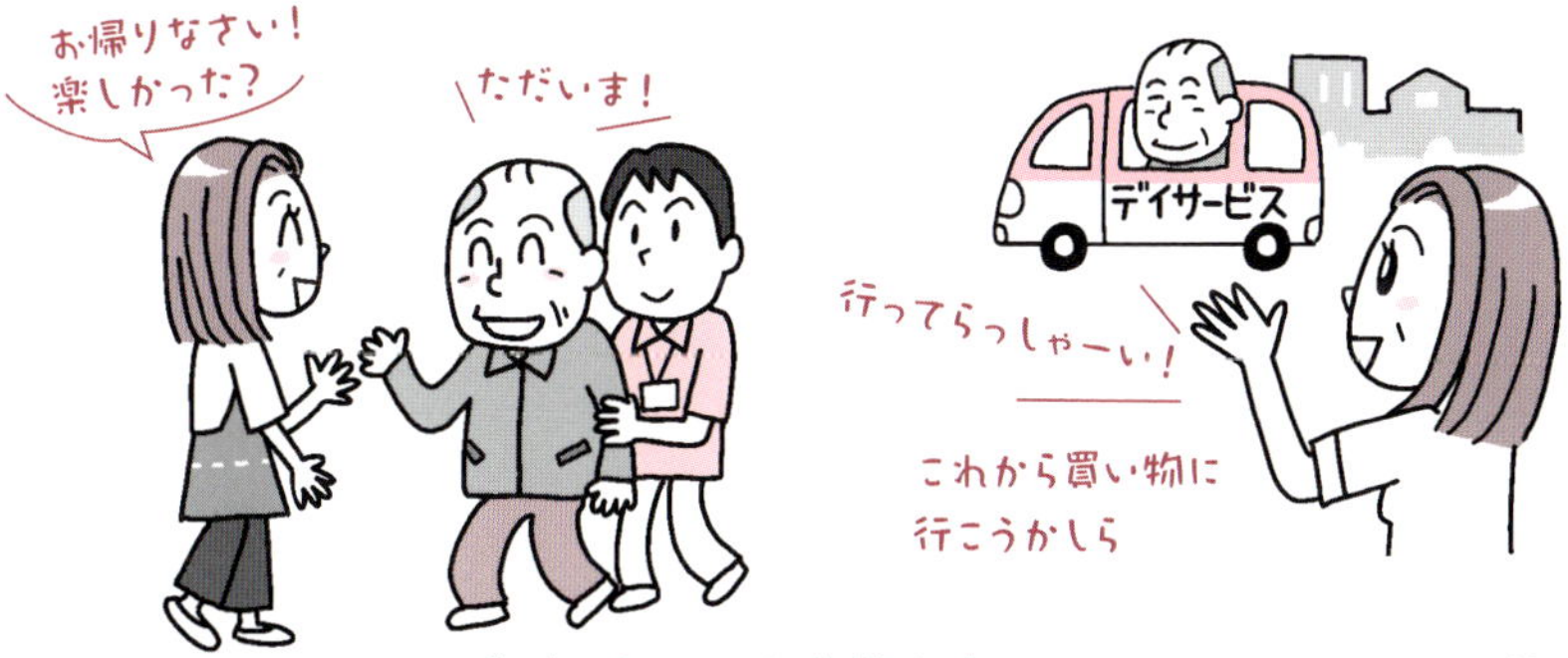

認知症の人も家族も楽になる

様々な福祉サービスを利用して、介護の負担を軽くすることが大事です。

認知症豆知識

徘徊《はいかい》SOSネットワーク

徘徊する高齢者の早期発見・保護のために、「蛍光ステッカー」を導入する自治体が増えています。事前に氏名・住所、緊急連絡先などの情報を登録した人に対し、番号を割り振られたステッカーを配布。ステッカーを靴や杖に貼ることで、夜間や早朝などでも発見しやすく、すみやかに本人確認ができます。住んでいる地域の自治体で蛍光ステッカーの取り組みがあるなら、ぜひ利用してください。詳細はNPO法人日本ハートフルサポートのホームページで確認できます。http://www.npo-nhs.com/

第六条 家に囲い込むより、外に開放する

認知症の家族がいることを隣近所に知られないように労力を使うより「うちには認知症のおじいちゃんがいます」と開示し、協力を得るほうが、何倍も介護が楽になり、いいこともたくさんあります。

家族が認知症になると隠そうとする傾向が

前にも述べたように、認知症という言葉は知られるようになりましたが、症状や対応についての理解はあまり広がっていません（P96）。そのため家族の誰かが認知症になると、周囲の人に知られないように家庭の中に隠そうとする傾向があります。

確かに今まで、ふつうに近所付き合いをしてきた人が支離滅裂なことを言ったり、だらしない姿でいたりするのを「見られたくない」と思うのは当然でしょう。「４つの心理的ステップ」（P56）の「戸惑い・否定」の段階にいる人は、近所の人だけでなく、身内にすら悩みを話せないこともあります。しかし現代は、65歳以上の認知症の高齢者は２０１２年時点で約４６２万人いて、２０２５年には７００万人を超えるといわれています（厚生労働省調べ）。決して珍しいことではなく、社会問題として国をあげて支援していく動きもあります。各都道府県では認知症を正しく理解して、認知症とその家族を応援する「認知症サポーター」（P１１３）を養成する動きも活発です。

周囲に隠さず開示し、気持ちを楽にして

家族が認知症であることを隠し、徘《はい》徊《かい》しないように家で監視を続けるよりも、ご近所に「うちの母は認知症です。服に名前と連絡先を書いた『徘徊ネーム』をつけていますので、もし１人で歩いているところを見かけたら連絡ください」「父は認知症で『家族にお金を盗られた』と言って回るかもしれませんが、聞き流してください」などと言っておいたほうが気持ちも楽です。それを聞いたご近所の人も「そうなのか。協力しよう」という気持ちになるものです。

認知症の家族がいることを隠さずに明かし、周囲に悩みを打ち明けることは、社会全体の理解を深め、真の福祉社会を築くためにも大切です。

囲うより開けるが勝ち

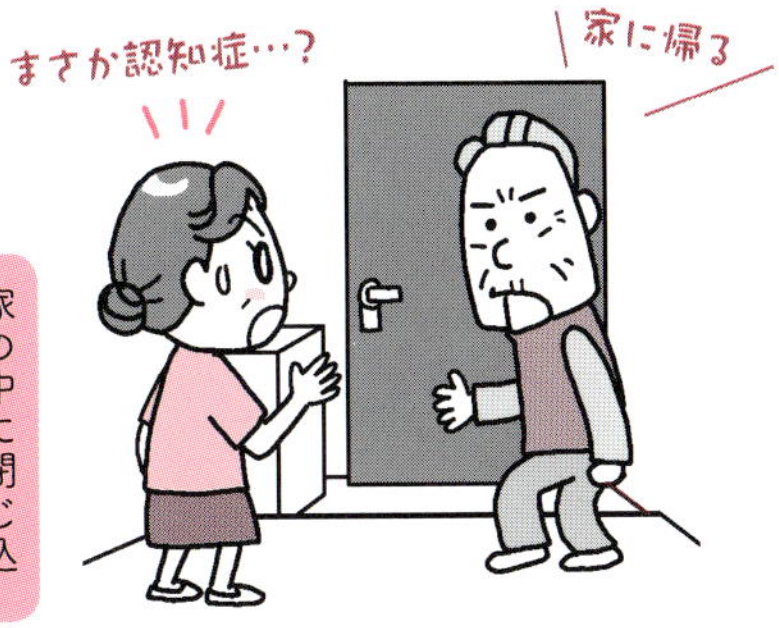

親におかしな言動が目立ち始め「認知症ではないか？」と疑うが、公にはしたくない。

家の中に閉じ込めると…

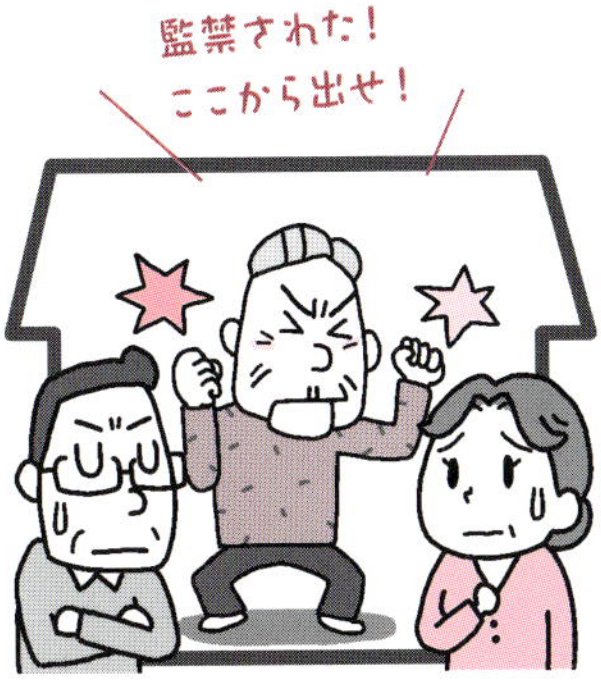

周辺症状（BPSD → P24）が悪化し、手に負えなくなる。

近所に話し、理解を得ておくと…

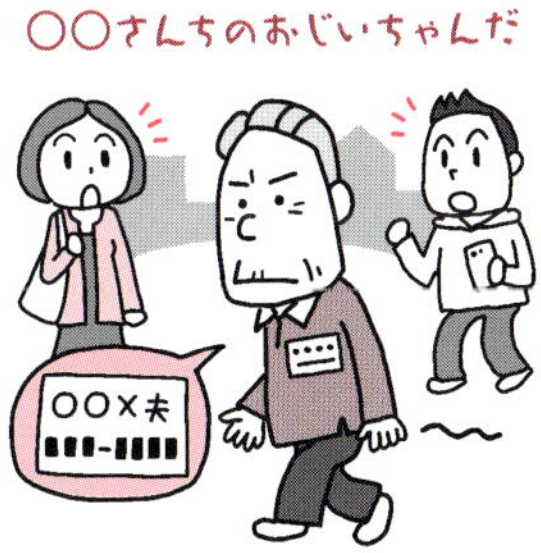

開示することのメリット

家族の心が軽くなる

今は認知症は珍しくなく、堂々と開示したほうが地域の協力も得られ、介護する家族の負担も少なくなる。

認知症の人にもよい影響がある

近所の人にも理解され、認知症の人の目線で接してもらえることで、穏やかに過ごせる。

社会全体で認知症を支援する輪が広がる

認知症の家族がいることを隠さず地域に知らせる—。これにより人々が認知症を身近なこととして理解を深め、共に考える風潮が生まれ、それが社会全体の支援の輪へと広がっていく。

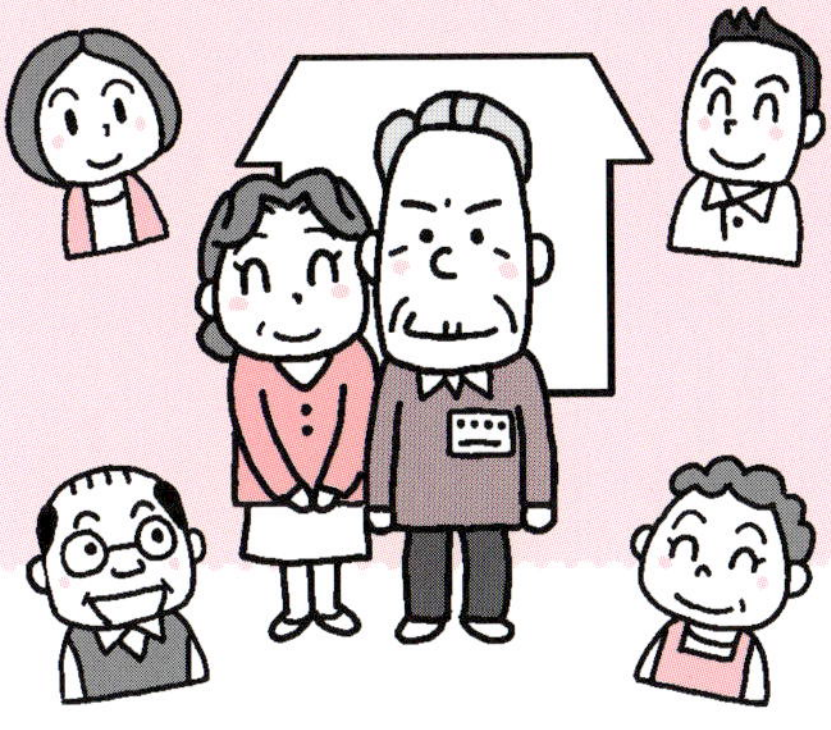

第七条 仲間を見つけ、心を軽くする

一人で悩みながらの介護は、介護者自信も認知症の人にとってもこの上なくつらいこと。友人、介護の専門家など、最低でも一人は介護の愚痴を話せる相手がいるだけで、心の負担は断然軽くなります。

話せる相手がいるだけで、心理的負担は軽くなる

第五条で「気負っては、負け」、第六条で「家に囲い込むより、外に開放する」など、介護を楽にする様々な秘策を紹介してきましたが、これだけではありません。仲間を見つけて相談することで、介護はもっと楽になります。

いくら「気負わず、一人で背負わず」を心がけ、家族の協力を得ながらの介護でも、必ずストレスはあります。

また、元気な頃からワンマンなご主人が認知症になり、奥さんの介護にいちいち文句を言うような場合、奥さんの苦労は並大抵ではありません。

介護の負担の大きさは人それぞれですが、どんな場合でも、周囲に相談できる仲間がいるだけで心理的な負担はかなり軽くなります。

相談する相手は、できれば介護の経験のある人や、今まさに介護をしている人など、気持ちを共有できる人が望ましいでしょう。

初めは心理的ハードルを乗り越えることから

またショートステイを利用する、あるいは車いすや歩行器といった介護用品を利用するという場合でも、初めて利用するときは「いよいよ福祉のお世話になるのか」と、複雑な気持ちになり、心理的な負担がのしかかるでしょう。そんなときでも、介護サービスを受けたことのある経験者や専門家に「このサービスを受けたいと思うけど…」と相談するだけで、「サービスを利用して、より快適な生活を送ろう」と気持ちが大きく変わります。

前項の「家に囲い込むより、外に開放する」と同様に、周囲の人に開示し、認知症の家族について話ができることは、介護を楽にする大きなポイントです。そのためにもできるだけ近隣の人と仲良くしてつながりを持つ、「認知症の人と家族の会」（P174）などに参加して仲間を作るなど、やれることはたくさんあります。

悩みを話して心を軽く

終わりのない介護の日々

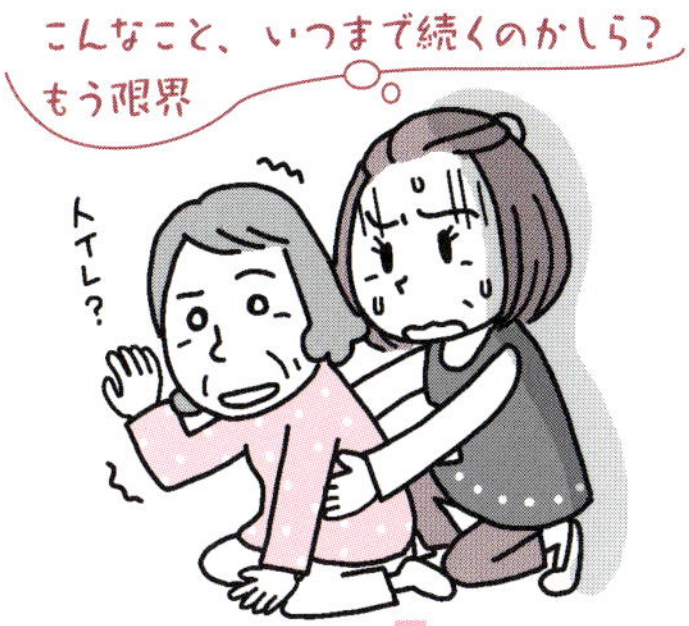

医療・介護スタッフに相談

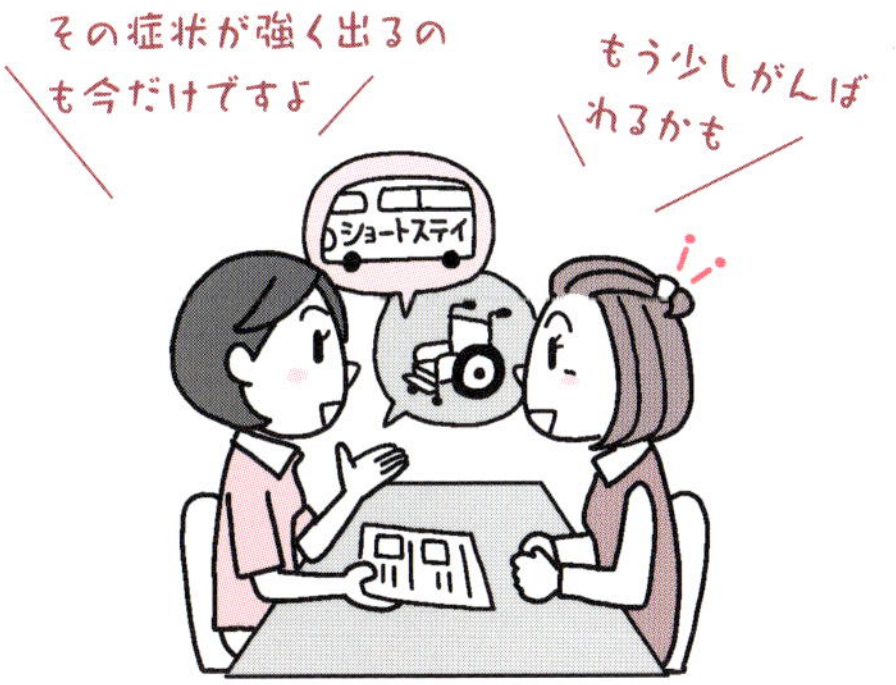

心がすっきり軽くなる

訪問介護を頼むかどうか迷っている

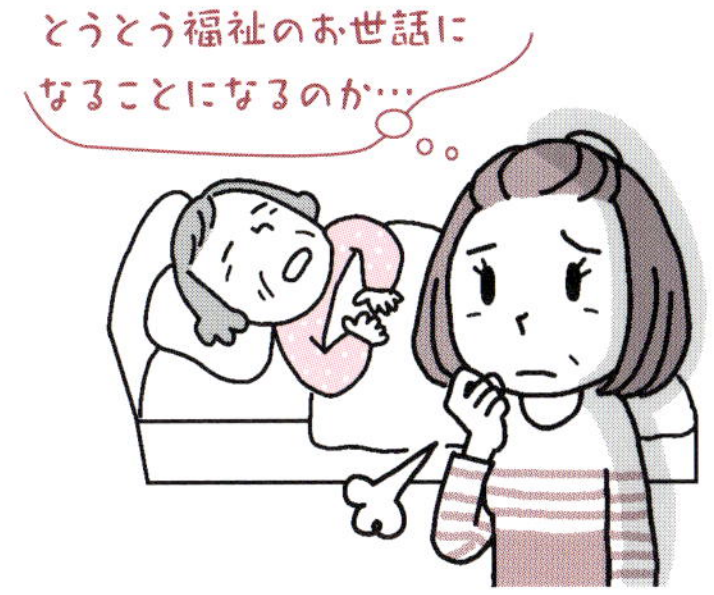

介護経験のある友人に悩みを話すと…

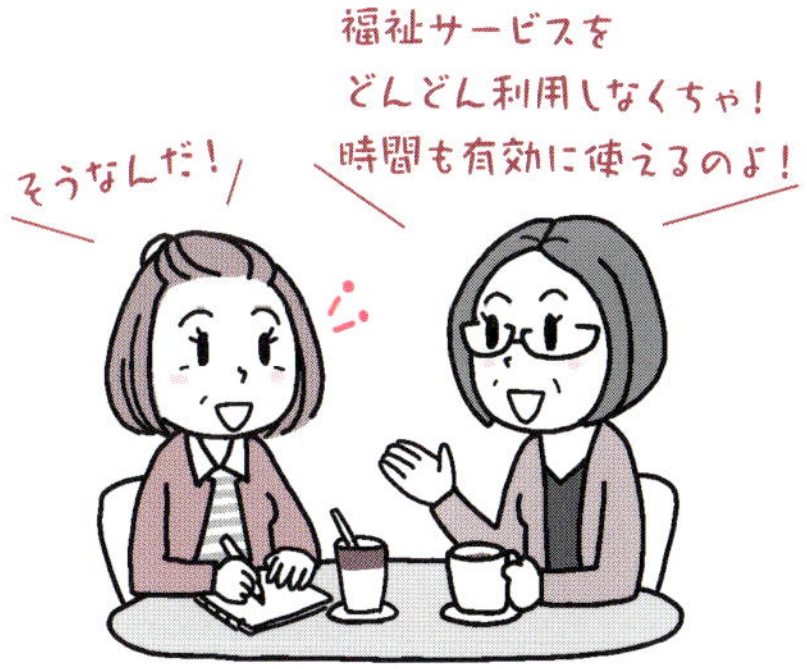

明るい展望が開ける

人に悩みを話すことのメリット

●心が軽くなり、考え方も柔軟になる

悩みを話し、相手に共感してもらうだけでも、鬱積《うっせき》していたものが軽くなる。相談相手から様々な意見をもらえることも、自分の考えを凝り固まらせず、柔軟な方向に導く。

●困ったときに助けてもらえる

認知症の家族がいて介護している、という事情を第三者が知っているだけで、いざ何かあったときに協力を得やすい。

第八条 ほっと一息が、次へのパワー

エンジンをフル回転させたまま走れば、どこかで必ず故障します。24時間、毎日介護を続ける家族こそ、積極的に休息を取り、充電することが必要です。

見通しの立たない認知症の介護に気持ちが滅入ることも

認知症の症状は、夜中に起きて出かけようとする、近所に聞こえるほどの大声を出す、勝手に外に出ていこうとする、など、介護するほうにとってはハラハラすることの連続です。

「一人で出て行って事故に遭わないかしら?」「お風呂に入る、入らないで毎日一悶着!」「トイレの場所がわからなくなり、目が離せない」など、介護する人にしてみると「いったい、いつまでこんな日が続くのだろう?」と、考えるだけで参ってしまいます。

ところが、これが危篤状態の人を介護するという場合は意外とがんばれます。「この状態は長くは続かない」と、先の見通しが立つからです。

介護する人の息抜き、充電は、認知症の人にもいい影響が

第二条、第五条、第七条でも、一人でがんばりすぎないことが、介護を楽にするコツであることを述べてきました。それと同じことですが「たまには息を抜くこと」も、上手に介護を乗り越えるポイントです。

息抜きの方法は、たくさんあります。介護サービスを利用するなら、デイサービスやショートステイ、訪問介護などがあります。人によっては他人に任せることに罪悪感を抱く人もいるでしょうが「これからも続く介護のために、私自身の充電は必要」という割り切りが肝心です。

たまにはショートステイに預けて、旅行に行って発散してくるのもよいでしょう。友達とランチしたり買い物を楽しんだりするのも気分転換になります。一つの例として、「週に一度は必ず息抜きする」と決めることで「あと何日したら発散できる!」と、気持ちも楽になります。また、息抜きしたあとは、認知症の家族がわがままを言ったり徘徊《はいかい》したりしたとしても、ストレスが緩和されている分、穏やかに接することができます。

一息ついてエネルギーを充電する

休みなく続く介護の日々

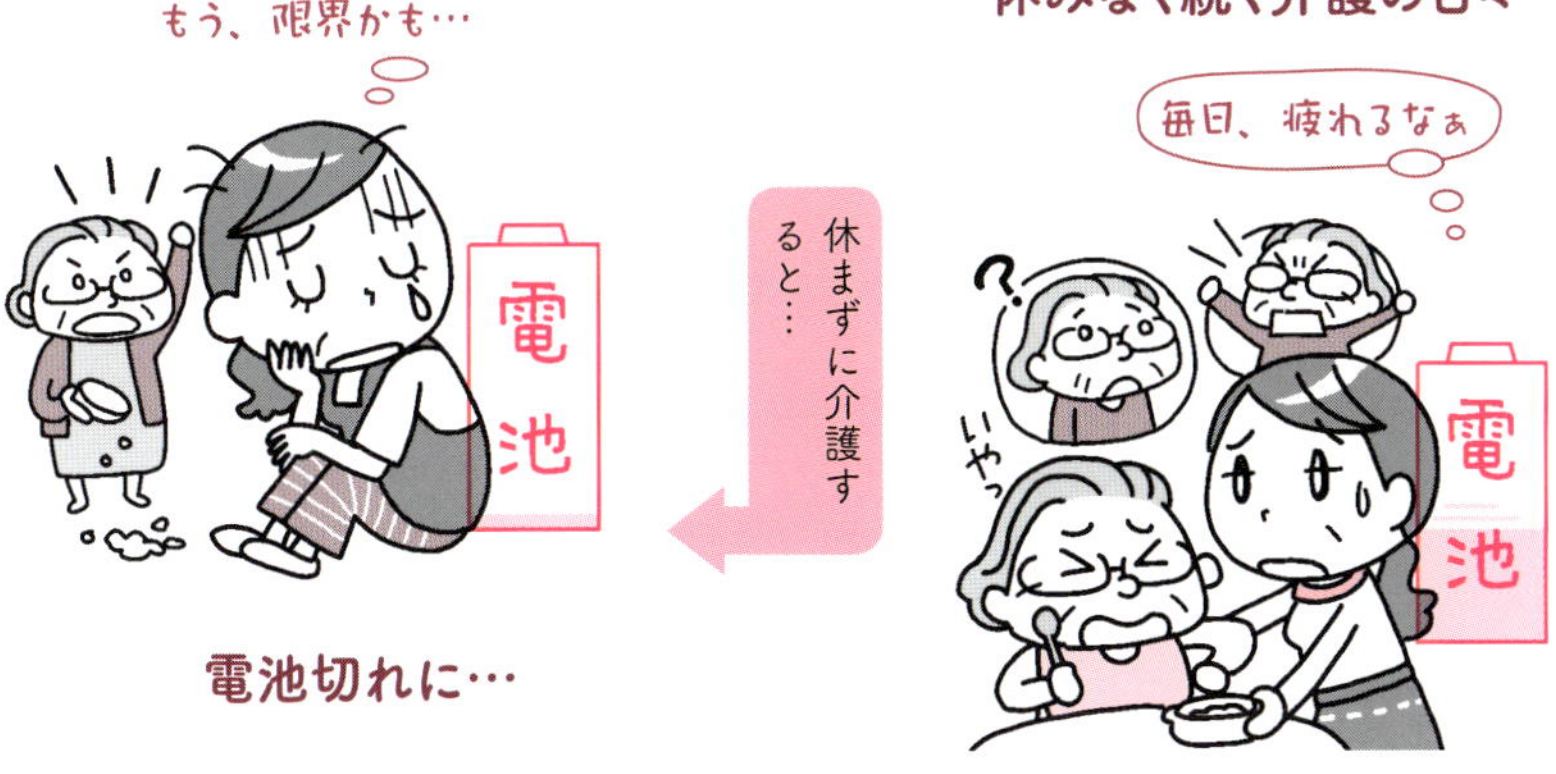

電池切れに…

自分自身のためにもショートステイに預ける

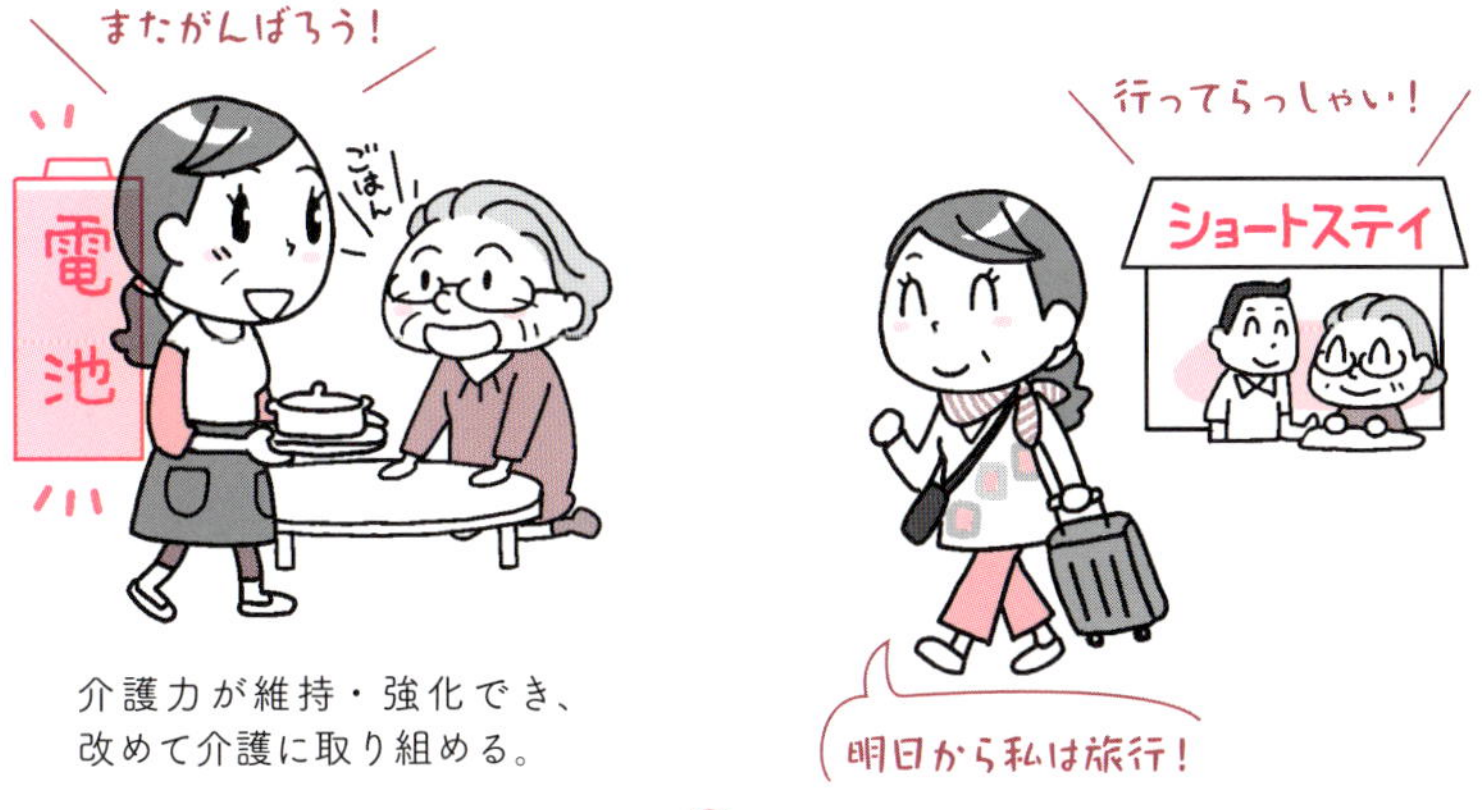

介護力が維持・強化でき、改めて介護に取り組める。

介護者が一息ついて、エネルギーを充電することは、長い介護を続けるため必要なことです。ところが「この程度のことで休むだなんてだらしない」「年寄りをショートステイに預けて自分は旅行に行くだなんて」「福祉サービスは本当に困ったときだけ利用するもの。ギリギリまで介護は家族がするもの」などと、家族や身内からつらい言葉を投げかけられるため、一息つけない人もいます。周囲の人は「自分が同じ立場だったら、どんなに大変か」と考えながら、介護しやすい環境を作ることが大切です。

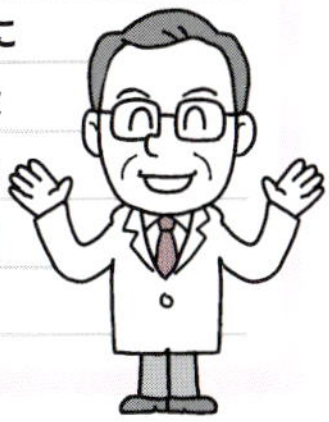

第九条 借りる手は、多いほど楽

まじめで責任感のある人ほど、介護を一人で背負い込んでしまいます。しかし、介護の負担は一人で抱えるには重すぎます。できるだけ多くの支援を受け、少しでも介護の負担を減らすことです。

周囲の支援を妨げてしまう理由とは?

一人で介護するより複数で介護するほうがよいことは、言うまでもありません。ところが、第六条の「家に囲い込むより、外に開放する」(P106)でも述べたように、福祉制度でも身内の援助でも、初めて他者に支援を頼む場合、多くの人が「自分は甘えているのではないか?」といった遠慮や気兼ね、また、家の中に介護ヘルパーなど他人が入ることへの生理的な拒絶といった「心理的ハードル」を感じます。

そのハードルを越えられなければ、援助できる体制があっても、なかなか外からの支援を受け入れることはできません。

また、きょうだいは何人もいるけれど「親の介護は長男がするもの」と決めて手伝おうとしない、あるいは、きょうだいがみな遠方に住んでいるため、実家に住んでいる長女が一人で介護をやらざるを得ない、など、様々な事情で、介護の負担が一人、あるいはひと家族にのしかかっているケースもたくさんあります。

周囲に支援を求めることが支援を受けやすい社会を作る

現在の日本は、少子化、核家族化、共働き夫婦の増加、狭い住環境など、決して在宅介護をしやすい社会とはいえません。

ところがこうした中でも、訪問診療、訪問看護、訪問ヘルパーなど、利用できる社会的資源を最大限に利用し、なおかつ近隣の人たちの手を借りながら介護を乗り越える人もいます。

やはり大切なことは、できるだけ早く心理的ハードルを乗り越えて、利用できるものは最大限利用して、少しでも自分にかかる負担を軽くすることです。

こうして多くの人が他者に支援を求め受け入れることは、気軽に支援を受けられる社会の雰囲気を作り出すことにもなります。

心理的ハードルを乗り越えて支援を

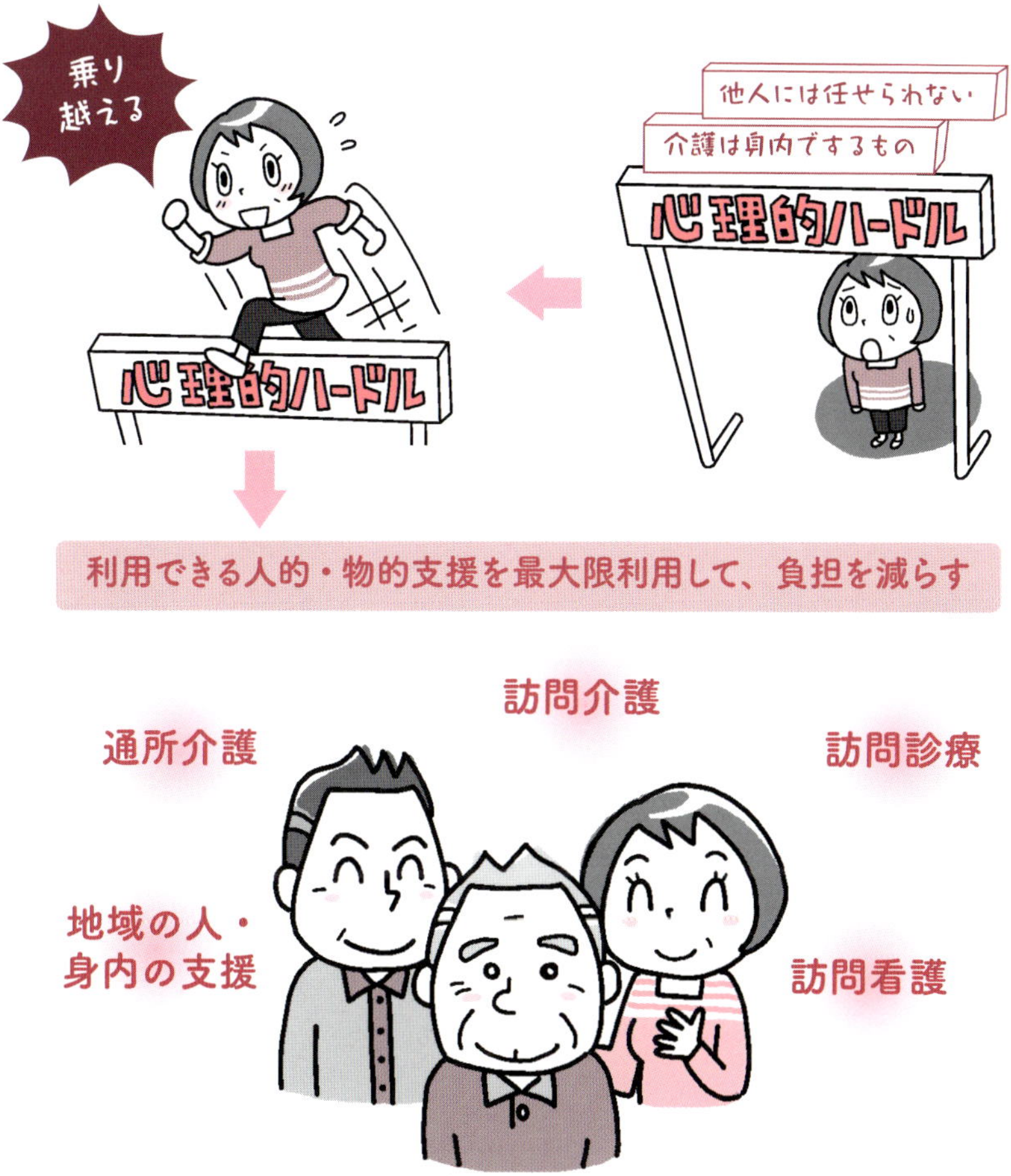

認知症豆知識

認知症サポーターとは？

駅やデパート、公共施設などで、腕にオレンジ色のリング（オレンジリング）をつけた人を見かけることがあります。これは「認知症サポーター」といって、認知症を正しく理解し、認知症とその家族を応援する人たちです。認知症と思われる人やその家族が困っているときに声をかけ、手助けをしてくれたり、身近な人に今の状況を正しく伝えるなど、様々な活動を行います。認知症サポーターになるためには、自治体（都道府県・市区町村）や企業などが実施する「認知症サポーター養成講座」を受講する必要があります。希望する場合は、市区町村の認知症対策窓口や高齢者支援を担当する窓口に問い合わせれば、詳細を教えてくれます。認知症高齢者の増加に伴い、オレンジリングの輪が広がることが望まれます。

第十条

認知症の人のペースに合わせる

認知症の人のスローな動きに「どうしてさっさとできないの?」とイライラしていませんか。せかしても、早くはならないだけでなく、反発を受けて、よけいに物事がスムーズに進まなくなります。

ゆっくりペースに介護者はついイライラしてしまう

着替えに時間がかかったり、何回もトイレを行ったり来たり。食事もゆっくりマイペース…。

こんな認知症の人の日常に「じっくり付き合ってあげたいところだけど、山ほどある家事もこなさなければいけなくて、なかなかそうもいかず、ついイライラしてしまう」という人も多いでしょう。

この場合、一つひとつの行動に時間がかかることよりも、ゆっくりしたペースにがまんできないことのほうが多いようです。ですからつい「早くしてよ」「よけいなことをしないで」「自分でやらなくてもいいから」というような、催促や注意、禁止の言葉を連発してしまいます。

ところが、そう言われた認知症の人は、「感情残存の法則」(P74)によって、「そんな言い方しなくていいじゃない!」「私はいつもと同じようにしているのに、なんで文句ばかり言われるの!」と、嫌な感情だけが残り、ますます介護者の言うことを聞かなくなります。

そうすると感情のぶつかり合いというやっかいなお荷物までできてしまい、よけいに混乱を招き、すべてがスムーズにいかなくなります。

相手の人格を認め、合わせることで負担が軽くなる

介護する人の気持ちもわかりますが、認知症の介護では、相手のペースに合わせることが鉄則です。

うまい方法とは、認知症の人の人格を認めながら、子どもに話しかけるように接し、混乱を避けるようにすることです。これはやや高度なテクニックが必要になります(左ページ参照)。

結局は、認知症の人が形成している世界(P88)を理解して、認知症の人のペースに合わせられることが介護にかかる精神的・時間的負担の軽減につながるのです。

あせらずに相手に合わせたほうが楽になる

食事のペースが遅いと…

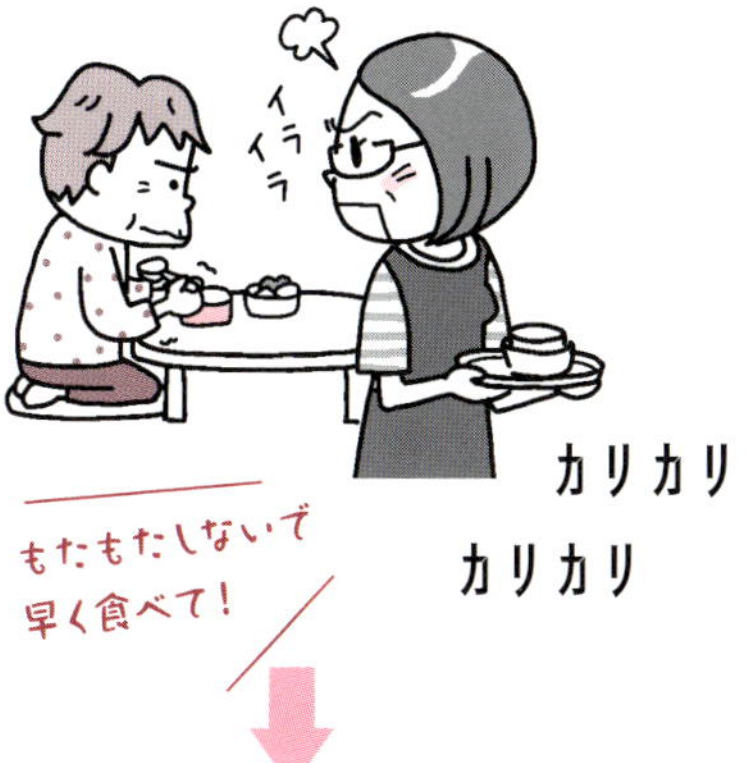

着替えが遅いと…

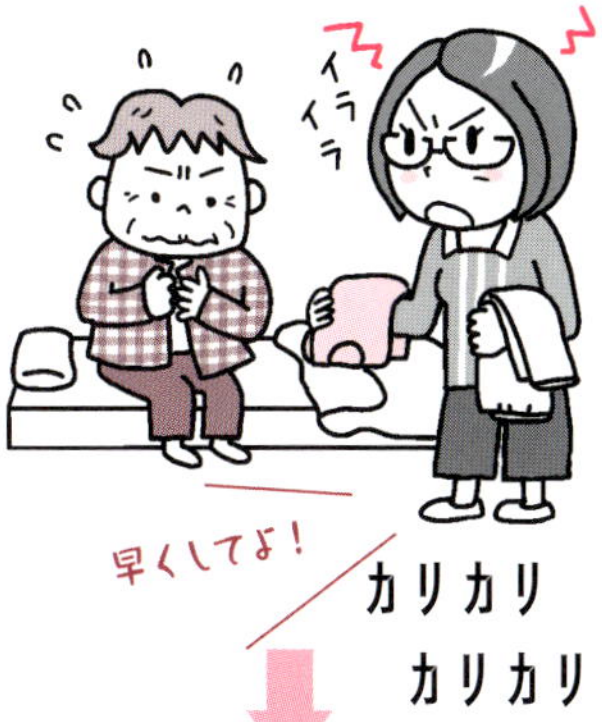

認知症の人のゆっくりしたペースにがまんできないだけ!

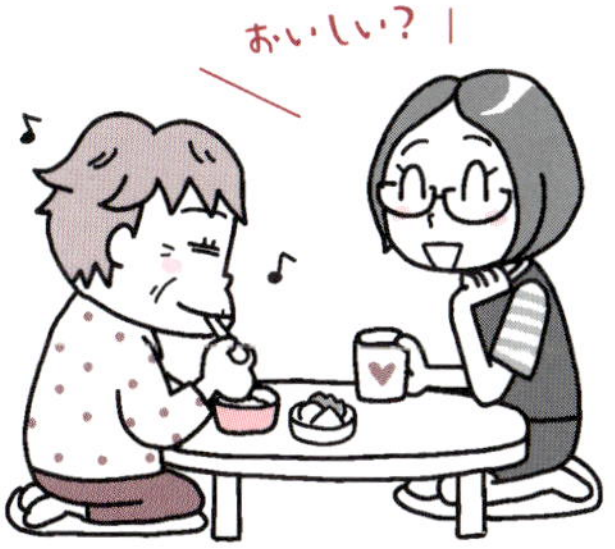

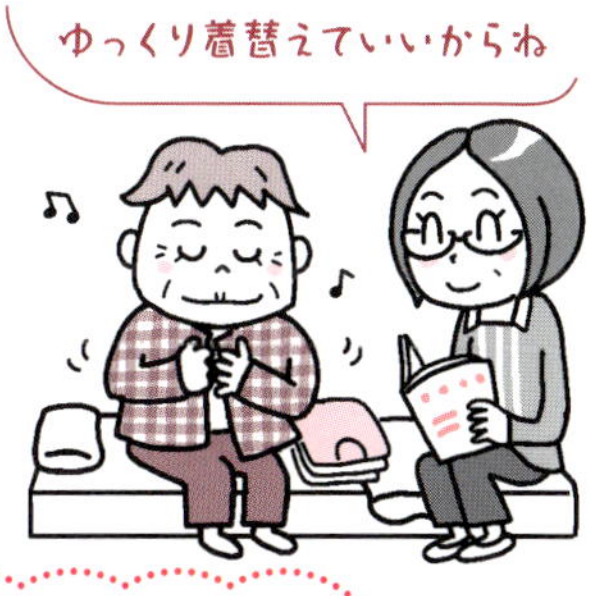

認知症の人のペースに合わせたほうが、
介護者の精神的負担は軽減する

介護者から「督促、注意、禁止」などの言葉が増えると、認知症の人は「感情残存の法則」によって、ますます言うことを聞かなくなります。相手の人格を認めながら、子どもと向き合うように接することで、認知症に伴う混乱が避けられます。

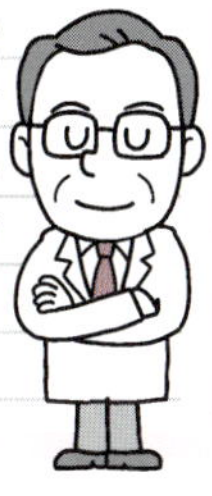

第十一条

相手の立場で考える

認知症介護は、認知症の人と家族、家族と周囲の人々が、互いに相手の立場になり、物事を考えなければうまくいきません。その場合に大事なことは、自分だけの見方にとらわれないことです。

認知症介護における人間関係とは?

私たちは、家族、社会において、様々な人間関係の中で生きています。人間関係をスムーズにするためには、自分の意見ばかりでなく、相手の気持ちを汲んで受け入れることが鍵になりますが、これは認知症の人を取り巻く人間関係においても同じことです。

認知症介護における人間関係とは、大きく「認知症の人と家族(=介護者)」と「家族(=介護者)と周囲の人」の2つに分けられます。それぞれの人間関係で起こりやすいトラブルと解決策について考えてみましょう。

●認知症の人と家族(=介護者)

認知症になると「ものを盗られたと言い張る」など、ふつうでは理解できない言動が見られますが、これについてはPart3で「九大法則・一原則」として紹介しました。認知症について理解のない家族では、まともに対応してトラブルになり、さらに周辺症状(P24)を悪化させてしまいます。

トラブルを避けるためには、何よりも認知症の人の世界を知り、理解を深めること。そして認知症の人を「二度童子」(高齢者が赤子に帰っていくという意味)として、赤ちゃんと同じように受け入れる環境を作ることです。認知症の人をあるがままに受け入れることで「自分の居場所はここ」という安心感が与えられ、やがては安定した人間関係を築くことができます。

●家族(=介護者)と周囲の人

ある人が、隣に住む認知症のおばあさんに「娘にお金を盗られた」と言われました。この場合「認知症の人は身近で世話をしている人に対して症状を強く出す」(症状の出現強度に関する法則→P68)を知っていれば聞き流し、娘の苦労をねぎらうこともできます。この法則を知らなければ、娘を白い目で見てしまうかもしれません。

介護者も周囲の人も、何よりも認知症について理解を深めることが、スムーズな人間関係を構築する原点です。

人間関係によるトラブルと解決策

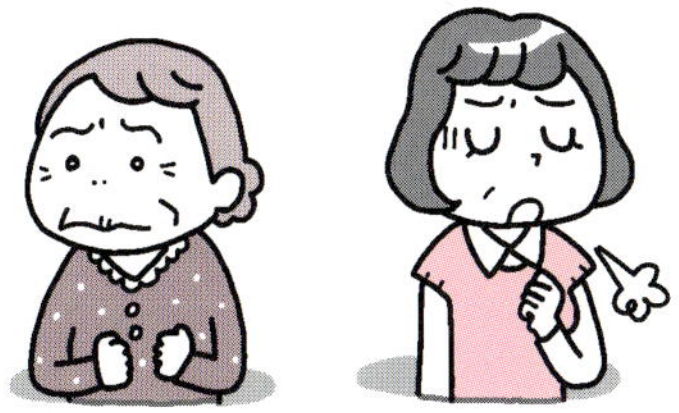

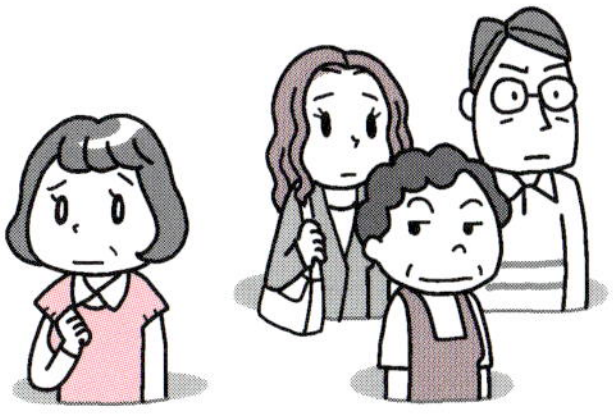

認知症の人とその家族（介護者）

認知症を理解せずに対応するとトラブルに！

解決策　「九大法則・一原則」をベースに、認知症の人の世界を理解し、「二度童子」として、赤ちゃんと同じように受け入れる環境を作る。そうすることで、認知症の人が「ここは自分の居場所」と理解し、介護者と心を通わせることができるようになる。

家族（介護者）と周囲の人

家族（介護者）に対する誤解や偏見がトラブルを生む！

解決策　地域の人や同居していない身内の人などは、認知症の人が身近な人に対しては強い症状を見せ、他人にはあまり出さないことを理解しておく。それだけでも誤解がなくなり、介護する家族の苦労を理解することができる。

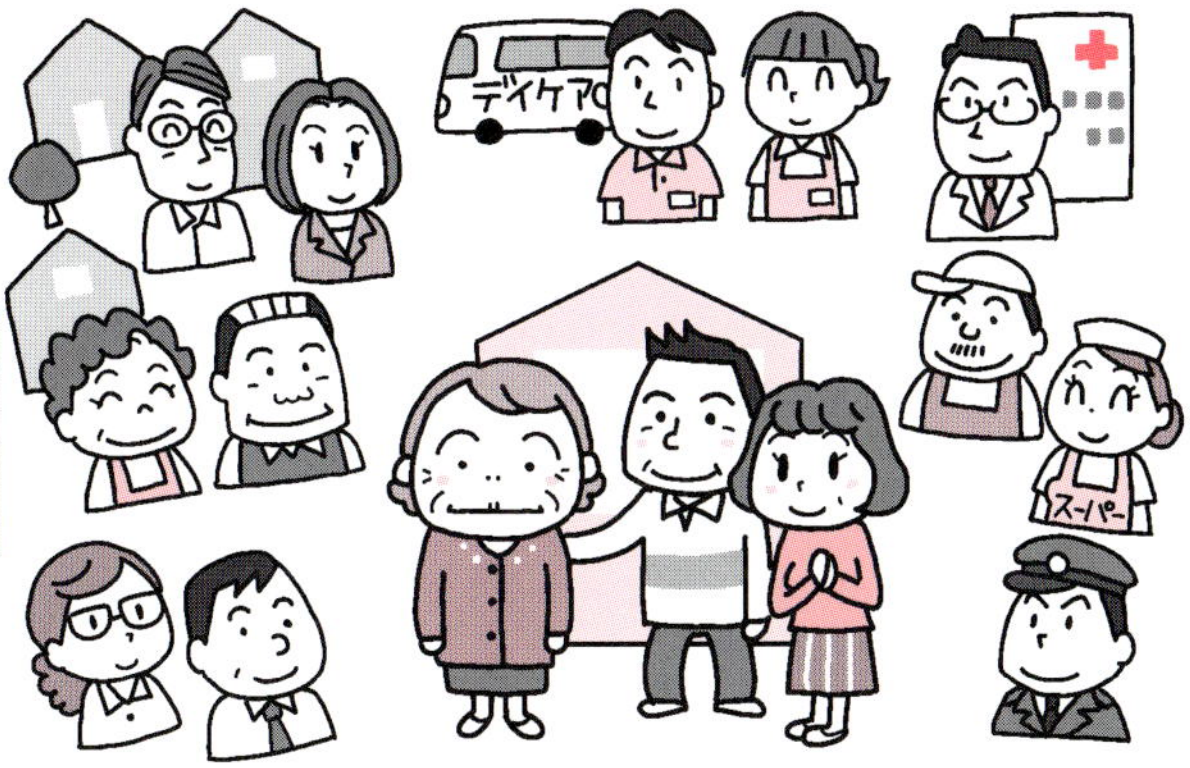

認知症を理解して人々が「お互い様」と言える関係を築くことが大切。

第十二条

自分の健康管理にも気を配る

日々の介護に追われるあまり、自分の健康管理を怠り病気になっては元も子もありません。自分の健康管理も忘れずに、必ず健康診断を受けるようにしましょう。

介護する人の心身の負担は想像以上に大きい

介護には、肉体的にも精神的にもかなりの負荷がかかります。そのため「介護していた人のほうが病気で倒れてしまった」という例は珍しくなく、最悪亡くなってしまうこともあります。また自立歩行が難しく、寝床から起きるときや寝かせるときに介助が必要だったり、一日に何回もオムツを替える必要がある場合、介護者が腕や足腰を痛めたりすることがよくあります。

認知症の人を介護する家族が抱える悩みについて、日本精神科病院協会の行った調査では、「体が疲れる」（56・6%）「睡眠不足になりがち」（50・8%）「自分の自由になる時間がない」（51・3%）「この先の不安感がいつもある」（40・8%）「病気がちで健康に不安」（21・1%）など、介護する人たちの心も体も疲れていることが見て取れます。

また40代後半から50代の女性では、「更年期障害の不調に悩まされている時期に親の介護が始まって二重につらい」ということもあります。

必ず健康診断を受け、不調があるときは医師に相談を

介護する人の健康管理は、最優先にするべきことです。介護する人には「自分のことよりも家族のことを」と考える人が多いものですが、不調があるのにがまんして、結果的に介護する人とされる人が共倒れになることは避けなければなりません。

最低でも年に1度の健康診断を受け、どこかに異常があれば医師に相談して治療を進めましょう。認知症の人が在宅診療を受けている場合、介護者の診察も可能です。通院が大変なら、そうした方法もおすすめです。

また、介護の悩みを友達に話す、たまには介護を人に任せてリフレッシュするなど、心の健康を維持することも大切です（第五条「気負っては、負け」↓P104）。

介護者の抱える主な悩み

- 先々の不安
- 気分がふさぎがち
- 睡眠不足になりがち
- 自分の時間がない
- 体の疲れ

→ **体調不良を起こしやすい**

介護者が気をつけること

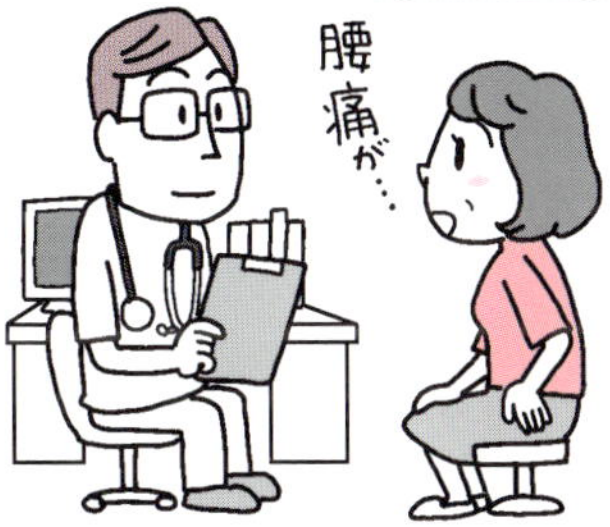

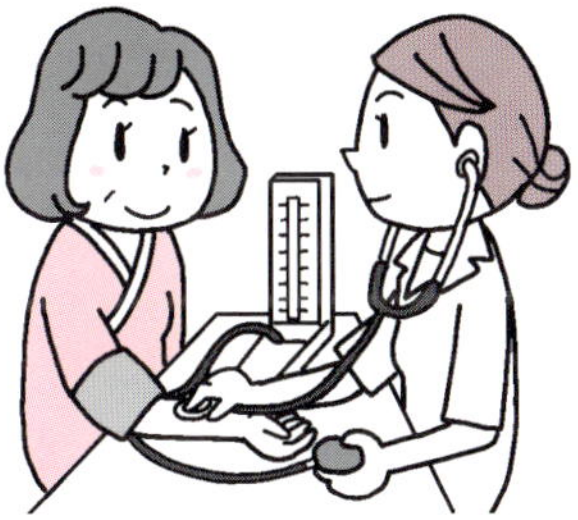

不調を感じたらがまんせずに受診する

なんとなく調子が悪い、だるい、熱っぽい、胃が痛いなど、異変を感じたら早めの受診を。

健康診断を受ける

勤め先の健康保険、国民健康保険でも健康診断を受けることができる。費用は健康保険組合に確認を。

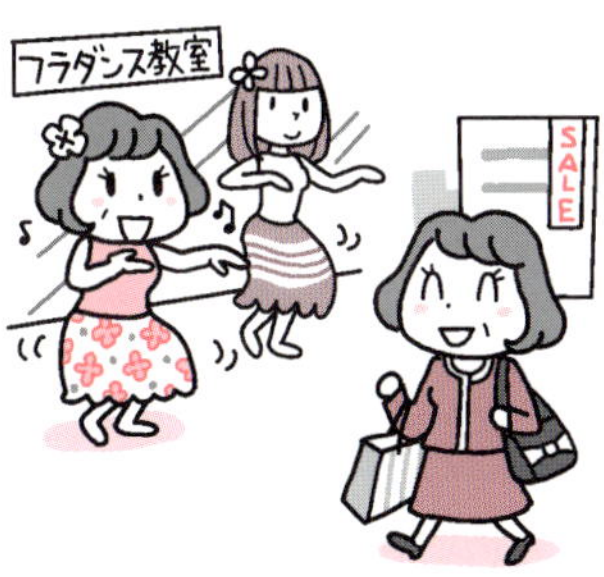

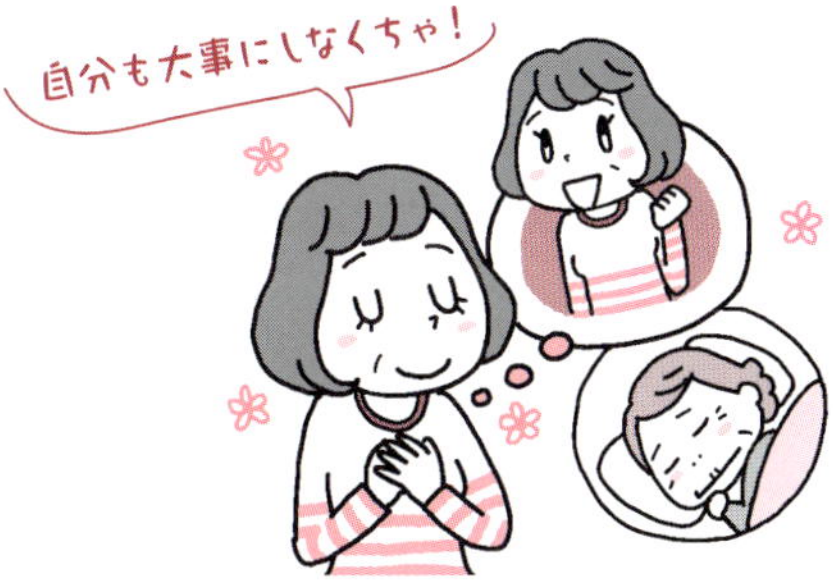

たまにはリフレッシュ！

友達とランチをしたり、カルチャー教室に通うなど、介護から離れて自分自身のリフレッシュも大事。

自分のことも考える

まじめに介護をする人ほど、自分のことより相手のことが優先。たまには「まずは自分のこと」と考え方を変えてみると自分自身の健康についても気にかけるようになる。

認知症予防コラム

認知症を予防する食事②

「糖尿病と認知症」で紹介した久山町研究（P28）では、他にも様々な研究結果が発表されています。食事の研究では、1回の食事で、豆腐や納豆などの大豆製品、ヨーグルトや牛乳などの乳製品、緑黄色野菜と淡色野菜、昆布、のりなどの藻類の摂取量が多く、米を控えめにした食事に認知症を予防する可能性があると報告されています。

また海外では、地中海料理を多くとる人に認知症が少ないこともわかっています。地中海料理によく使われるオリーブオイルや魚介類、ナッツ類には、認知症予防に効果の高い「オレイン酸」「DHA（ドコサヘキサエン酸）」「EPA（エイコサペンタエン酸）」などが豊富に含まれ、さらに抗酸化作用のあるポリフェノールを含む赤ワインを飲む習慣があることもプラスに作用しているといわれます。また、血糖値の上昇が緩やかなパスタ類や、緑黄色野菜をふんだんに使ったサラダやスープ、ハーブなどを利用して塩分を控えめにするなど、理にかなった組み合わせが総合的に働いて、認知症を予防すると考えられています。

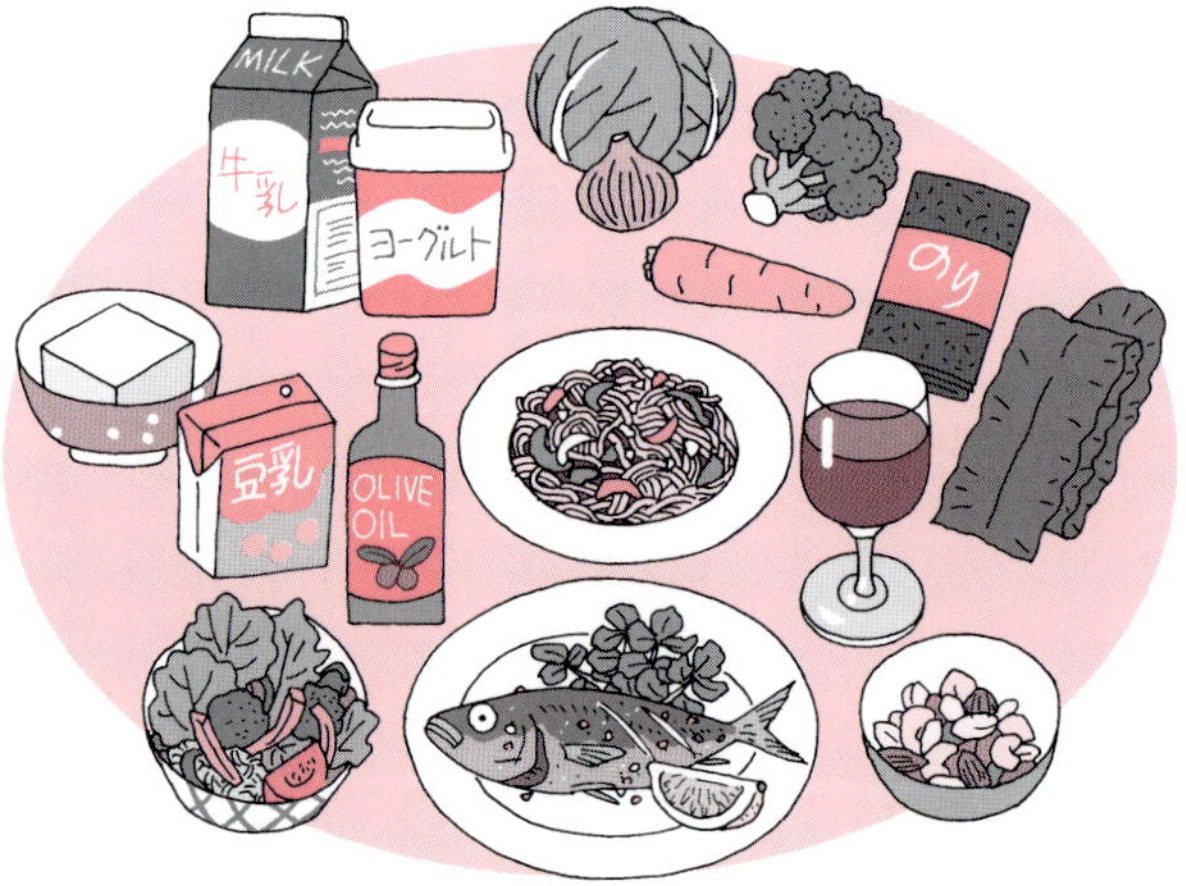

part5

困った症状への上手な対処法

おじいちゃんの困った行動

家族で協力しながら介護を続ける一家。
健吉の症状も次第に進行し、困った行動が増えてきた…

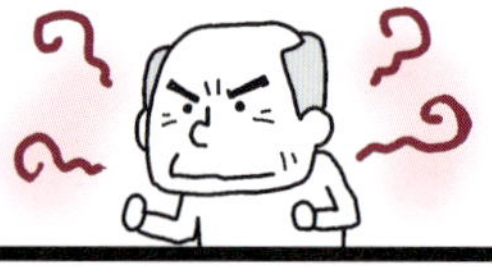

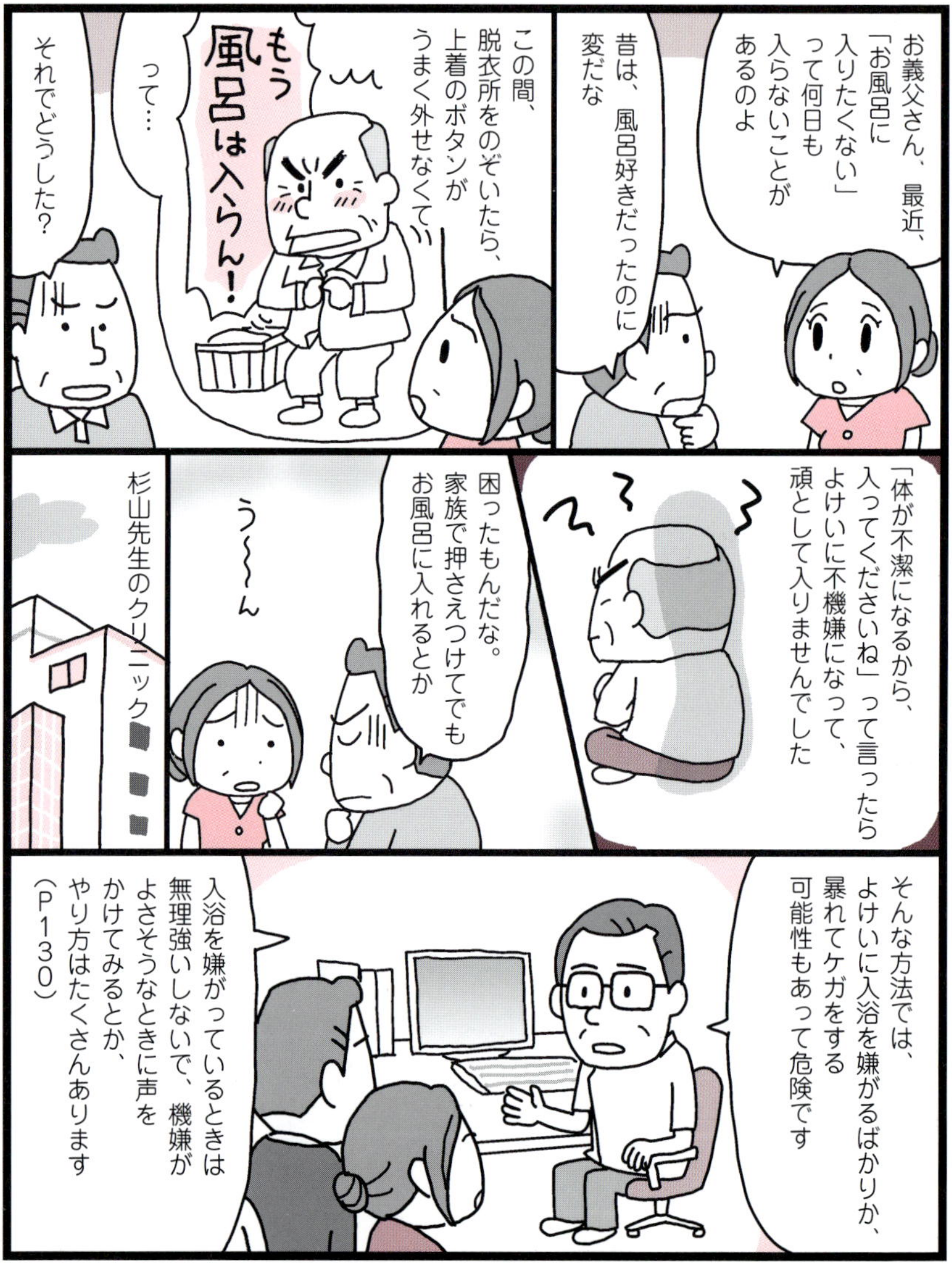

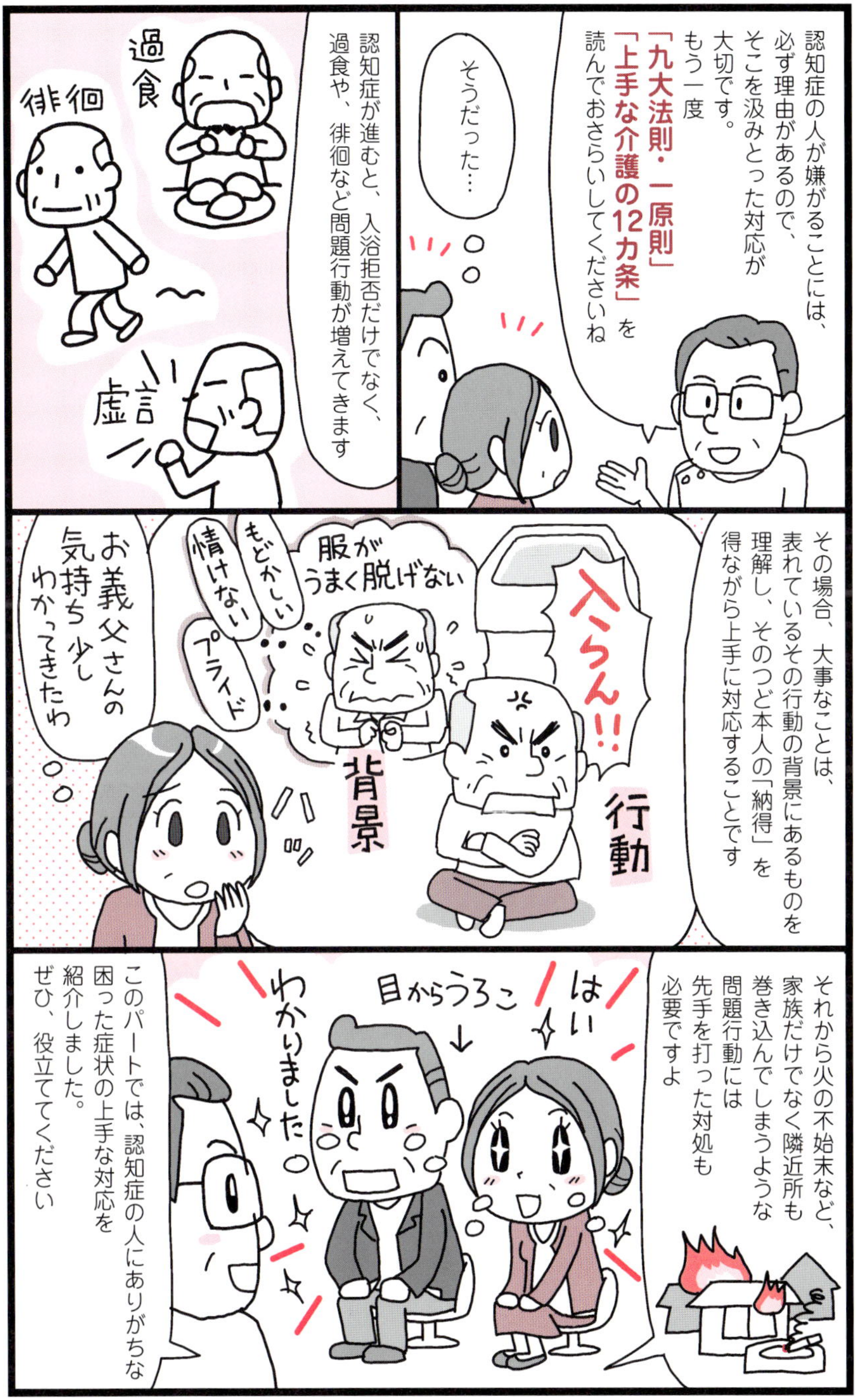

認知症の人が嫌がることには、必ず理由があるので、そこを汲みとった対応が大切です。もう一度「九大法則・一原則」「上手な介護の12カ条」を読んでおさらいしてくださいね
そうだった…
認知症が進むと、入浴拒否だけでなく、過食や、徘徊など問題行動が増えてきます
過食
徘徊
虚言
その場合、大事なことは、表れているその行動の背景にあるものを理解し、そのつど本人の「納得」を得ながら上手に対応することです
入らん!!
行動
服がうまく脱げない
もどかしい
情けない
プライド
背景
お義父さんの気持ち少しわかってきたわ
それから火の不始末など、家族だけでなく隣近所も巻き込んでしまうような問題行動には先手を打った対処も必要ですよ
はい
目からうろこ
わかりました
このパートでは、認知症の人にありがちな困った症状の上手な対応を紹介しました。ぜひ、役立ててください

困った症状①過食

驚くほどの量を食べる

「過食」が表れている認知症の人に「それ以上食べないで!」と言っても意味はありません。制止するより上手に工夫して、本人を満足させることが大切です。

❖❖❖ 脳の障害から過食になり、とがめても聞き入れない

認知症の人の多くに見られる症状が、「過食」です。家族が止めると「食べてない」と言い張ったり、隠れてお菓子などをたくさん食べたりします。

朝から何も食べていないと思い込んでいることもあり、ご飯を何杯もおかわりしたり、家族の分の食べ物を食べてしまうこともあります。

過食の原因はいくつかありますが、一つは、認知症により食べたことをすぐに忘れてしまうこと、次に、満腹中枢の機能低下により食欲のコントロールが機能しなくなるため「食べたばかりでおなかがいっぱい」と認識しなくなることです。

また、他人の食べ物と自分の食べ物の区別がつきにくいため、隣の人の食べ物を食べてしまうということもあります。他に食べられるものと食べられないものの区別がつかず、テーブルの上のナプキン、ティッシュなどを口に入れてしまうこともあります(異食)。

❖❖❖ 過食はいつまでも続かない。今だけ、と割り切ること

家族にすると「こんなに食べてしまっておなかは大丈夫?」と心配なあまり「いい加減にして!」と強い口調で叱ってしまうこともあるでしょう。

しかしこうした過食は、認知症の人に体力と行動力があり、徘徊《はいかい》して体をよく動かす時期でもあり、本人の体調はとてもよい時期といえます。そして認知症の進行とともに、いずれ食べなくなっていきます。

過食でおなかを壊すことは、そうありませんから「今だけ。いずれ食べられなくなる」と捉えて、しつこくとがめないようにしましょう。

しかしそうは言っても、底なしに食べさせるわけにもいきませんし、糖尿病がある人の過食は病状の悪化を招きます。食べ物を要求してきたら「これでも食べていてね」と、消化もよくカロリーも低い寒天デザートなどを与

過食になる原因

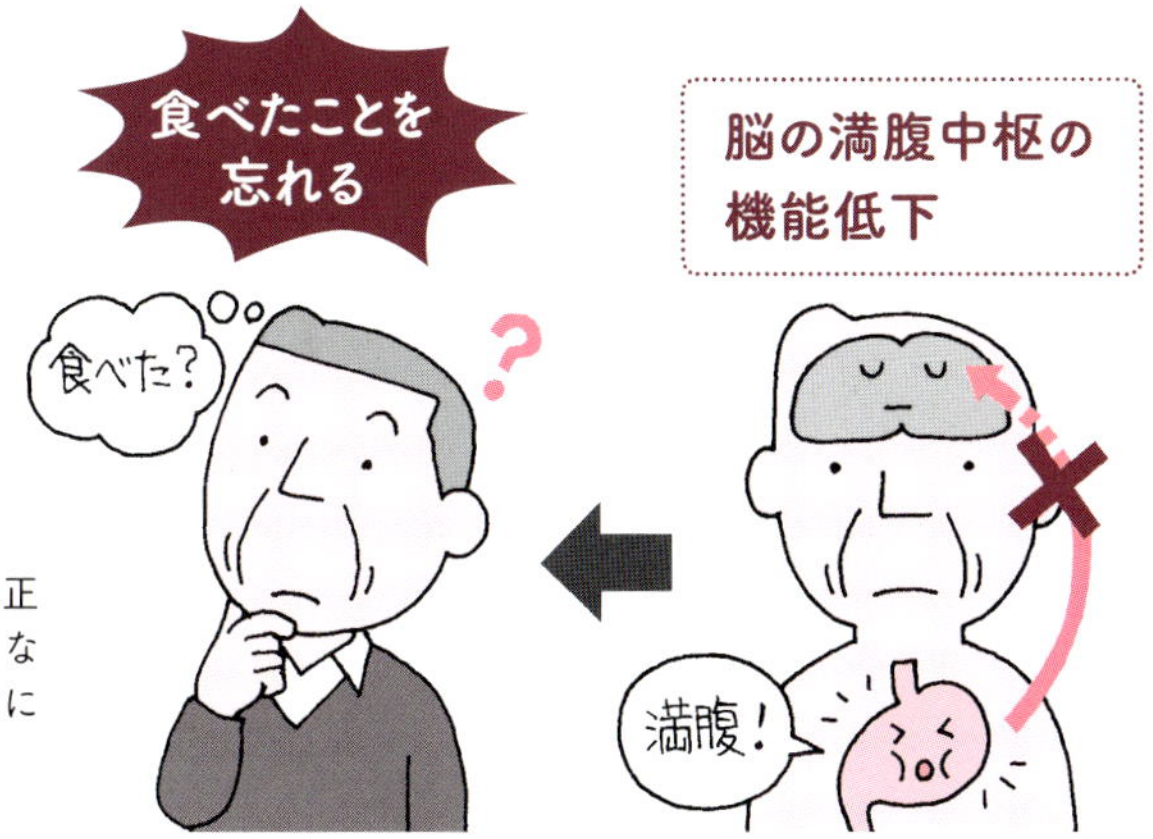

「食」に対する正常な判断ができなくなるため過食になる。

対応のポイント

少量の食べ物をテーブルに置いておく

すぐに目につくテーブルの上などに少量の食べ物を準備しておけば、ガサガサ音を立てて食べ物を探すこともない。先手を打つことも大事。

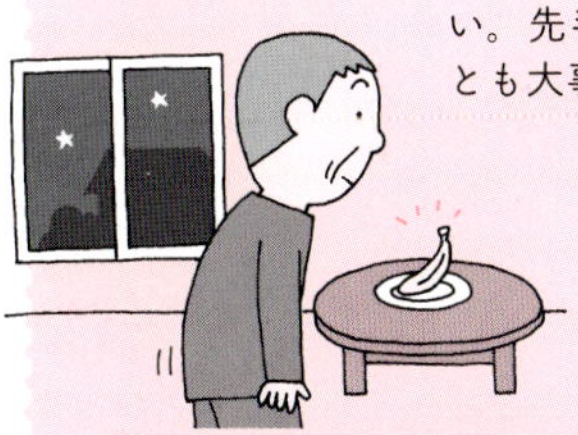

低カロリーの食べ物を用意しておく

たくさん食べてもカロリー的に問題のない寒天デザートなどを用意して、要求したときに与えるようにする。

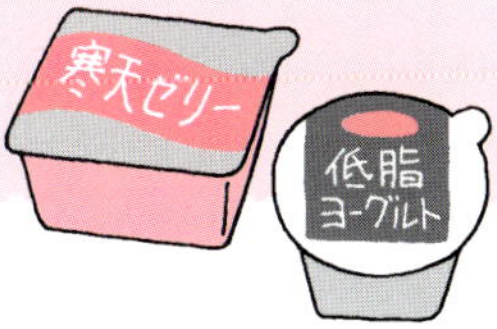

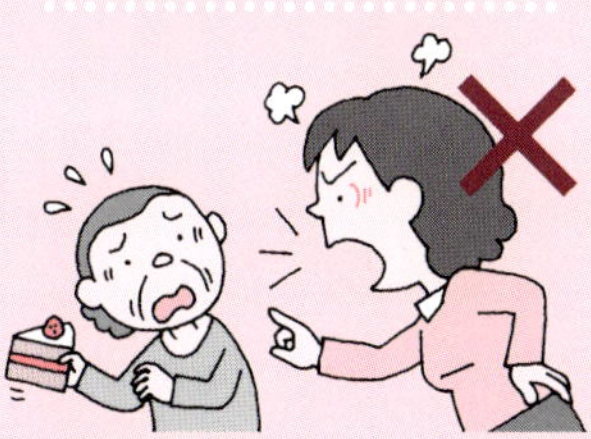

叱らない

叱っても本人の自尊心を傷つけ、過食がエスカレートするだけ。隠れて食べるようになることも。

えて気をそらしたり、少量のおやつを小分けにしておいて、2、3回に分けて食べさせるなどの対策を取るようにしましょう。

「深夜に起きて居間で食べ物を探し、戸棚を開けたり締めたりして音を立て、家族が眠れない」という場合、寝る前にテーブルの上に少量の食べ物を置いておけば、すぐに見つけて食べるので、騒音も減り、本人も落ち着いて寝てくれるものです。

困った症状②徘徊

外に出て、あてもなく歩き続ける

家の中や屋外を歩き回る「徘徊《はいかい》」は、認知症の初期から見られます。徘徊は体力のある証拠でもあります。無理に止めないで、転倒や迷子に注意しながら見守ることが大切です。

❖❖❖ 夕方になると出かけようとする「夕暮れ症候群」

「徘徊」とは、その言葉から連想されるような「あてもなくさまようこと」ではありません。

認知症の人にとってはちゃんと目的はありますが、認知機能の低下により、目的（行先）がわからなくなったり道に迷うなどして混乱し、周囲の人からは目的もなく歩き回っているように見えます。

徘徊のパターンには、家の中を歩き回る場合と、外に出かけたまま道がわからなくなってしまう場合があります。

屋外の徘徊でよくある例が、「お世話になりました。家に帰ります」などと言って、外に出てしまうことです。家族が「どこに行くの?」と聞くと、子どもの頃に住んでいた古い家や、独身の頃に住んでいた家に帰るという返事が返ってきます。これは夕方になると決まって起こるため「夕暮れ症候群」と呼ばれています。

この背景には「記憶の逆行性喪失」（P64）があり、現在から過去に向かって記憶が消え、子どもの頃や若い頃に戻っているため、「今自分がいる家は他人の家」「長居はできないから帰らなくてはならない」という認識で、夕方になると「家に帰ります」と言って出かけようとするのです。

❖❖❖ 認知症の人の気持ちを受け止めて上手に演技を

屋内の徘徊は、転倒に注意しながらそのままにしておきましょう。

夕暮れ症候群が起きたときは、「おばあちゃんは今、知り合いの家に遊びに来ているつもりなんだ」と受け止めて、本人の世界に合わせて対応するのがいちばんです。「せっかくなのでお茶でも入れますからゆっくりしていってね」「夕飯でも一緒に食べましょう」など、うまくすすめてください。どうしても「帰る」と言うときは「では、送りますよ」と言って一緒に出かけ、家の周囲を一回りしてくると落ち着く

徘徊の原因

記憶の逆行性喪失により昔に戻っている

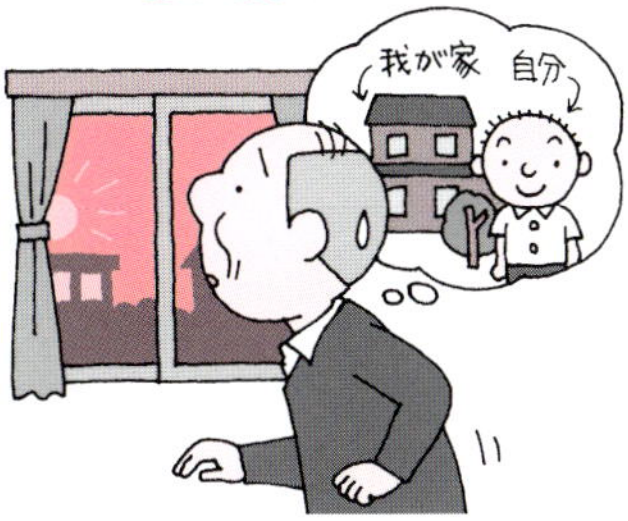

現在から過去に記憶が戻るため、昔住んでいた家に戻ろうとして、家を出ようとする。

家の外に出たが帰り道がわからない

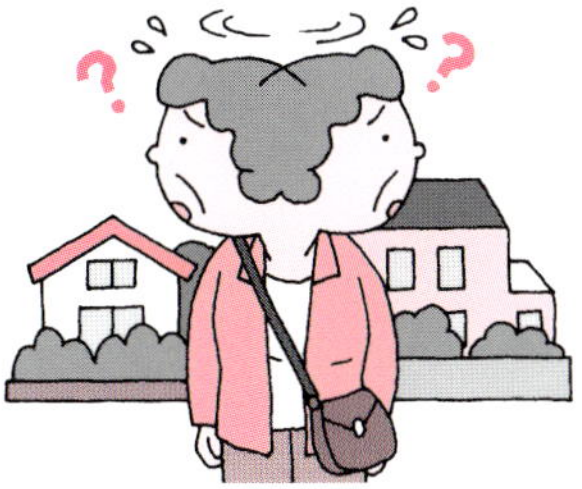

家を出たはいいけれど、今来た道がわからなくなり、さまよい歩く。警察に保護されることもある。

対応のポイント

無理に止めない

無理に止めると「監禁されている」「わざと家から出そうとしない」と思い、反発を強める。玄関の鍵を壊そうとしたり、窓から出ようとすることもあるなど危険。

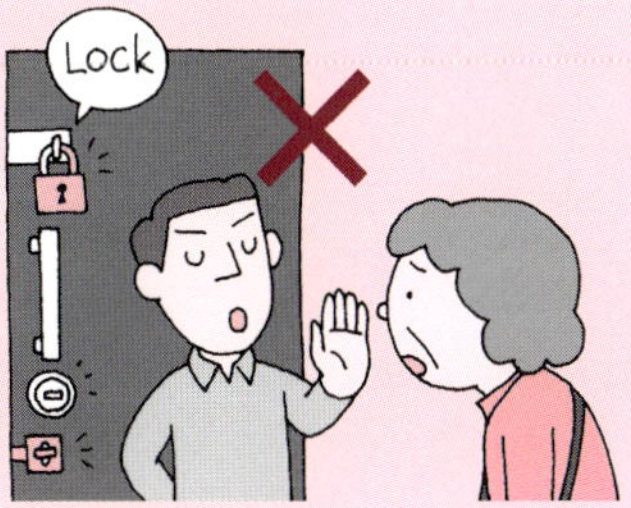

過去に合わせた対応する

「今は、会社に勤めていた頃に戻っているんだな」と、認知症の人が今、人生のどの時代にいるのか理解して、うまく話を合わせる。

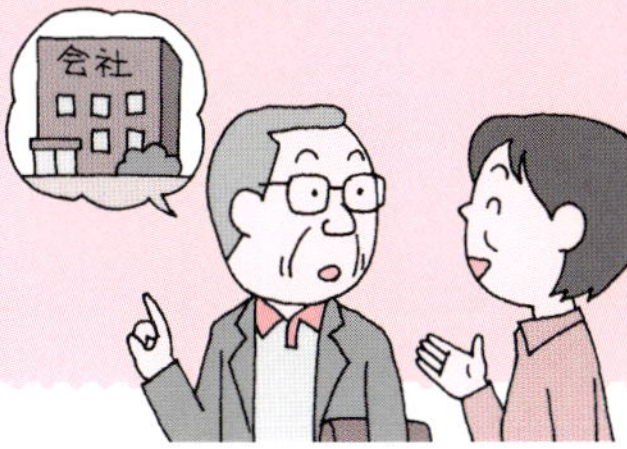

その他の原因

- 部屋の模様替えや引っ越し、入院などの環境の変化
- 夜中に目を覚ましたときに、ここがどこかわからなくなり、安心できる場所を求めて徘徊する
- トイレの場所がわからなくなり、トイレを探して徘徊する

ことが多いようです。

また、外出を止めず徘徊させ、こっそりついて行って、偶然会ったような素振りで「もう遅いから家に帰りましょう」と連れて帰るのも方法です。

家に鍵をかけて出られないようにするのは禁忌です。「閉じ込められた」と思い、あの手この手で逃げ出そうとします。

困った症状③人物誤認

家族の顔を見て、別の人の名前を呼ぶ

家族など身近な人の名前を間違える「人物誤認」は「記憶の逆行性喪失」「見当識障害」などが関係しています。別の人に間違えられても怒らないで、その人になりきるくらいの演技で対処をするとよいでしょう。

❖❖❖「人物誤認」は認知症の症状の一つ

息子の嫁を妻と思い込んだり、娘の婿に向かって、夫の名前を呼ぶ、また、家族を近所の人と間違える。

これは「人物誤認」といって、家族を他人と間違えたり、赤の他人を家族だと思い込んだりすることで、認知症によく見られる症状です。

これは「記憶の逆行性喪失」（Ｐ64）や「見当識障害」（Ｐ25）によって、若い頃の気持ちに戻り、例えば息子の嫁を見て当時の妻だと思い込み、妻の名前を呼んだりします。判断力も低下していますから、誰に対しても遠慮がなくなり、突然、異性の家族に性的な欲求をしてくることもまれではありません（Ｐ89）。

また、目で見たり耳から聞いて相手の情報をキャッチしているのに脳が認識しないため、相手の名前がわからなかったり別の人の名前を呼んだりします。これは認知障害の一つである失認（相貌失認《そうぼうしつにん》）が関係しています。

❖❖❖「人物誤認」されても嫌な顔をせずに話題を変えて

まったく違う人の名前で呼ばれたり、顔を見て「どなたですか？」と言われると、どう対応してよいのかわからなくなります。同時に「長年家族として暮らしてきたのに、私の顔も忘れてしまうなんて」と落胆することもあるでしょう。しかし「これは認知症の症状」と客観的に捉えることが、上手な対応の入り口になります。

例えば舅が息子の嫁を妻だと思い込んでいる場合、嫌な表情をすると「妻に嫌われた」と思い混乱します。叱ることも禁忌です。その場で話を合わせながら、話題を食べ物や趣味の話に変え関心を別のことに向けていくとよいでしょう。

対応が難しいときは、地域包括支援センターやかかりつけ医に相談し、専門家など第三者に介入してもらうと解決の糸口が見つけやすくなります。

人物誤認の原因

視覚で得た情報が脳にインプットされない

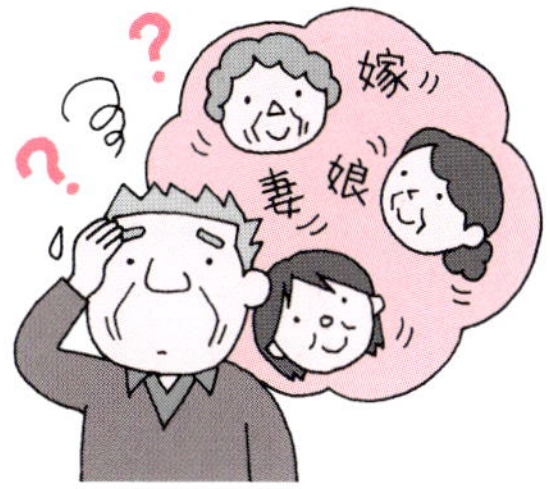

「失認（相貌失認）」は、認知症の中核症状（P24）の一つで、脳そのものの問題。いくら説明しても改善されることはない。

身近な家族ほど人物誤認しやすい

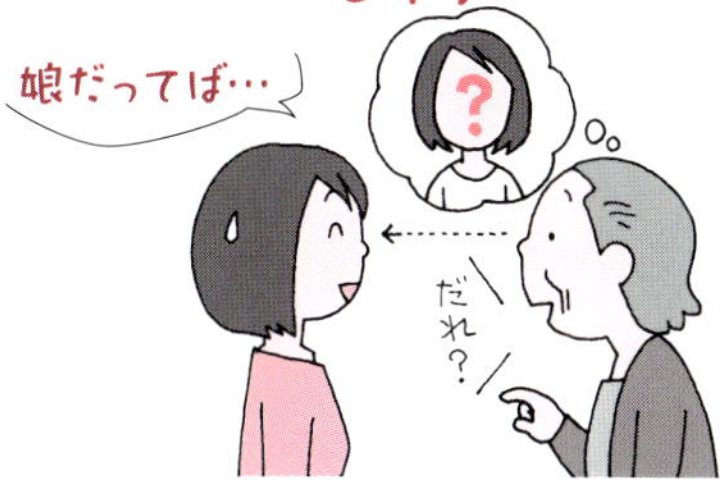

いつも一緒にいるのに、なぜか身近にいる人ほど人物誤認しやすいといわれる。家族だけでなく、世話をしてくれる介護ヘルパーを「お母さん」「お姉さん」などと呼ぶこともある。

対応のポイント

否定しないで割り切る

認知症の人の間違いは否定しないで、話を聞いて認めてあげることが大事。「家族なのに間違えるなんて…」と落ち込むこともあるが「これも認知症の症状」と割り切って捉えるように。

話を合わせる

認知症の人に間違えられても、その人物になったつもりで対応すると落ち着く。完全になりきる必要はないが、話を聞いて合わせるだけで十分。

共感してくれる人に話す

いくら「認知症の症状」だと割り切ろうとしても長年共に暮らした家族への人物誤認は複雑な心境になる。事情をよく知っているかかりつけ医や保健師、親しい親戚や友人などに相談し、共感を寄せてもらうと気持ちが軽くなる。

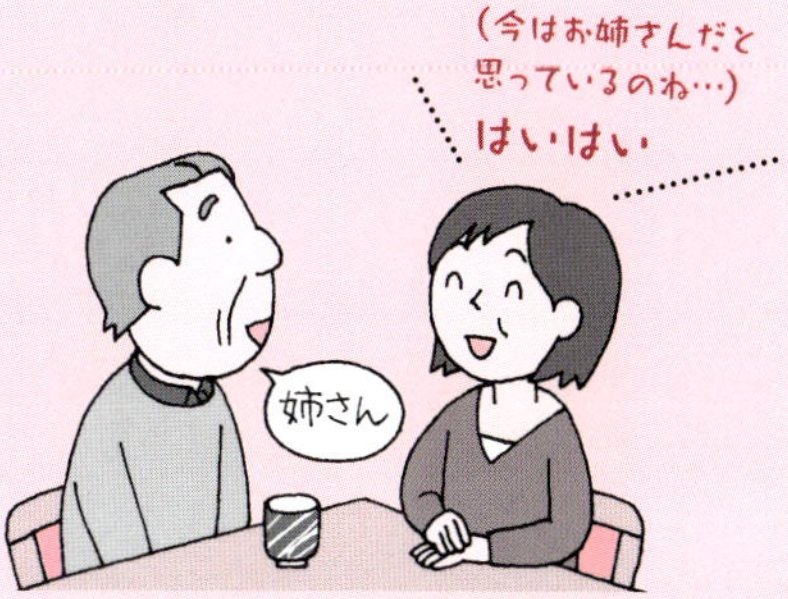

認知症豆知識

家族の顔を思い出す？

家族の名前もわからなくなっていた認知症のおばあさんの話です。同居している家族が犬を飼ったところ、犬が大好きなおばあさんは、犬が見えなくなると名前を呼んだり世話の手伝いをするようになりました。するといつしかおばあさんは家族の名前を間違える頻度がとても少なくなったのです。大好きな犬と暮らすことが刺激になり、脳の残存機能によい影響をもたらしたためかもしれません。

困った症状④拒否

入浴を嫌がる

体を清潔にし、寝つきを促す入浴は、毎日でもしてもらいたいものですが、嫌がる認知症の人も少なくありません。嫌がるときは無理強いせず、本人の気持ちが動くよう働きかけることです。

❖❖❖認知症の人が入浴を嫌がる理由は色々ある

本来入浴は気持ちのいいもので、きれいに体を洗うとさっぱりし、よく眠れます。ところが認知症の症状が進むと、入浴を嫌がる人がいます。

嫌がる理由は様々ですが、「昔から入浴が嫌い」「服の着脱がうまくできない」「自分で体を洗う方法がわからない」「人に入れてもらうことに抵抗感がある」「子どもの頃、木の風呂に入っていたことを覚えていて、今ふうの浴槽には入りたくない」「浴槽のお湯に入るのが怖い」「汚いから」「臭いからと言われて入浴することに抵抗がある」など、様々です。

❖❖❖入浴を嫌がっても無理にすすめないで様子を見る

なかなか風呂に入りたがらない認知症の人に対し、介護する人は「風呂に入ったほうが気持ちいいに決まっている」「何日も入らないと、体が不潔になってしまう」など、健康な人の常識をあてはめて、つい口を出してしまいがちです。その結果、口げんかになり、認知症の人はますます意固地になり、入浴しようとしなくなります。

認知症の人が入浴を嫌がるときは、とにかく無理強いしないことです。「風呂に入らない」と言ったら「わかったよ」と言って、しばらく様子を見ましょう。いつまでも不機嫌でいるようなら、その日の入浴は見送ってください。翌日、機嫌のよさそうなときに「さっぱりするからお風呂にでも入る?」とさりげなく声をかけてみましょう。

また、身ぎれいにして病院などに出かけていた人なら「明日は○○先生のところに行く日だからお風呂に入ってきれいにしておこうね」などと言うとすんなり入る場合もあります。

認知症には「身近な人には激しい症状を示し、他人にはしっかりした態度を取る」という特徴があります(P68)。頑なに拒否する場合はこれを応用し、地域包括支援センターのスタッフや、

入浴を嫌がる理由

着替えができない、うまく体を洗えない

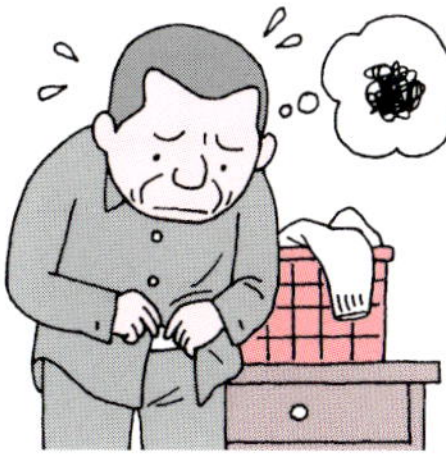

ボタンのつけ外しなど指先を使う仕事がしにくい、衣類の袖の右左が認識しにくく脱ぎ着しづらい、自分でうまく体が洗えないなど機能面の障害を苦に、入浴を嫌がるようになる。

もともと入浴が嫌い

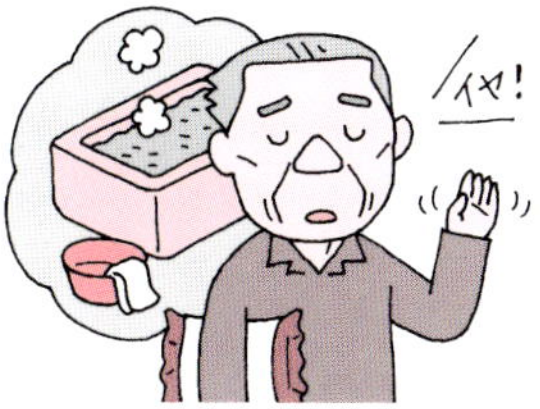

もともと入浴があまり好きではない場合、認知症になるとよけいに嫌がるようになることも。

入浴を介助されることに抵抗がある

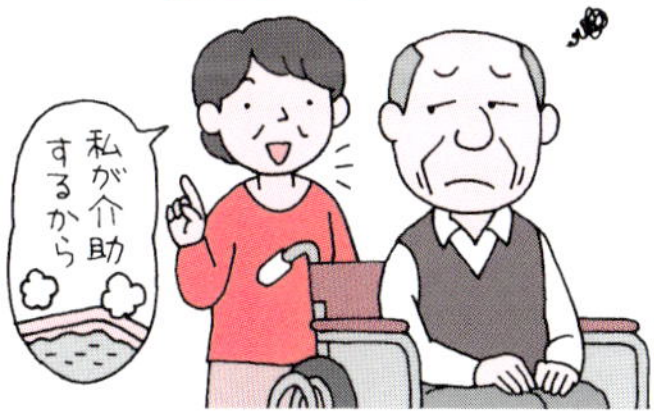

プライドが高い人の場合、家族といえども裸を見られたり、体を洗ってもらうことに強い抵抗を持ち、頑なに入浴を拒否することがある。

対応のポイント

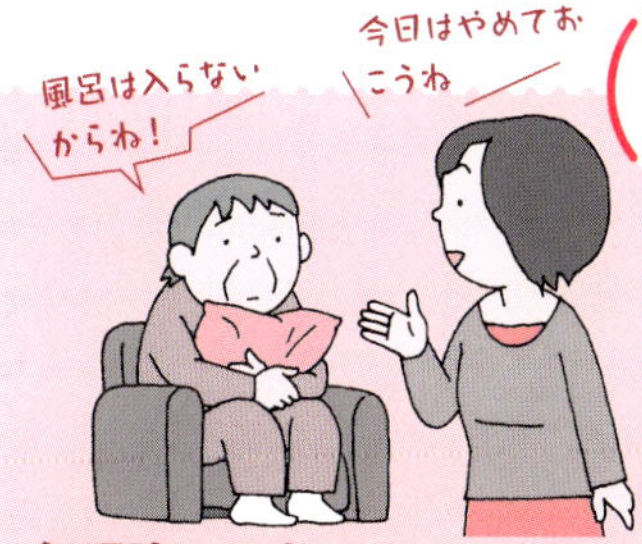

無理強いしない

何が何でも今、入浴をさせる理由はない。拒否されたらその場で了解することが大事。「汚いから」などと言って力ずくで入浴をさせようとすると、感情残存の法則により、ますます嫌がるようになる。

デイサービスや入浴サービスを利用する

家族にすすめられると嫌がる人でも、デイサービスや訪問入浴サービスなどの介護スタッフにすすめられるとすんなり応じることもある。

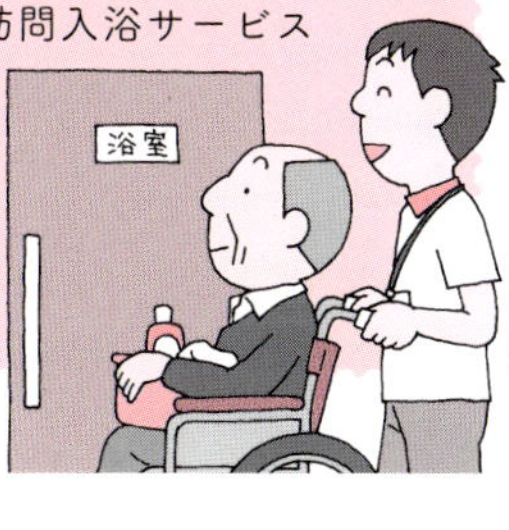

かかりつけ医など、第三者に「入浴は健康にいいですよ」とすすめてもらうと素直に応じることがあります。

また、無理に家庭で入れなくても、入浴もできるデイサービスや、訪問入浴のサービスもあります。こうした介護サービスを利用して介護のプロに任せることで、かなり家族の負担が軽くなります。

困った症状⑤拾い集め

不要なものを拾い集めてくる

どうでもいいようなものを拾ってきてため込まれると「いい加減にして」と怒りたくなります。でも拾い集めには、その人なりの理由がありますから、むやみに叱らず、気持ちを逆撫でしないようにうまく対処してください。

❖❖❖ 認知症の人が不要なものを集めてしまう理由とは?

認知症のお年寄りが、近所に出かけるたびにガラクタを集めてきて、捨てようとすると怒ったり、隠そうとしたりして困る、ということがあります。

「何に使うの?」と聞いても明確な答えは得られず、非難されると拾ってきたものを押し入れやタンスの中などに隠してしまうこともあります。

また、家の中や老人ホームなどの生活の場でも、コップやティッシュペーパー、スリッパなど、家族や居住者が使っているものを集めることもあります。老人ホームなどで共同生活している場合は、しばしば「盗まれた」と騒動になります。

認知症の人がどうでもいいようなものを拾ってきてしまう背景はいくつかあります。

ものが乏しい時代に育った人は「記憶の逆行性喪失」(P64)によりその時代に戻っていて「何かに使えるかも」「まだ使えるのにもったいない」と思ってしまうのです。

もう一つ、いらないものを集める要因に強迫行為の一種「収集癖」があります。

これは、自分の気持ちの拠り所がないため、その代わりにものを集めて、不安を和らげていると考えられます。

❖❖❖ 本人に気づかれないように整理していく

家族にとってガラクタが増えることは大迷惑ですが、いずれものに対する興味も薄れていきます。しばらく様子を見ることです。

とはいっても、足の踏み場もないほどものが増えてしまうのは問題です。本人の目の前でものを捨てると、よけいに執着していきます。捨てる場合は、目立たないところから少しずつ捨てていきます。押し入れの奥などにしまい込んでいる場合は忘れていますから、わからないように始末するとよいでしょう。

拾い集めの原因

「もったいない意識」が強く表れる

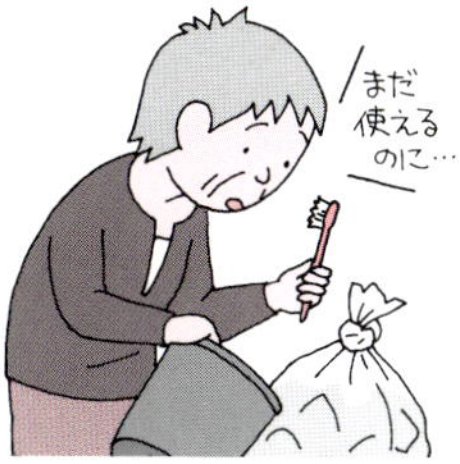

ものを大事にする時代に育った人は、もらったものを捨てずにため込んだり、ガラクタでも「何かに利用できそう」と、持ち帰ってしまうことが多い。

強迫行為の一つ

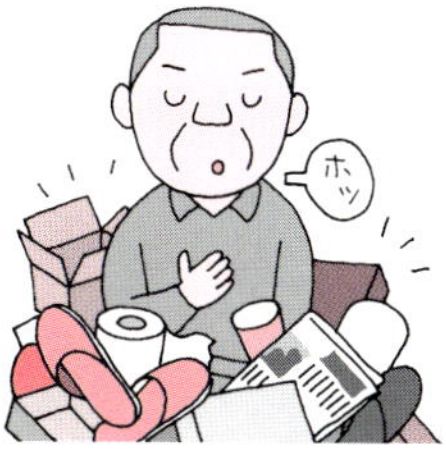

病的に手洗いを続ける、鍵やガスコンロの火が消えているかどうか確認を続けるなど、強迫行為には様々なものがある。収集癖もその一種で、不安な気持ちを落ち着かせるためにものを集めてしまう。

対応のポイント

本人の前では処分しない

「ガラクタばかり集めて！」などと言って本人の前で処分しても反感をかうだけ。何一つ解決にはならない。

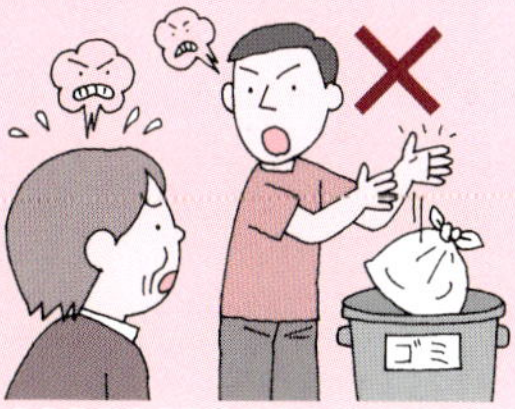

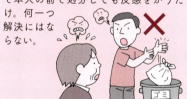

気づかれないように少しずつ処分する

例えば押し入れや棚の奥のほうの荷物を少しずつ運び出して徐々に減らしていく。本人もどんなものをどこにしまったか忘れていることが多いので、問題になることは少ない。

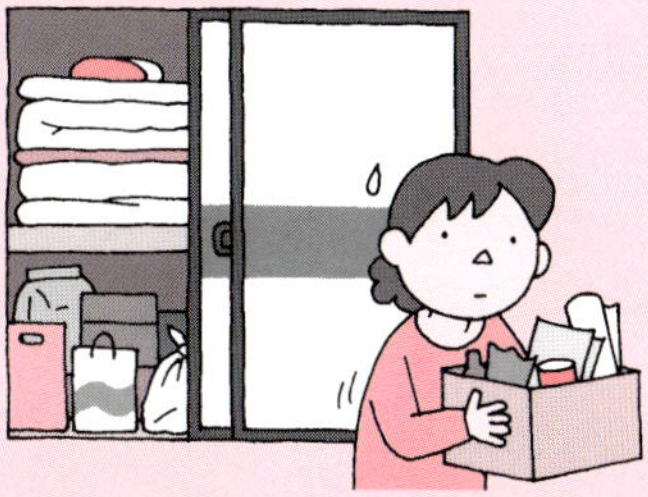

食べ物の収拾は要注意

食べ物を集めていると、腐ると悪臭がしたり虫が湧くなど大変なことになる。食べ物を集める癖がある人の場合、まめにチェックして、回収するように。

認知症豆知識

認知症と万引き

前頭側頭型認知症（ピック病→ P22）は、万引きから発覚することの多い認知症です。理性的な行動を取る部分が障害されるため、万引きやクレジットカードで大きな買い物をしてしまうなど非常識的な行動が見られます。万引きでは警察に捕まって、つじつまの合わない話をしたり、話がコロコロ変わることから受診につながることも。その人らしくない言動が見られたら、早めに受診して診断を受けておくことが大事です。

困った症状⑥火の不始末

火の消し忘れが多くて危険

認知症の記憶障害の弊害として最も危惧されるのが火の不始末です。火を消すように注意するより、コンロや暖房を安全な器具に変えるなど、先手を打つことが優先です。

ガスコンロの火の消し忘れ、タバコの火の不始末が最も危険

認知症の人の問題行動で最も大きな問題になるのが、火の不始末です。新しい記憶は消えてしまうため、よくあるのがガスコンロに火をつけたことを忘れ、やかんや鍋を空焚きしてしまうことです。

喫煙者の場合、タバコの火の不始末もよくあります。タバコに火をつけて一服し、灰皿に置いたまま忘れてしまいます。

火のついたタバコが落ちてじゅうたんなどを焦がすだけではすまず、火が燃え広がり、火事になることがあります。寝たばこも大変危険です。

火事は自分の家だけでなく近隣にも大損害を与えてしまいますから、絶対に防止する必要があります。

火事を出さないために家族ができることとは?

長い間主婦として料理を作ってきた人に、火が怖いからと絶対に料理を作らせないというのは酷な話です。料理を作るときは家族が火の管理をし、お米を研いだり野菜を刻むなど、できることを頼みましょう。

また設備面では、火事を出さないために次のような対策があります

- 空焚きしたら自動で火が消えるガスコンロや、直火の出ないＩＨコンロに替える
- 煙探知機をつける
- 暖房器具は、直火の出ないパネルヒーターやエアコンにする

また長年にわたる喫煙習慣がある場合、簡単に禁煙はできません。家族が禁煙をすすめても、望みは薄いでしょう。

タバコの管理は家族がするようにして、要求したときだけ箱から出して渡すようにします。これにより寝タバコもさせないようにします。

万全ではないですが、防炎カーペットを敷くことや、前述した煙探知機の設置も対策としてあげられます。

火の消し忘れの原因

ガスコンロに火をつけたことを忘れる

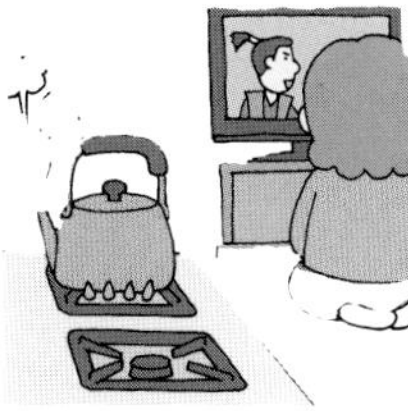

「お湯をわかそうとした」などの理由でガスコンロに火をつけ、そのまま忘れてしまう。鍋の空焚きを繰り返しているようならかなり危険度は高い。

タバコに火をつけたことを忘れる

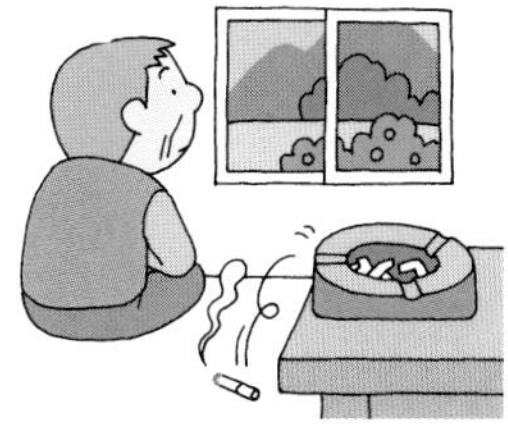

タバコを吸おうとして火をつけて忘れてしまい、その場を離れてしまう。火のついたタバコが落下したり、近くのものに引火すると危険。

対応のポイント

タバコを吸うときは最後まで見届ける

愛煙家が認知症になると、禁煙に応じないだけでなく、しつこく言うと家族に隠れて吸うようになる。認知症の人がタバコを吸うときは吸い終わるまで家族が見届けるようにする。認知症が進行すると喫煙そのものを忘れてしまうことが多く、自然と問題は解消される。

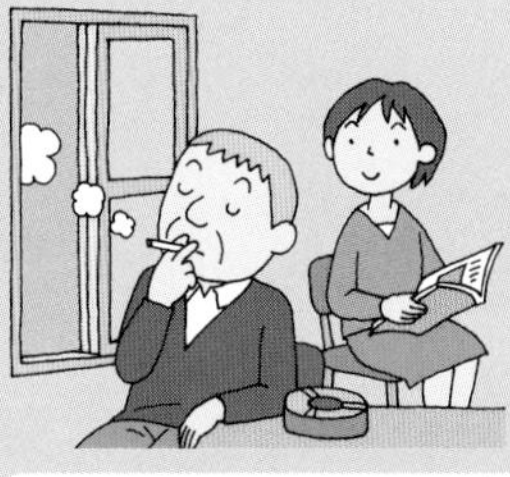

その他のタバコ対策

- 大きめの灰皿に必ず水を入れておく
- タバコは家族が管理して、要求されたときだけ吸わせる。こうすると寝タバコも防げる

一緒に料理を作る

料理をする習慣のあった人に「危ないから火を使うのはやめて」と言うのは酷。料理は、手先を使ったり、手順に従いながら作業する遂行機能を要し、リハビリ効果も大。火の管理は援助者がするようにしながら一緒に料理を作るとよい。

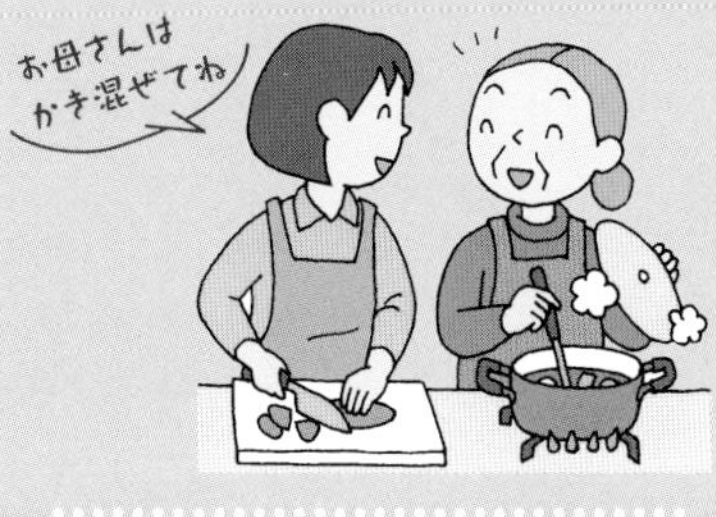

安全な器具を取り入れる

直火が出ないIH調理器に替えると出火の心配がない。暖房もオイルヒーターなど火の出ないものが安全。

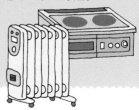

困った症状⑦虚言

あることないことを隣近所に言いふらす

あとで聞いて驚くようなありもしない話を認知症の人が他人に話していることがあります。家族が受けるショックは大きいですが、「自己有利の法則」「まだら症状の法則」「症状の出現強度に関する法則」を思い出せば、おのずとその理由が見えてきます。

あることないことをつなぎ合わせて作話する

認知症の人は、あることないことを隣近所に言いふらすことがあります。

これは現実と妄想の世界が混在する中で、記憶障害により失った記憶の空白を埋め、現実の世界とのつじつま合わせをするために作話すると考えられています。

さらに自分に不利なことを認めない「自己有利の法則」（P70）、しっかりした部分とおかしな部分が混在する「まだら症状の法則」（P72）、最も身近で、毎日の介護で世話になっている人により強く認知症の症状を出す「症状の出現強度に関する法則」（P68）などから、家族が悪者で自分は被害者という都合よい話が作られます。

例えば「うちの嫁はご飯も満足に食べさせてくれない」「嫁に買い物を頼むと、お釣りを返してくれたためしがない」「高価な着物がいつのまにかタンスからなくなっている」など内容はバラエティー豊かです。

作話とは気づかない周囲の人は「ひどい家族に虐げられているかわいそうなお年寄りだ」と同情し、家族が軽蔑の目で見られてしまうこともあります。

認知症の人が近所にあることないことを言いふらしていたことがわかると、当然、家族との関係は悪化し、介護を放棄するような事態が生じることもあります。

近所の人に事情を話して協力者になってもらう

ありもしない身内の悪口を言いふらされるのは不愉快です。しかし「なんでそんな嘘をつくの！」と追及しても解決しないどころか、行動はエスカレートするだけです。それよりも、先回りして、認知症の人が話をしそうな近所の人に「認知症があるので、作話が始まったら聞き流してほしい」と理解を求めておきます。できれば、認知症をよく理解するための「九大法則・一原則」を説明して、協力を仰いでおくとよいでしょう。

家庭内で、家族の誰かの悪口が始まったら受け流して様子を見て、それでも続くようなら、本人の人生でよかった頃の話を引き出して、話題を切り替えてしまうのも良策です。

嘘の話を隣近所に言いふらす原因

まだらに覚えていることをつなげて話す

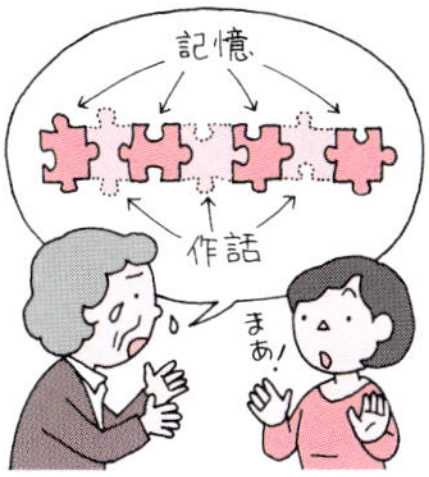

認知症の人は、覚えていることもあれば忘れてしまったこともあるため、筋道立てて話すことができない。そのため忘れてしまったことを自分の都合のいいように置き換え作話して、相手に伝えてしまう。

現実と妄想の境界にいる

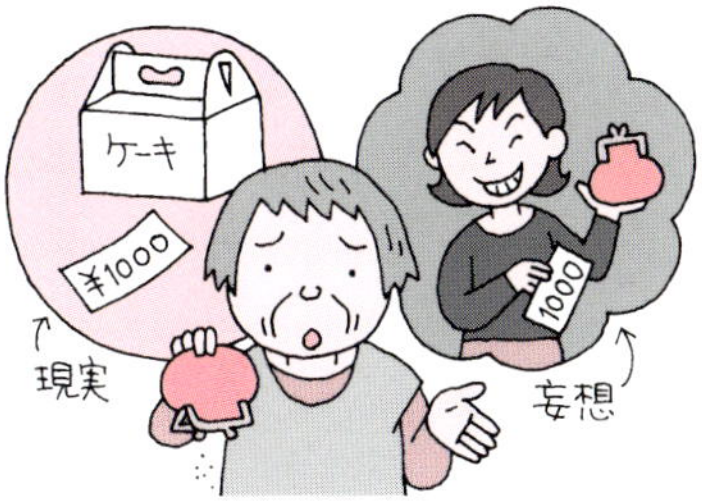

認知症の人は、現実とありもしない妄想の世界が混在したところで生きているため、現実と妄想の区別がつかなくなり、あることないことを言うようになる。

対応のポイント

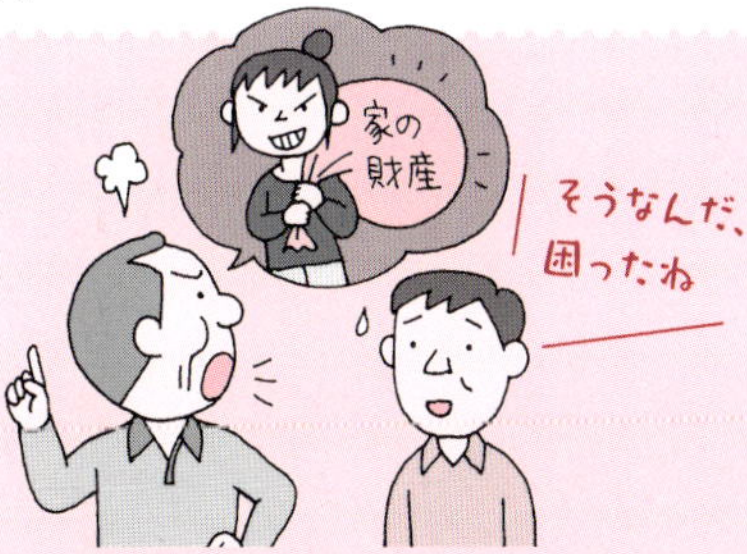

話を受け流す

作話が始まったら、否定しないで聞いてあげる。一通り話し終えれば本人も納得し、しばらくすると話したことも忘れてしまう。

その人の人生で「よかった話」を引き出してみる

悪口が始まったら頃合いを見て。その人が若い頃、優れていたことを話題にするとよい。「野球で県大会で優勝したよね」など、具体的なエピソードを持ちかけると、悪口から話の方向が変わってくる。

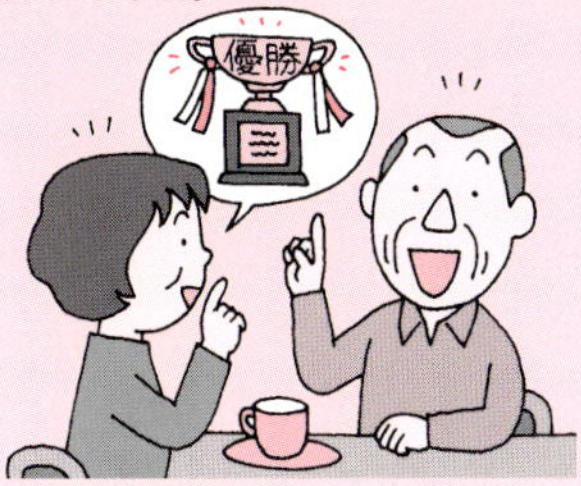

困った症状⑧詐欺に遭う

悪質訪問販売にだまされる

高齢者を狙った悪質訪問販売などの詐欺はあとをたたず、被害者の中に判断力の低下した認知症の人も数多く含まれています。詐欺から認知症の人を守るためにできることをまとめてみました。

認知症の人は詐欺の標的になりやすい

以前、判断力の乏しい認知症の人にリフォームの承諾書に印鑑を押させ、高額をだまし取る悪質商法が連日のように報道されたことがあります。

リフォームだけでなく布団や骨董品、貴金属などを売りつける、ふつうに売っている野菜や果物を何倍もの値段で売り歩くなど、手口は様々です。

こうした悪質商法の被害に多く遭うのは、高齢者の中でも認知症のある人です。

特に独居の高齢者では、寂しい気持ちにつけ込んで親しくなり、信用させてからお金を出させることもよくあります。昔からなじみのある近隣の店が、認知症の高齢者に高価な品物を買わせていたというケースもあります。

悪質訪問販売を撃退するためにできること

訪問販売に関してはカメラつきインターフォンをつけるとよいでしょう。中には警察官を名乗ってドアを開けさせるケースもありますから、認知症のある人に一人で留守番をさせないことです。家族が仕事で留守にするときは、デイサービスや訪問ヘルパーを利用して一人にさせないことも大切です。

また、すでに悪質商法で商品を買った場合、クーリングオフ期間内に販売側に書面で通知すれば無効になります。クーリングオフ制度については、市区町村役場の消費生活相談窓口や国民生活センターのホームページにも詳しく紹介されています。

独居や夫婦ともに認知症があり二人で暮らしている場合は、毎日のように連絡を入れて様子をうかがったり、定期的に会いに行くことも大切です。認知症は進行するということを頭に置いて、いずれ同居やグループホームや老人ホームへの入居も考えておきます。それまでの間は民生委員に協力を得たり、介護ヘルパーにまめに訪問してもらうようにします。

認知症の人が悪徳業者にだまされる理由

判断力の低下

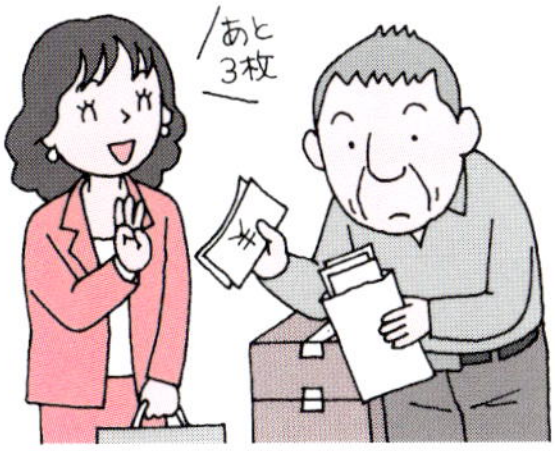

ふつうなら、あまりにもうまい話に矛盾があると「あやしい」と疑ってかかるが、認知症になると正常な判断ができないため、言われるままにお金を払ったり、書類にサインをしてしまう。

孤独感が強い

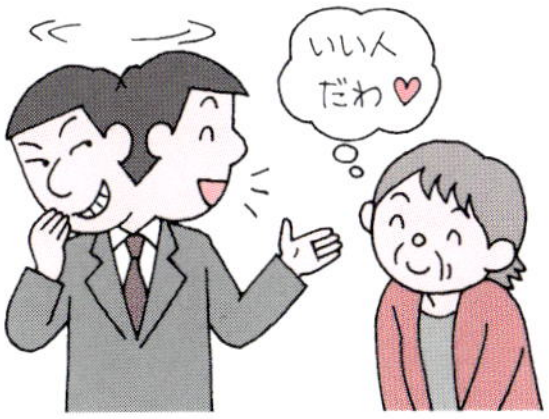

一人暮らしの高齢者や、日中一人で過ごすことの多い高齢者は話し相手もいないため、寂しい思いをしていることが多い。認知症になると強い疎外感を抱くこともあり、知らない人でも親切にされると信用してしまうことが多い。

対応のポイント

一人で留守番させない

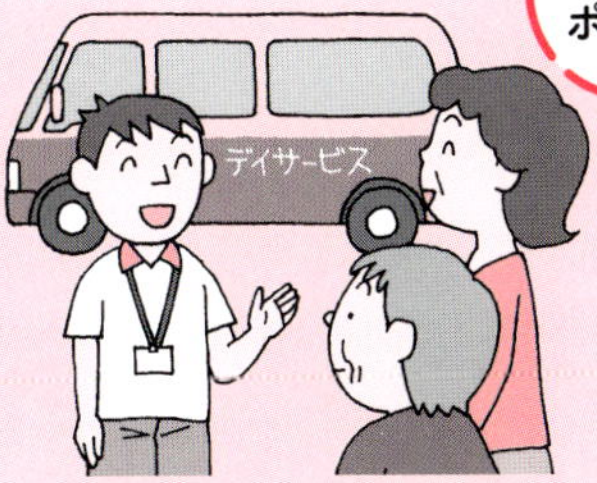

家族が仕事や学校で留守にする家庭なら、日中はデイサービスに行ってもらったり、世話をしてくれる身内や知人がいれば家に来てもらったり、認知症の人を預けるようにすると安心。

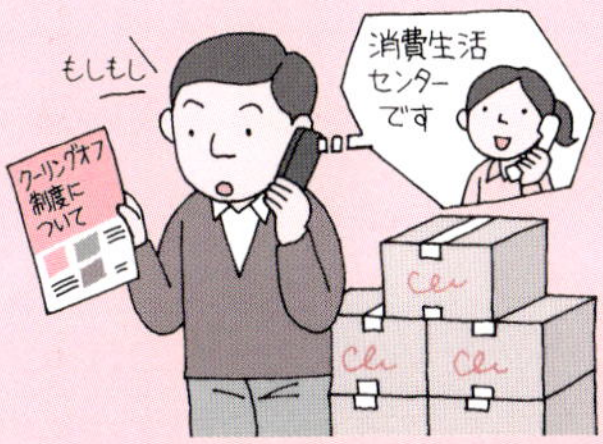

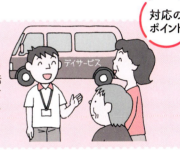

クーリングオフ制度を利用する

万が一認知症の人が訪問販売業者から商品を買ってしまった場合、クーリングオフ制度が利用できる。商品を受け取った日を1日目と数え8日以内に所定の方法で手続きを行う。まずは消費者生活センターに連絡し、相談を。

●消費者ホットライン　TEL：188

認知症豆知識

成年後見人制度とは？

成年後見制度は、判断能力が不十分な人々を法律面や生活面で保護したり支援したりする制度。成年後見人と呼ばれる方々が、認知症の人に代わって契約や財産の管理などをします。一人暮らしの認知症の人が介護保険利用の契約や施設の入退所、財産管理、悪質商法にだまされ高額な商品を買わされてしまうというようなことから守ってくれます。詳しくは、最寄りの地域包括支援センターや市区町村役所の担当課に問い合わせを。

困った症状⑨暴力

すぐ攻撃的になり、暴力をふるうこともある

認知症の人の中には、殴りかかってくる、蹴る、ものを投げるなどの暴力に出る人がいます。ほとんどの場合、不安や焦燥感、生活歴など引き金になるものがあり、それらが暴力となって表れます。

なぜ、ささいなことで暴力をふるうのか？

認知症の症状が進むと、しばしば攻撃的になったり暴力をふるう人がいます。健康な人なら、少々嫌なことがあっても怒りを抑えることができますが、認知症になるとこの抑制が利かなくなり、すぐに感情をあらわにします。

また、その人の性格や過去の生活歴も影響します。例えば、長年亭主関白で家族を従えてきた、短気で怒りっぽい、プライドが高い、などです。

怒りの引き金になりやすいのは、周囲の人の何気ないひと言が気に障った、嫌がることをすすめてきた、例えばお風呂に入りたくないのに入るように強く言われた、などです。

また、認知症の人の言うことを否定したり、強制的な態度を取ったりすると激しく怒ることがあります。

また前頭側頭型認知症の場合、健康な頃は穏やかな性格だったのに人が変わったように怒りっぽくなる、レビー小体型認知症では、幻覚が見えるたびに大声を出したり暴れたりすることもあるなど、認知症のタイプによっても暴力の出方に特徴があります。

どうしても暴力がやまないなら精神科医に相談すること

大事なことは「怒らせるようなことを言ったりしたりしないこと」ですが、家族などの介護者に悪気はないことでもキレることがあります。認知症の人が怒り出したら、まずは落ち着いて、怯えるような素振りは見せないことです。効き目があるのは、ほめること。

怒り出したら「お父さんの言うとおり、さすがです。私みたいな若いものにはわからないわ」などと、上手に演技してください。

相手にいい感情を与えれば、感情残存の法則（P74）によって残りますから、それ以上暴力的な態度にはなりにくいといえます。相手の土俵にのって言い争ったり暴力で対応しても火に油を注ぐだけです。

暴力的になる原因

相手の行為の意味がわからない

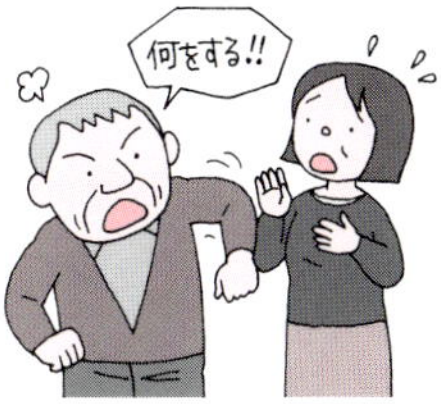

介護者は「入浴しなければ不潔になる」という理由で入浴をすすめても、認知症の人には入浴の意味が理解できないため「嫌なことを無理にさせようとしている」と判断し、攻撃的になる。

過去の生活歴

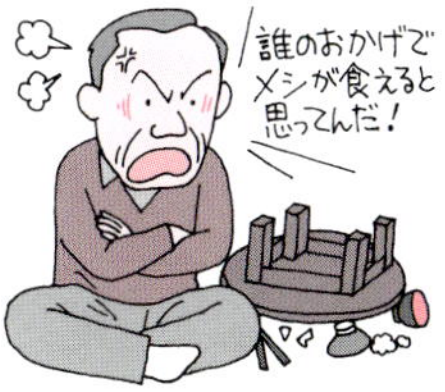

社会の中で暴力があたりまえの環境で生活していた人が認知症になると、ふつうの人よりも暴力をふるいやすくなる。

脳の機能低下で感情が抑えられない

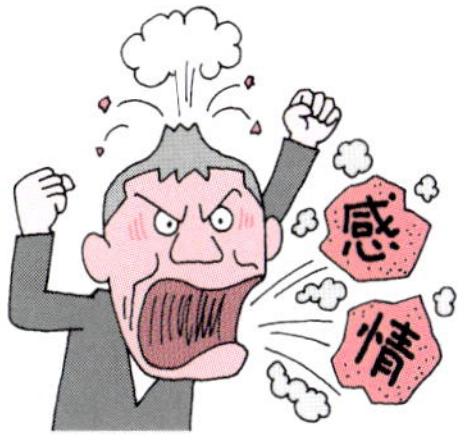

気に障ることがあっても理性でカバーできないため、すぐに攻撃的になる。

孤独感や焦燥感

家庭の中で自分の居場所がない、自分のこともうまくできない、家族の世話にならなければ生きていけない、といった寂しさや焦りから攻撃的になることもある。

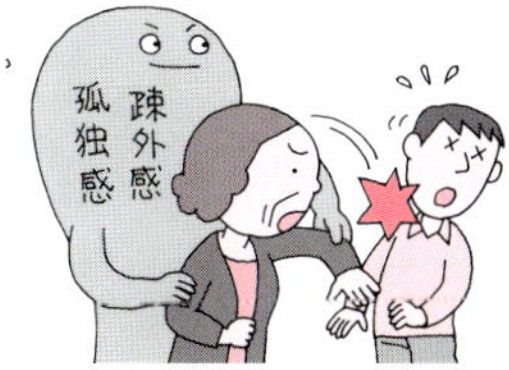

対応のポイント

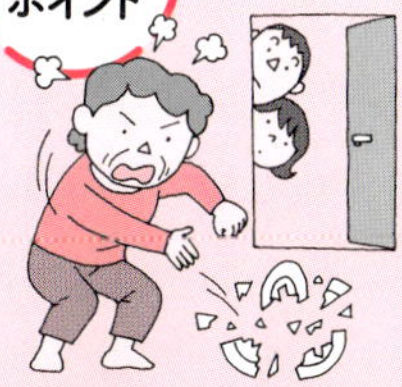

離れて様子を見る

ものを投げる、拳を振り上げる、噛みつくなど暴力がエスカレートし、身の危険を感じたらその場を離れ、様子を見る。怒りの対象以外の人に介入してもらうと落ち着くことも。

攻撃的になっても落ち着くこと

介護者が緊張したり怯えたりすると、その空気が相手に伝わり、よけいにエスカレートする。攻撃は長くは続かないので、ひるまずに落ち着いた態度で。

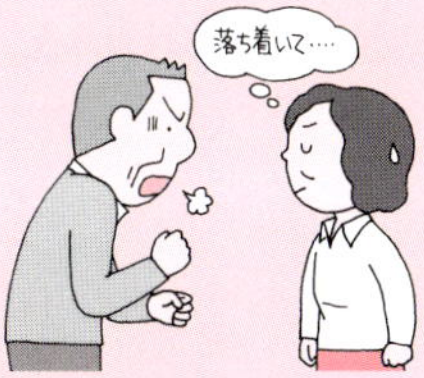

力で抑えない

これは最もやってはいけないこと。お年寄りよりも腕力のある家族が抑えつけたりしても、怒りが収まらないだけ。骨折などのケガをする危険もある。

専門家に相談する

日常的に暴力がやまないときは、精神科医に相談を。興奮を抑える薬の投与で、落ち着くこともある。症状によっては入院治療する場合もある。

どうしても暴力が収まらないようなら精神科などの専門医を受診して、興奮を抑えるような薬を処方してもらうことも必要です。

困った症状⑩もの盗られ妄想

金や大切なものを「盗られた」と言い張る

「もの盗られ妄想」は、認知症の周辺症状（BPSD→P24）の代表ともいえる症状です。「盗まれた」と聞いて穏やかでいる人は少ないでしょうが、そこは冷静に対処することで、ほとんどの場合、落ち着きます。

❖❖❖ 認知症で最も多いのが「もの盗られ妄想」

実際にありもしないことを思い込む「妄想」は、認知症によく見られる症状です。中でも多いのが「お金を盗られた」「自分の財産を狙っている」などという「もの盗られ妄想」です。

もの盗られ妄想で「盗んだ」とされるターゲットの多くは、身近にいてなんでも言いやすい家族です。

認知症でない高齢者でも、自分が置いたものがわからなくなることはありますが、その場合、自分がなくしたと思って探します。ところが認知症の人では、ものがない＝誰かに盗られた、となります。「ない」とされる財布などが本人のタンスから見つかっても「あなたが盗って、ここに置いた」と非を認めず、相手のせいだと押し通します。ここでも「自己有利の法則」（P70）が働きます。

❖❖❖ 認知機能の低下により、頭に浮かんだことを検証できない

もの盗られ妄想は、記憶障害や認知機能の低下などの中核症状（P24）をベースに表れます。「ものを盗られた」だけでなく、「家族が私を家から追い出そうとしている」など、思ったことを検証せず、ストレートに「そうだ」と受け止めてしまいます。

また、自分で身の回りのことができなくなり、家族に世話をしてもらうことへの不安や葛藤、他に、過去にお金に苦労した経験がある場合、もの盗られ妄想が強く出ることがあります。

自分のものを「盗られた」と言っている人に「そんなわけない」と否定しても、症状は強まるだけです。疑われた人はまともに攻撃を受けず、受け流すこと。第三者が介入できるなら、本人の話を聞いてもらうと落ち着くことが多いようです。お金に苦労したことがある人なら「若いとき、苦労したんだね」と思うだけで、優しい対応ができるはずです。

もの盗られ妄想の原因

貧しい生活歴

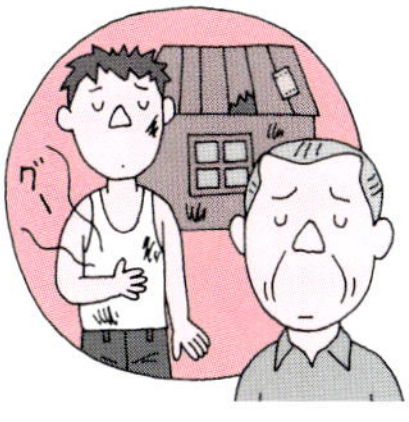

戦中戦後などの貧しい時代を生きた人は、お金やものがない苦しさを体験している。そのためお金やものへの執着が強く、もの盗られ妄想が強く出ることがある。

記憶障害や思考力の低下

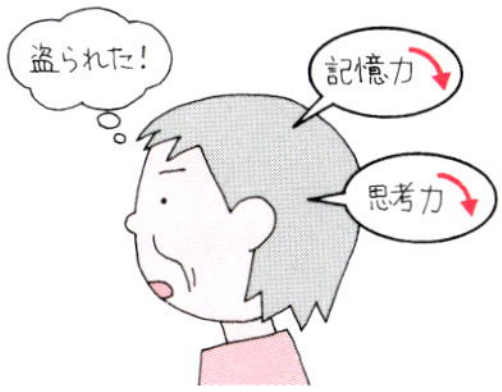

もの盗られの妄想のベースにあるのが「記憶障害や思考力の低下」。さらに「自己有利の法則」の影響により、事実の検証なくして「第三者に盗られた」という結論になる。

不安や葛藤が要因になる

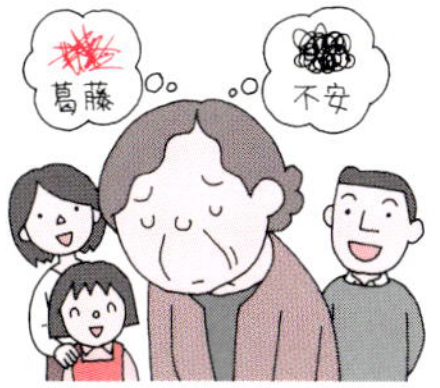

社会で活躍していた人や家庭を仕切っていた人が認知症になり家族などの世話になることで、心に湧いた不安や葛藤がもの盗られ妄想の誘引になる。

対応のポイント

悪くなくても謝る

盗んでいないのに謝ることは、濡れ衣を認めるようで不愉快だが、そこは演技と割り切ること。多少の金額なら謝ってお金を渡し、本人の気持ちがよくなるほうが、揉め事を引きずらず得策。お金を渡したら、あとで本人に気づかれないように取り戻しておく。

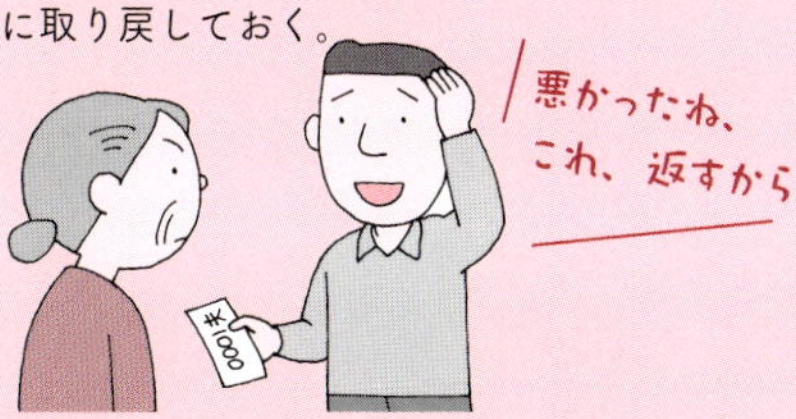

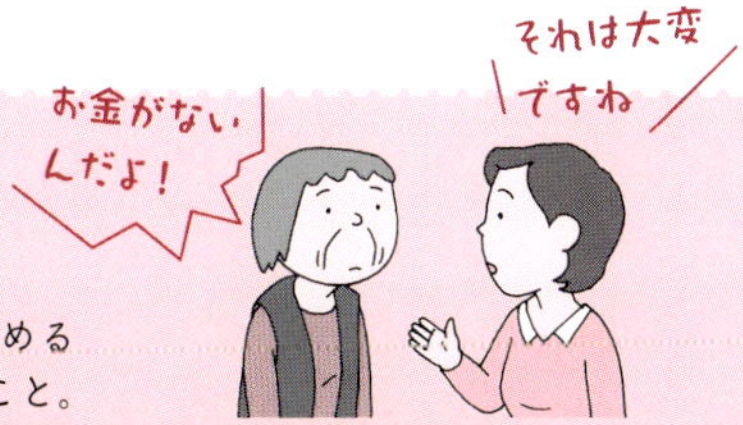

さらりと受け流す

「お金を盗られた」と思い込んで攻撃してくる人に正論を説いても無駄。まともに受けて対峙すると、ますます妄想が強まる。それよりもさらりと受け流し、ほとぼりが冷めるのを待ったほうがよい。

第三者に本人の話を聞いてもらう

事情を知っている身内や、親しい人、あるいはかかりつけ医などに本人の話を聞いてもらうと落ち着くことがある。これにより認知症の人の気持ちも収まり、疑いをかけられている家族も理解者がいることで救われた気持ちになる。

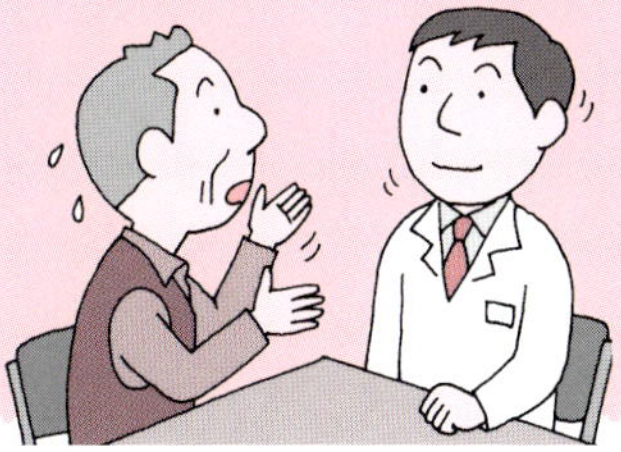

認知症予防コラム

認知症予防と歯

「認知症と歯」は、一見、無関係のような気がしますが、そんなことはありません。「食べ物を噛む」という動きは、それが刺激となって脳に伝わり、記憶や思考をつかさどる部分を活性化させるといわれています。東北大学医学部・歯学部が共同で行った研究では、健康な高齢者では平均14.9本の歯が残っているのに対し、認知症の症状の出ている高齢者は9.4本と少なく、歯が少ない高齢者ほど大脳の「海《かい》馬《ば》」(記憶をつかさどる部位)周辺の容積や、意思や思考など、高次の脳機能に関連する前頭葉などの容積も減少していることがわかりました。

この理由として、歯がなくなり歯の周辺の神経が失われると脳が刺激されなくなり、それが脳の働きに影響を与えているのではないか、と推測されています。

ただし、歯がなくなっても、その人の口に合った義歯で食べ物をしっかり噛めば、脳が刺激されることもわかっています。

いずれにしても、できるだけ多く自分の歯を残すことは、認知症の予防にも大変有効です。そのためにもぜひ毎日、しっかり歯のお手入れしてください(口腔ケア→P150)。

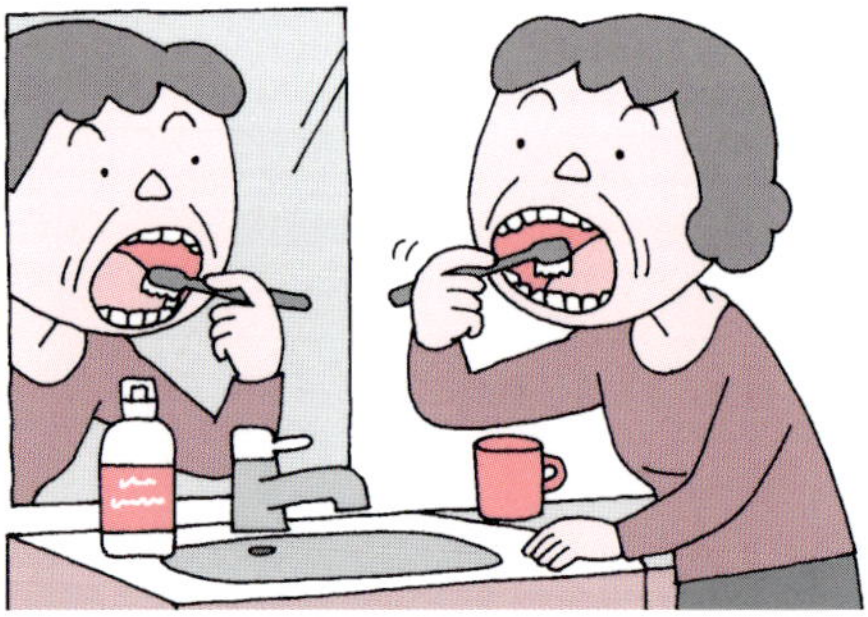

part6

上手な日常生活の援助

食事を楽しく、おいしく食べられるように

一日の中でいちばんの楽しみが「食事」です。認知症の人は食べるのが下手だったり遅かったりしますが、本人のペースを重視して、できないところを手伝ってあげるようにしましょう。

バランスのよい献立で、できるだけ自力で食べさせて

食事は一日の中でいちばん楽しみなもの。認知症になってもおいしく食事をとることは、健康に生きるための基本です。バランスのよい献立を準備してください。糖尿病や高血圧などの生活習慣病がある場合は、主治医の指示のもとで献立を考えましょう。

認知症の人が食欲のあるうちは、徘《はい》徊《かい》などで動き回り、体力もあります。

肉や魚、豆腐などの良質なたんぱく質、カロテン、ビタミン類などが豊富な緑黄色野菜、カルシウムが豊富な牛乳やヨーグルトなどの乳製品を積極的にとらせて、低栄養を防ぎます。

本人が箸やスプーンが使えるなら、できるだけ自力で食べさせることがリハビリです。箸やスプーンを口に運ぶタイミングがうまくいかずこぼしてしまうようなら、少し手伝ってあげたり、食事用のエプロンをつけたりすると衣服が汚れません。

おいしそうなおかずのにおいをかぐと食欲が増進し、よく噛んで飲み込むことで脳が刺激され、活性化します。

食事とともに、十分な水分摂取を心がけて

食事は、できるだけ決まった時間にとり、その人専用の食器を使うようにします。食事のリズムをつけ、自分の食器で食べるという慣れた環境にいることで、安心して食べられます。食べるペースは本人に任せて、せかしたりしないようにします。せかすと気分よく食べられないばかりか、むせこんで誤嚥《ごえん》してしまいます（Ｐ１４８）。

また歳を取ると、体の水分が足りなくなっても、喉が渇いたと自覚しにくくなるため、積極的に水分摂取をしなくなる傾向があります。

脱水や便秘を予防するために水分を十分にとらせるようにし、食事のときは、最低でもお茶やお水をコップ1～2杯は飲む習慣をつけるようにしましょう。

上手な食事のポイント

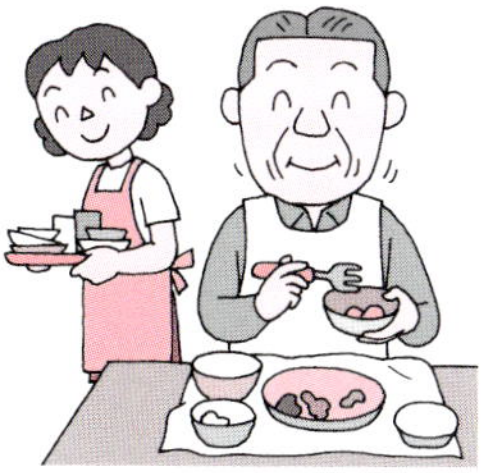

できるだけ自力で自分のペースで

「食べるのが遅い」「こぼすから」という理由で全面的に介助すると、食べ方を忘れてしまう。最初の一口と最後だけ介助するなどしながら、基本は自力で食べさせることが大事。

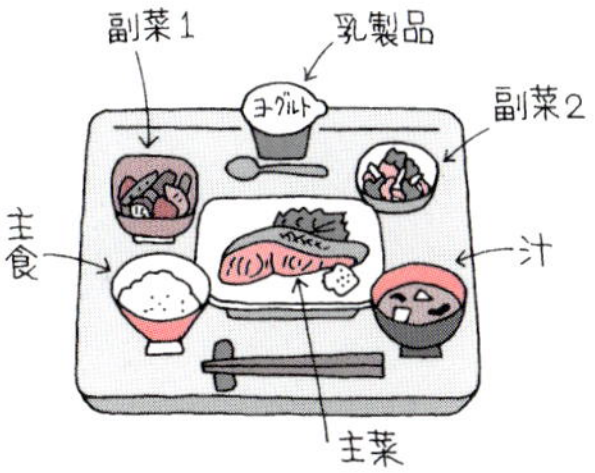

バランスのよい献立を

一汁三菜を基本に、乳製品や海藻類なども入れ、バランスのよい献立を。丼ものや麺類のときは野菜のつけ合わせを忘れずに。

認知症豆知識

食事を嫌がるときは…

それまでふつうに食べていたのに急に食事を嫌がるときは、まず体調が悪くないかチェックを。体温を測ったり、排便の状態を確認して、熱がある、便が緩かったり下痢をしている、2、3日排便がないなど、気になることがあれば受診してください。また、口内炎ができていて口の中が痛い、入れ歯が合わなくなったなど、口腔内のトラブルでも食事を拒否します。

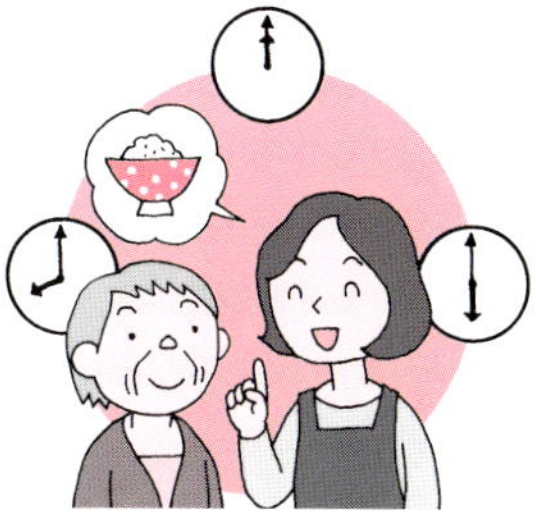

決まった時間に食べる

毎日、決まった食事時間に食べることで生活のリズムがつく。また、食事時間を「8時、12時、18時」などと決めておくと、食事に誘導しやすい。

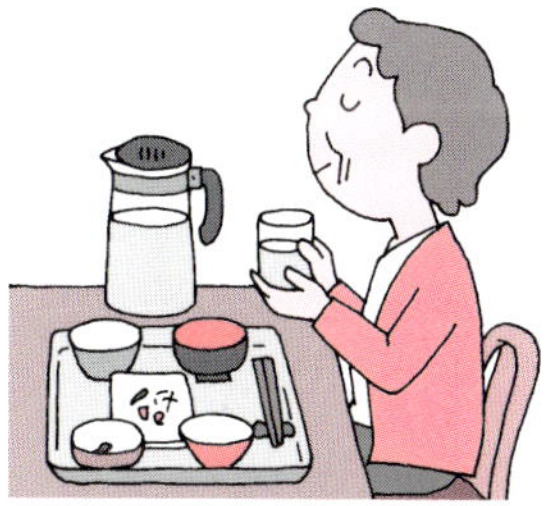

十分な水分補給を

水分不足は脱水の他に、濃縮尿になって膀胱の中にばい菌が繁殖しやすくなり、膀胱炎などの尿路感染症を起こしやすくなる。水分は十分とらせるように。

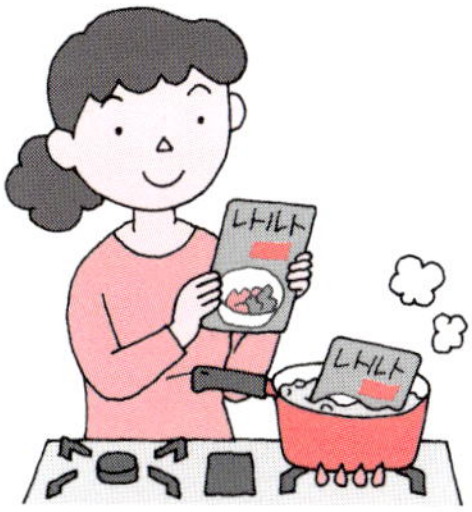

市販の介護食も活用して

介護ショップには、おいしいレトルトの介護食がたくさん売られている。たまには利用して、料理を作る家族の負担を軽くして。

食事中の誤嚥には十分注意を

高齢になると嚥下《えんげ》機能の低下に伴い、誤嚥《ごえん》しやすくなります。認知症の人は特にリスクが高いので、毎日の食事、おやつ、飲水時には家族が十分に注意して誤嚥を防ぎましょう。

認知症になると誤嚥しやすくなる

私たちが食べ物を飲み込むときは、1秒もかからず、のど仏が上がり、声帯が閉じられ食道が開くという複雑な反射が起こり、誤嚥を防ぎます。

ところが、認知症になると運動機能の低下に伴い、この精緻《せいち》な動きやタイミングが崩れ、嚥下《えんげ》障害が起こり、ちょっとしたことでも誤嚥しやすくなります。

食事はおいしく食べさせたいものですが、嚥下には十分な注意が必要です。誤嚥を防止するためには、次のようなことに注意するとよいでしょう。

誤嚥予防のために気をつけること

●食べる姿勢と食べ方

椅子には深く腰掛けて、テーブルの高さは軽く前かがみになれるくらいで。頭を少し前に出すようにするとよいでしょう（左ページ参照）。

食べ物を飲み込むときは「ごっくん」と意識するようにします。一人でできないときは、介護者が「ごっくん」と声をかけるとよいでしょう。

●むせやすい食べ物に注意する

水やお茶、味噌汁やすまし汁などさらさらした液体は、のどへの移動が早く、むせやすいです。少しずつゆっくり飲むようにします。それでもむせやすいなら、市販のとろみ調整剤を利用してもいいでしょう。混ぜるだけで簡単にとろみがつきます。

お餅やだんごなどの粘るもの、タコやイカなどの硬いもの、口の中にくっつきやすい海苔やわかめなども誤嚥しやすいといえます。小さく切るなどして、食べやすい工夫をしてください。

食事の前に「ぱ・た・か・ら」と言って口を動かし、食べ物をのどの奥まで運ぶ一連の動作を鍛える「パタカラ体操」を習慣づけてもよいでしょう。

よくしゃべったりカラオケで歌ったりすることは、声門（息が通過する狭い隙間）を閉じる訓練になります。

誤嚥予防のポイント

誤嚥を予防する食事のスタイル

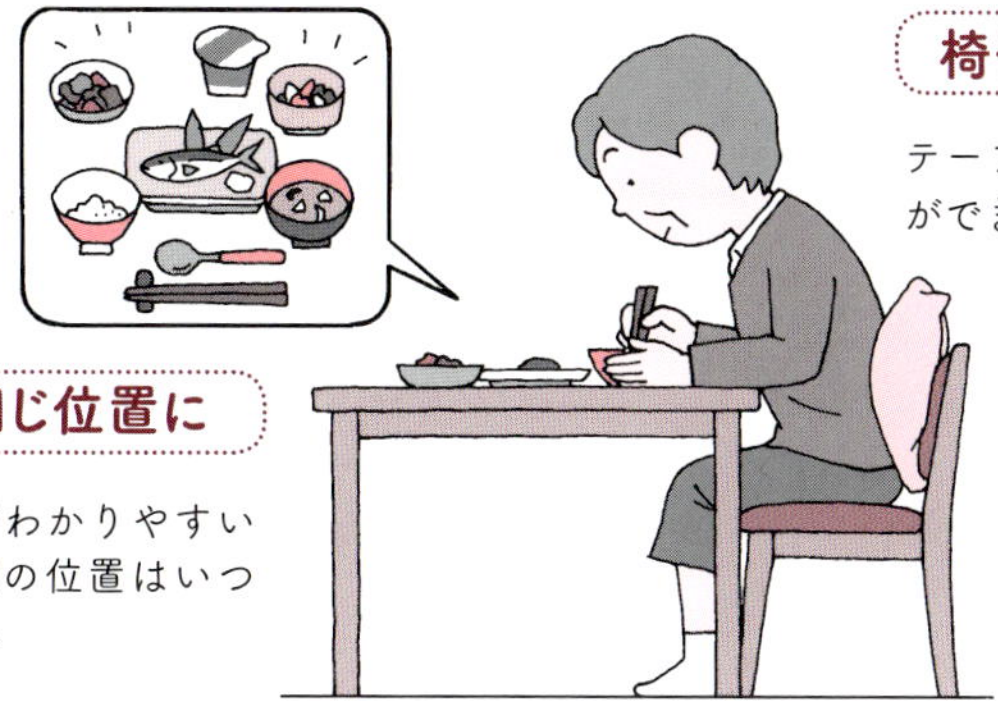

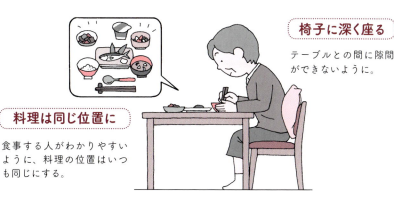

椅子に深く座る

テーブルとの間に隙間ができないように。

料理は同じ位置に

食事する人がわかりやすいように、料理の位置はいつも同じにする。

少し前かがみの姿勢

やや前かがみのほうが飲み込みやすい。前かがみになれないときは、背中にクッションを置くと、自然に前傾姿勢になれる。

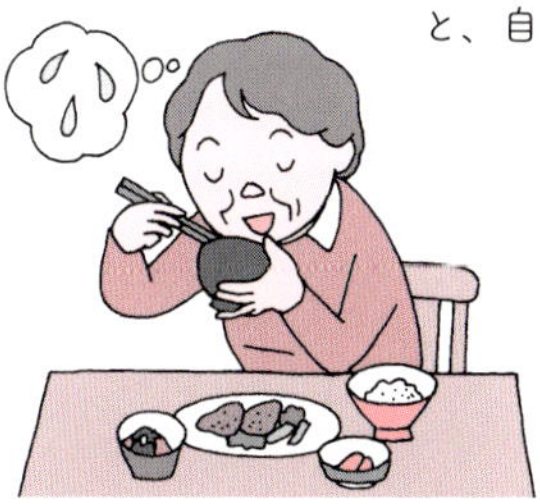

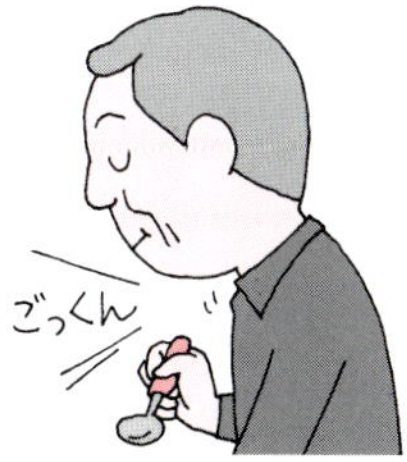

最初の一口は汁物で口の中を湿らせて

食べ始めは固形のものより汁物で口の中を湿らせたほうが誤嚥しにくい。

飲み込むときに「ごっくん」

飲み込むときに「ごっくん」と飲み込む動作を意識して行う。介助者が声に出して「ごっくん」と誘導するとよい。

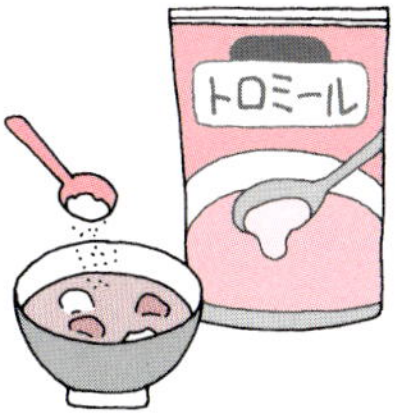

とろみをつけて飲み込みやすくする

お茶や汁物など、サラっとしたものは特に誤嚥しやすい。市販のとろみ調整剤でとろみをつけると飲み込みやすくなる。

食事のあとは口腔ケアを忘れずに

慢性的に口の中が不潔では、虫歯や歯周病だけでなく、内科的な病気を招くことがあります。食事のあとは口腔ケアを徹底して、口の中を清潔に保つようにしてください。

口に合った歯ブラシでていねいに口腔ケアを

食事のあと口の中を清潔にすることは、歯槽膿漏《しそうのうろう》（歯周組織に起こる病気で、歯周病はその代表）を予防するだけでなく、口の中の細菌が要因となる病気の予防にもなります。

口腔ケアは毎食後行うことが理想ですが、できなければ朝と寝る前だけ歯磨きで、お昼はうがいだけでもよいでしょう。

うがいには、市販の口腔洗浄液を利用するとより効果的です。

自分で歯ブラシが使える人は自分で磨いてもらいます。上手に使えないなら、介護者が磨いてあげましょう。

歯ブラシは、口の中に入りやすく動かしやすい、ブラシの小さなタイプがおすすめです。磨き方を左ページに紹介しましたので、参考にしてください。

なお、歯ブラシだけで歯垢を取るのは困難ですから、できれば1日1回は歯と歯の間の歯垢を取る歯間ブラシやフロス（糸ようじ）などでセルフケアをするとよいでしょう。

人はおいしく食事ができなくなると、栄養状態が悪くなり、病気になりやすくなったり傷が治りにくくなったりします。おいしく食べられる丈夫な歯を維持することは、健康のためにとても大切です。

入れ歯は食事のたびに外して洗浄を

入れ歯（義歯）を使っている場合は、食事のたびに外して、歯ブラシを利用して洗います。清潔を保つためには、夜は入れ歯洗浄液に浸しておくとよいでしょう。

入れ歯は使い続けるうちに、歯茎と合わなくなってきます。すると口の中の粘膜が傷ついて痛みが出たり、化膿したりすることもあります。

入れ歯の調子が悪いようなら、早めに歯科医に相談して、場合によっては作り直すことも必要です。

歯磨きのポイント

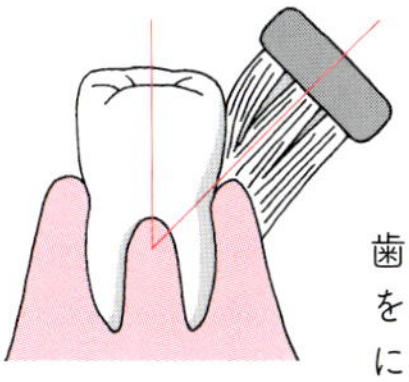

歯ブラシのあて方

歯に対して45度に歯ブラシをあて、毛先が歯と歯茎の間に入るように。左右に小刻みに動かす。

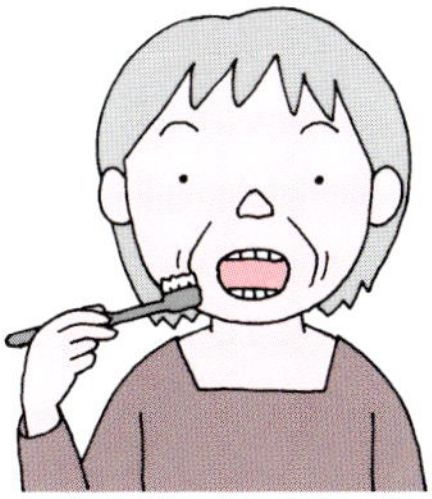

歯ブラシの持ち方

歯ブラシの持ち方がわからないときは、介助しながら持たせる。

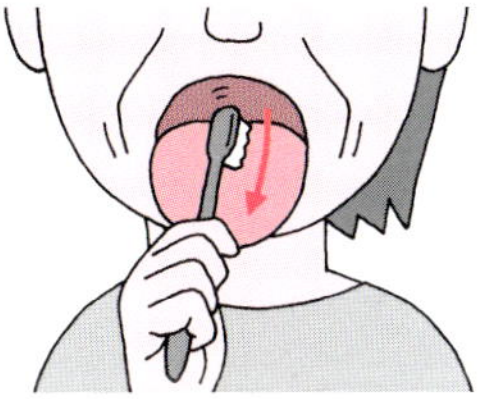

舌と上あごのケア

舌の表面を軽い力で奥から手前にかき出す。上あごも同様にかき出す。やわらかめの歯ブラシがおすすめ。

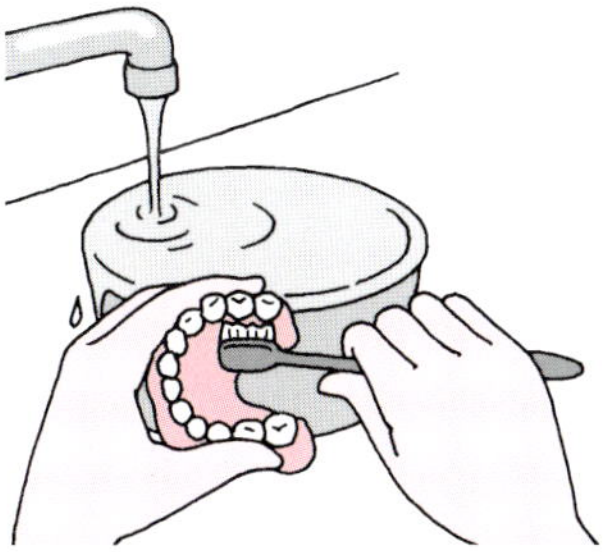

入れ歯の磨き方

入れ歯を外して水洗いして、歯ブラシで汚れを落とす。寝る前に入れ歯洗浄液につけておくとより清潔。

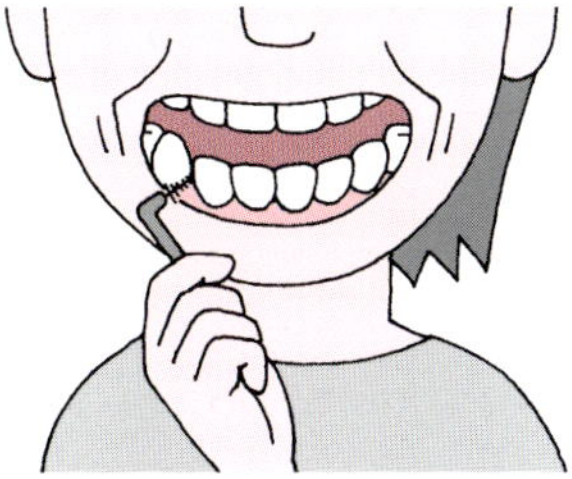

歯間ブラシを活用して

歯と歯の間の汚れは歯磨きだけでは取れない。できれば1日1回は歯間ブラシなどで汚れを落として。

認知症豆知識

うがいと歯磨きの習慣

「うがい」というと、上を向いてガラガラとのどを鳴らす「ガラガラうがい」と、口を小刻みに膨らませる「ブクブクうがい」があります。お年寄りの場合、ガラガラうがいをすると、気管に入りやすいので、食後のうがいはブクブクうがいだけにします。

なお認知症になるとうがいや歯磨きのやり方も忘れてしまうことがあります。しかし長年の生活習慣は身についているもので、洗面所のいつもの場所に自分の歯ブラシとコップがあれば、自然と歯ブラシや歯磨き粉に手が伸びることもあります。洗顔フォームなど、歯磨き粉と間違えるようなものは置かないようにしましょう。

安全・快適な入浴で体の清潔を保つ

入浴は体を清潔にし、心身のリラックスに大変有効です。ここでは、認知症の人に安全・快適に入浴してもらうための工夫をまとめました。毎日のバスタイムに役立ててください。

嫌がらなければ、心身の健康のためにも毎日入浴を

体のどこかにマヒや痛みがなく、自力で立てれば、認知症があっても自分で入浴できます。自力で入れ、本人が嫌がらないようならお風呂は毎日入りましょう。皮膚が清潔になるだけでなく「気持ちいい」「さっぱりする」という感覚は体も心もリラックスさせ、睡眠を促してくれます。ただし、嫌がるようなら130ページを参考にして、状況を見ながらすすめてください。

また、入浴は心身によい反面、危険なこともありますので、次のようなことを注意してください。

転倒、溺水、ヒートショックに十分注意を

一つは、浴室での転倒です。浴室は滑りやすく、転倒のリスクの高い場所でもあります。入浴するときは見守るか、必要なら介助するようにします。

また、脱衣場や浴室に手すりがあるとより安全です。取りつける場合、介護保険（P162）を利用している場合は、補助が出ます。

脱衣所に椅子を置いて、衣類の着脱は座ってやると安定します。

浴室には、介護用のシャワーチェアがあると、体を洗うとき、浴槽に入るときの補助などに使えて便利です。

浴槽内にはすべり止めマットを敷いておくと、溺れるリスクが軽減します。入浴する前には、脱水を予防するためにも水分をとるようにします。

冬は脱衣所と浴室の気温差による「ヒートショック」（体温や血圧が急激に変化して心筋梗塞や脳梗塞などを起こす現象）の危険があります。冬は脱衣場にもパネルヒーターなどを入れて暖かくしておくとよいでしょう。

湯温は、冬場で40℃、夏場で39℃くらいのぬるめで、全体の入浴時間は15分から長くても20分程度で切り上げます。心臓などに持病のある人は、主治医に入浴時の注意を聞いておくようにしてください。

安全な入浴のポイント

入浴しやすい浴室のモデル

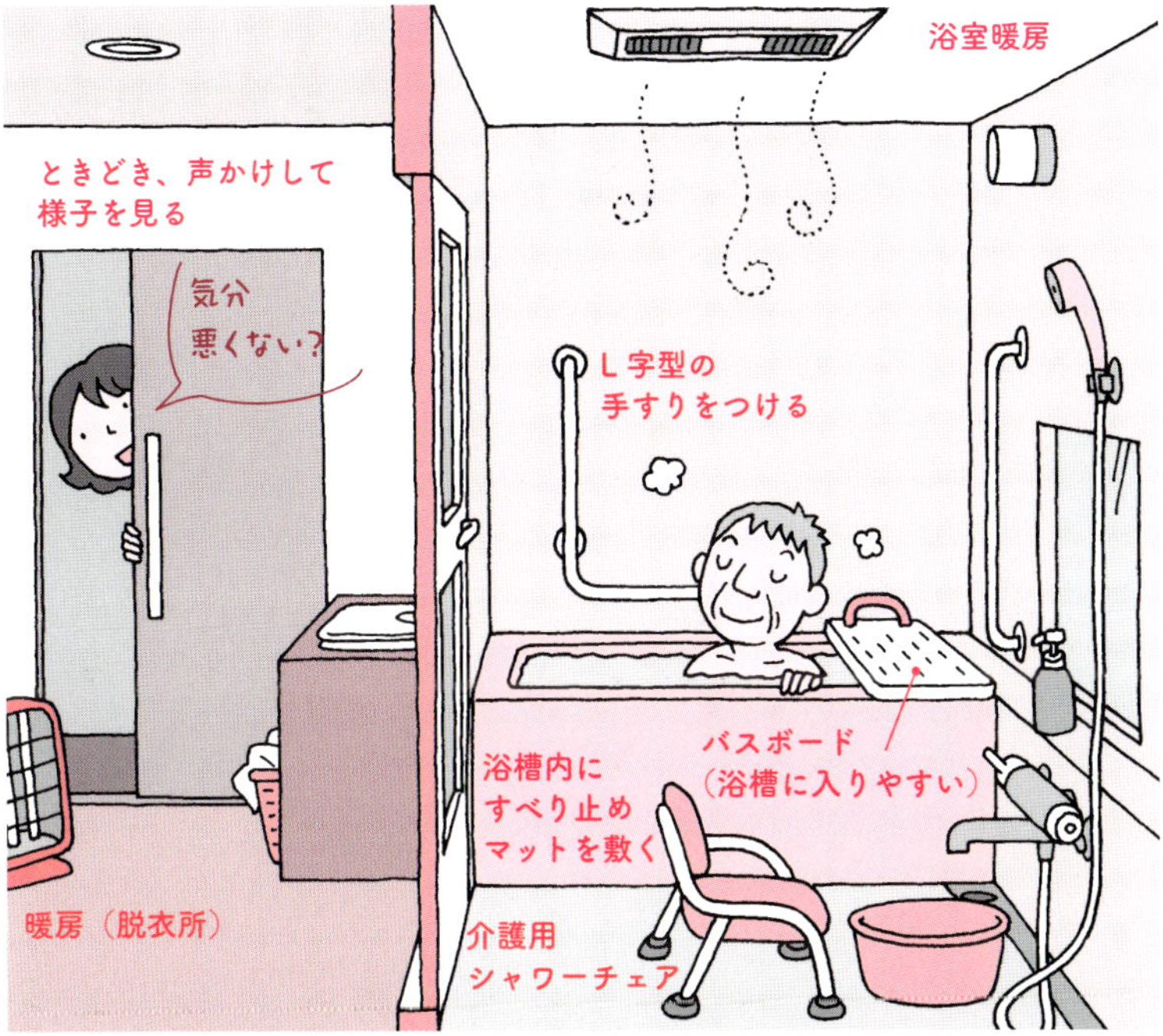

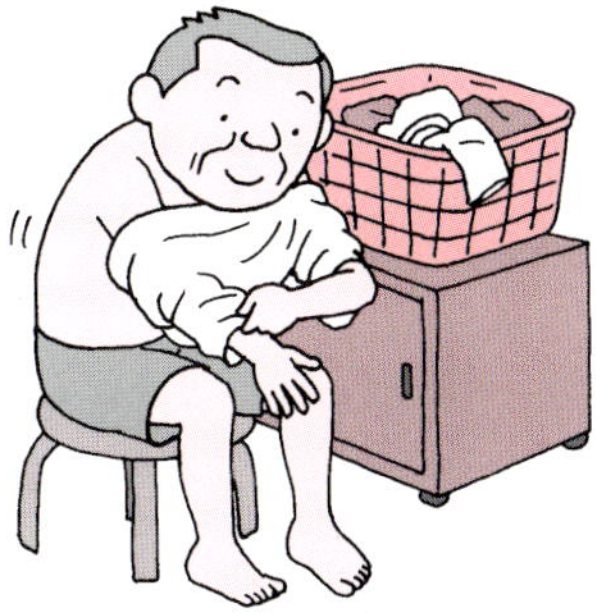

着替えは座って

立ったままの着替えは不安定。パンツやパジャマを脱いだりはいたりするときに、転倒のリスクが高まる。椅子を用意して座ってやるように。

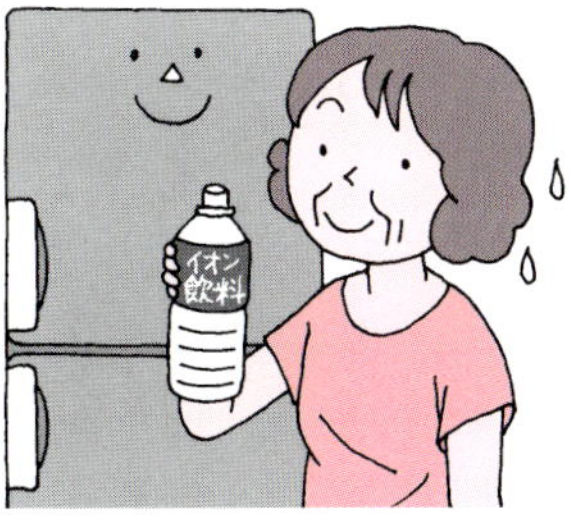

入浴前後に水分補給を

脱水を防ぐために、入浴前とあとにイオン飲料などを補給するとよい。

失禁しても叱らず、先手の対応を

失禁すると、本人はとても傷ついています。叱ったりするとよけいに心の傷が大きくなるだけで解決にはなりません。叱るよりも上手なトイレ誘導と先手を打つことを考えましょう。

失禁したことでいちばん落ち込んでいるのは本人

認知症の人は、尿意や便意がしてトイレに立っても、トイレの場所がわからなくなり失禁してしまったり、脳が尿意や便意をキャッチしても、トイレに行くという行動を忘れてしまうため漏らしてしまうことがあります。

失禁されるとにおいや汚れた衣類の洗濯、床の掃除で家族はげんなりし、つい「トイレぐらいちゃんとしてよ」と怒鳴りたくなります。

しかし、粗相をしたことでいちばんショックを受けているのは本人です。

家族が騒ぎ立てるとプライドが傷つき、不穏になったりします。

トイレの場所がわからないなら、トイレまでの順路を書いて廊下の壁に貼り、トイレのドアにも「トイレ」と大きく書いて貼っておきます。

それでも行けないときは、家族がトイレまで誘導します。

時間を決めてトイレに誘導してみる

排泄《はいせつ》には人それぞれパターンがあります。例えば、起床直後、そのあとは1時間半～2時間ごとにトイレに行く人は、その時間に「トイレは？」と聞いて「行きたい」と言ったら誘導します。定期的に排泄することで、失禁しなくてすむようになります。

トイレの場所が遠かったり、トイレの使い勝手が悪いなら、部屋にポータブルトイレを置くとよいでしょう。この場合、においが気になることもありますが、消臭機能のついたトイレもありますので、介護ショップで見てみるとよいでしょう。

なお認知症の人は便秘になりやすいため、排便のタイミングはわかりにくいですが、朝食後は必ずトイレに誘導してみてください。

便秘が続いたり、便が硬くて苦しいようなら主治医に相談して、便を出やすくする薬を処方してもらうとよいでしょう。

排泄ケアのポイント

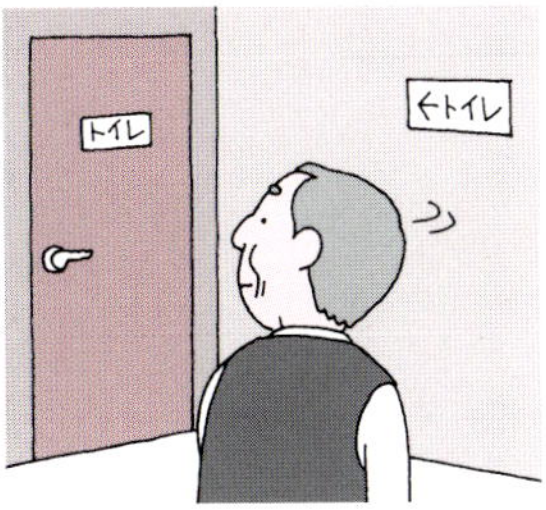

トイレまでの順路を示す

トイレの場所を忘れていて失禁するなら、本人の見える位置に順路を貼っておくとわかりやすい。

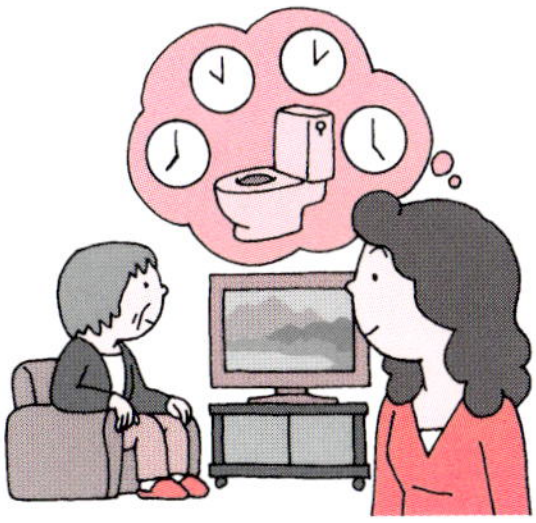

排泄パターンに合わせて誘導

朝起きてすぐ、食後まもなく、その2時間後…というように、排泄のパターンがあるなら、それに合わせてトイレに誘導する。

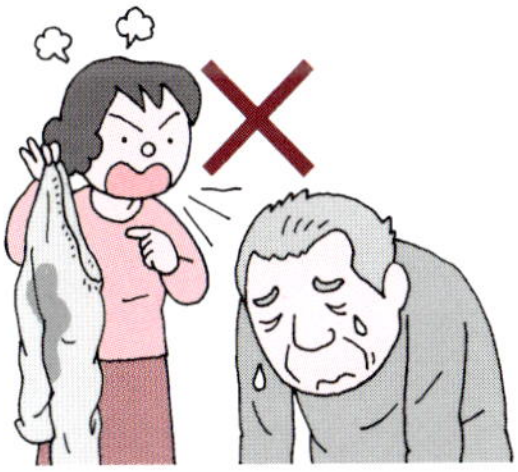

失禁しても叱らない

叱ると、失禁したところに新聞紙をかぶせて隠したり、ゴミ箱などに排泄して隠したりするようになる。

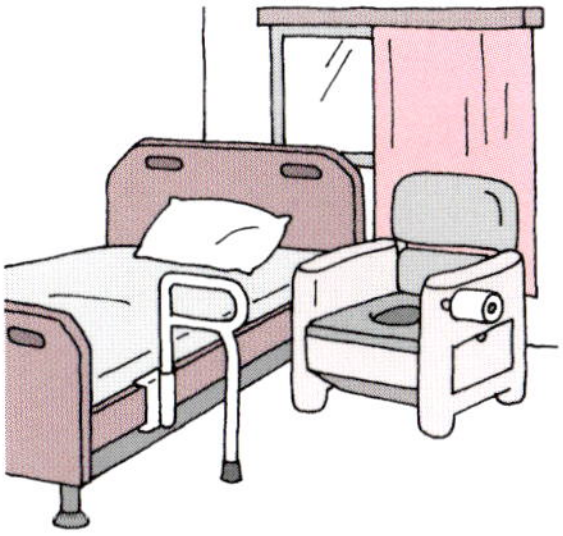

ポータブルトイレを利用する方法も

トイレの場所が遠かったり、和式トイレで使いにくい場合、本人の部屋にポータブルトイレを置くと安心。ケアマネージャーなどに相談し、使いやすいタイプのものを選んで。

認知症豆知識

オムツについて

いくら失禁しないように家族が配慮しても、ダメなときは無理しなくてよいでしょう。

尿取りパッドやオムツを利用することで、家族の負担も軽くなります。

軽い尿失禁があるようなら、パンツの中に吸収体のついた尿取りパッドをあてておくだけでかなり楽になります。

それだけでは不安なら、パンツ型のオムツを利用するとよいでしょう。これは通称「リハビリパンツ」とも呼ばれ、下着のようにはいたり脱いだりできます。

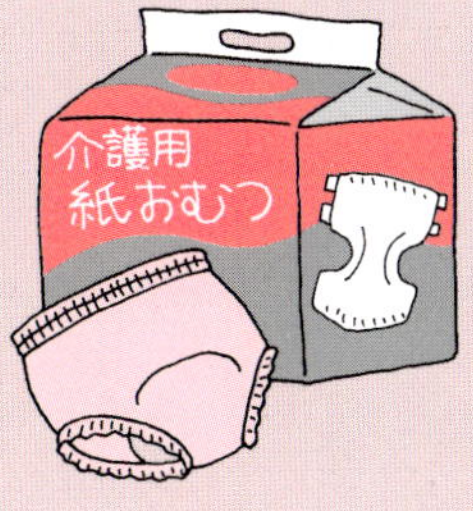

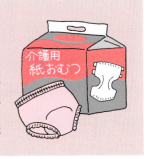

転倒を予防して、寝たきりにさせない！

認知症の人は、運動機能の低下と合わせて注意力も散漫になるため、ふつうの高齢者よりも転倒しやすいといえます。ここでは、転倒させないためにできることをまとめてみました。

転倒がきっかけで、寝たきりになることも

高齢になると足の筋力低下やバランス感覚の低下が進み、転倒しやすくなります。

認知症の人の場合、脳の病変による運動機能の障害や、その場の状況の理解や判断の不足から、とっさに安全を優先した行動が取れなくなるなどの要因も重なり、さらに転倒のリスクが高まります。

また睡眠障害などで睡眠導入薬などを飲んでいる場合、夜中に起きてベッドから降りようとしたらふらついて、転倒することもあります。

転倒して、すり傷程度ですむならいいのですが、頭を打つと頭の中に血液の塊ができる「硬膜下血腫《こうまくかけっしゅ》」になったり、骨折することもあります。骨折の中でも多いのが、股関節の近くの太もの骨が折れる「大腿骨頚部骨折《だいたいこつけいぶこっせつ》」です。高齢者が転倒したあとに立ち上がれなくなったら、この骨折を疑わなければなりません。

手術などの治療を機に寝たきりになるケースもよくあります。

転倒を予防するためにできることはたくさんある

転倒を予防するために家族がつき切りになるのも大変です。また転倒が心配だからと、歩けるのに日常的に車椅子ばかり利用すると、足腰の筋肉が落ちて歩けなくなります。

転倒させないためには、足のリハビリを強化して筋力をつける、転倒しにくい住宅環境を整えるなど、できることはたくさんあります（左ページ）。

また靴も大切で、サンダルのような簡易的な履き物はすべりやすく危険です。外出先がどんなに近くても、足に合った軽くて安定した靴を履く習慣をつけるようにしてください。

室内でもスリッパはすべるので危険です。高齢者用に安全を重視した部屋履きもあるので、介護ショップなどで購入して履くようにしましょう。

転倒予防のポイント

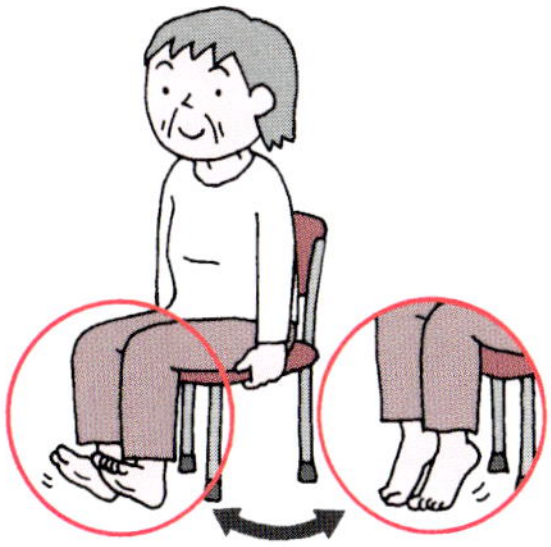

足の体操を日課にする

転倒予防体操　自分でできる足の体操を日課にするとよい。座っているときに簡単にできる体操として、かかとをつけてつま先を上げ、次につま先をつけてかかとを上げる、を10回程度繰り返す。デイサービスでも転倒予防体操を行っているところがあるので、参加するとよい。

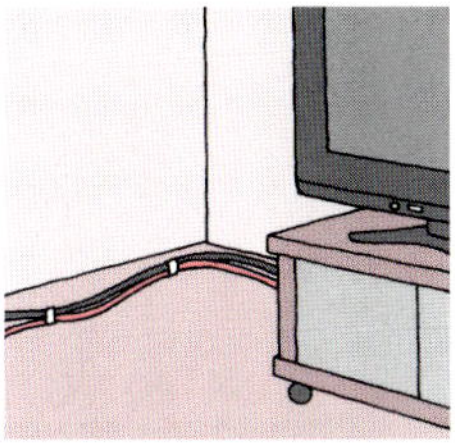

室内の障害物は片づける

部屋の中にごちゃごちゃとものがあるとつまずきやすい。電気コードなどはまとめて部屋の隅に片づけておく。座布団なども危険なので座らないときは片づけて。

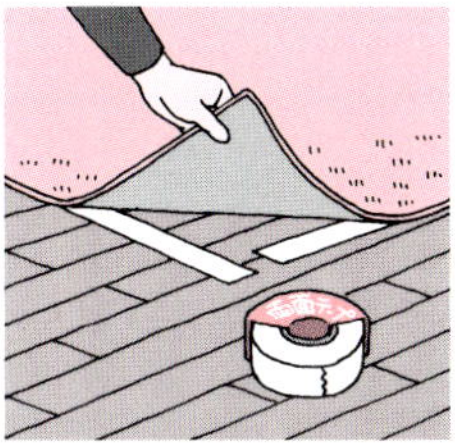

カーペットは固定する

カーペットを敷いているならめくれないように固定する。ちなみに毛足の長いカーペットは足を取られやすいので敷かないほうがよい。

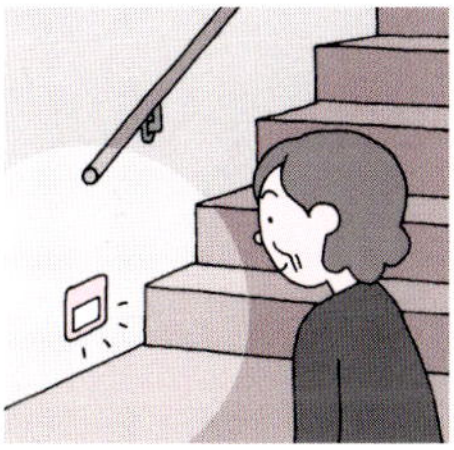

フットライトをつける

夜中にトイレに起きたときの転倒も多い。ベッドから立ち上がったところ足元がよく見えずに転倒することもあるので、フットライトをつけて足元を明るく照らして。

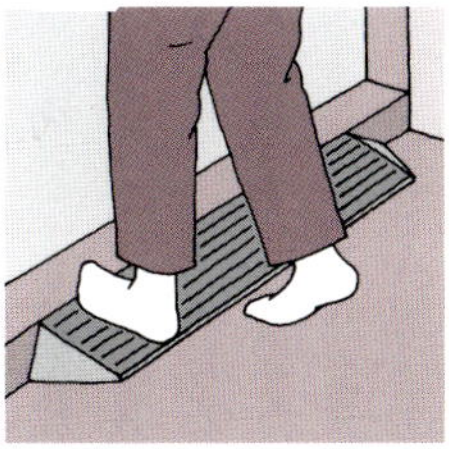

段差をなくす

高齢者の住む家はバリアフリーにリフォームしたほうが安心だが、できないなら、段差をなくす工夫を。段差のあるところには市販のスロープなどをつけて段差の解消を。

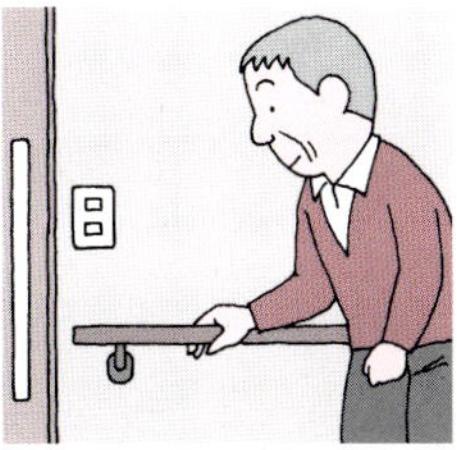

手すりをつける

リビング、廊下、浴室、自室など、認知症の人がよく歩くところには手すりをつけるとよい。手すりは介護保険でつけられるので、担当している地域包括支援センターに相談を。

上手な管理で忘れずに服薬を

認知症の人が医師の指示通りきちんと服薬するためには、家族など介護者の管理が不可欠です。ここでは、確実に服薬するための様々な知恵を紹介します。

認知症の人に服薬管理はできないと思ってよい

認知症になると記憶力や理解力、判断力、学習能力が全般に低下しますから、服薬トラブルは初期の段階から起こります。

よくあるのが「薬を飲むこと自体を忘れてしまって飲まない」「朝の薬を飲んだのに飲んでいないと思って、もう一回、朝の薬を飲んでしまう」「どの薬をいつ飲んでいいのかわからない」「薬の必要性を理解できず、飲みたくないから飲まない」など、自分で確実に服用させるのは、ほぼ不可能です。

どこかの段階で、家族などの介護者が管理しなければ、医師の指示通り、薬を飲ませることはできません。

服薬を確実にするための工夫とは?

服薬を確実にするために、家族は次のような工夫をしてみましょう。

薬を一包化する　医師の指示があれば薬局で「朝、昼、夕、寝る前」というように、薬を一包化してくれます。

服薬ボックスやお薬カレンダーを利用する　1週間分の薬を分けて保管できるので、日付を見ながら確実に服薬できます。

テーブルに「薬を飲みましたか?」と書いた紙を置く　認知症の人は、耳で聞いたことよりも目で見て繰り返し確認できることのほうが通じやすいという特徴があります。本人が見やすい位置に書いておくと、確認することもあります。

デイサービスや訪問介護を利用時に服薬する　家族が管理できないときは、介護スタッフに服薬をお願いして、飲ませてもらいます。

なお、薬を処方してもらったときは、「お薬手帳」を利用するようにしましょう。お薬手帳には、いつ、どこで、どんな薬を何日分処方されたが記録され、薬の管理に役立つ他、医療機関ですみやかに飲み合わせのチェックができるなど、大変便利です。

服薬管理のポイント

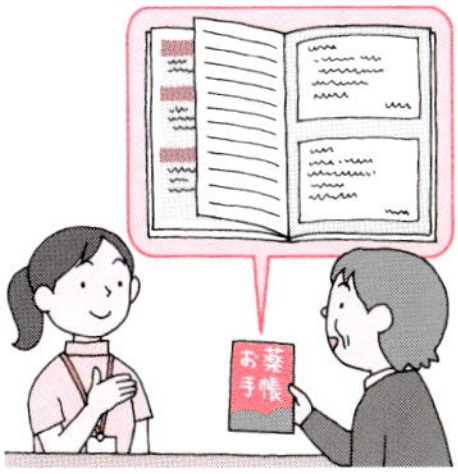

お薬手帳の活用を

お薬手帳は薬局で無料でもらえる。薬を処方されたときに処方箋とともに調剤薬局に出すと、処方した薬を記録したシールを貼ってくれる。

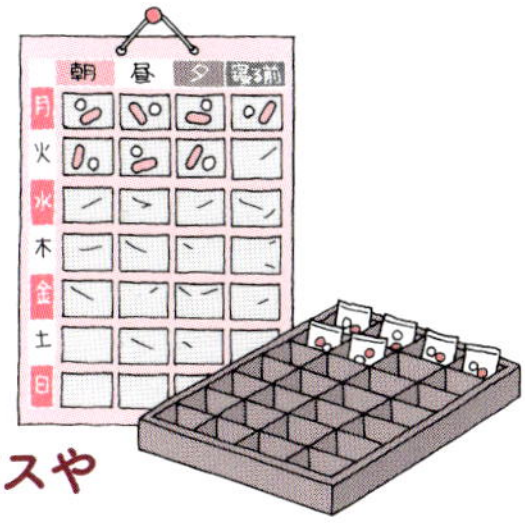

薬ボックスや服薬カレンダーを利用

1週間分の薬に「〇日〇日、朝」などとわかりやすく書いて管理すると飲み忘れもひと目でわかる。

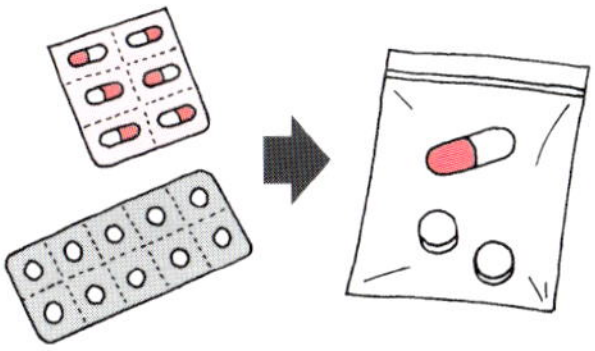

薬局で薬を一包化してもらう

一包化により、飲み忘れや誤薬のリスクが減る。ただし一包化してもらうと、若干費用がかかり、4週間分で、健康保険で1割負担の場合、120円、3割負担で360円加算して支払うことになる。

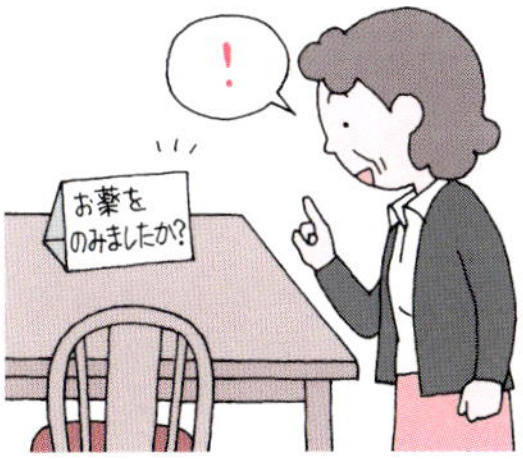

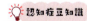

「薬を飲みましたか?」と書いた紙を置く

本人がいつも薬を飲むテーブルなどに紙を置いておく。ただし認知症が進み、書いた紙に興味を示さなくなると効果はなくなる。その場合、家族が1回1回服薬を確認することになる。

認知症豆知識

服薬のトラブル対処法

薬を飲んだのに「飲んでいない」というこだわりに対しては、市販の整腸剤やサプリメント製剤を「よく効く薬を先生が出してくれたよ」と言って与えるのがよい方法です。これなら副作用の問題もなく、要求に応じたほうが早くこだわりが取れます。

「毒を盛られている」という被毒妄想のため服薬しない人や「自分は病気ではないから薬は飲まない」と言って拒否する人もいます。そんなときは、しばらく時間を置いてすすめたり、ケアマネージャーや介護スタッフなど、家族以外の人がすすめると素直に応じることがあります。どうしても拒否する場合、気づかれないように食事に混ぜて服用させることも必要です。

薬の味が苦手だったり、うまく飲み込めないときは、市販の服薬ゼリーを利用するとスムーズです。

認知症予防コラム

認知症と睡眠

夜、よく眠れない人は眠れる人に比べ、認知症になりやすい──。そんなアメリカの調査結果が発表されています。平均年齢83歳の女性1282人を約5年間調査したところ、日中の活動性が低く夜間の眠りの質が悪い人が5年後に認知症や軽度認知障害になるリスクが、そうでない人に比べ、約1.57倍も高いことがわかりました。

認知症の発症と睡眠障害の因果関係は、まだはっきりしていませんが、アルツハイマー型認知症は、「アミロイドβ」という老廃物が脳に蓄積することが原因といわれています。アミロイドβの濃度は、日中、起きている間は高く、深い睡眠を取ると低下するという説があり、夜間、睡眠の質が悪い人はアミロイドβの濃度が高いままになるため、脳内に蓄積しやすくなり、認知症になりやすいのではないか、といわれています。

加齢に伴い、寝つきが悪くなったり、睡眠が浅くすぐに目が覚めたりするようになりますが、昼間はできるだけ活動的に過ごし、寝室の環境を快適にするなどして、できるだけ夜は良眠するようにしたいものです。

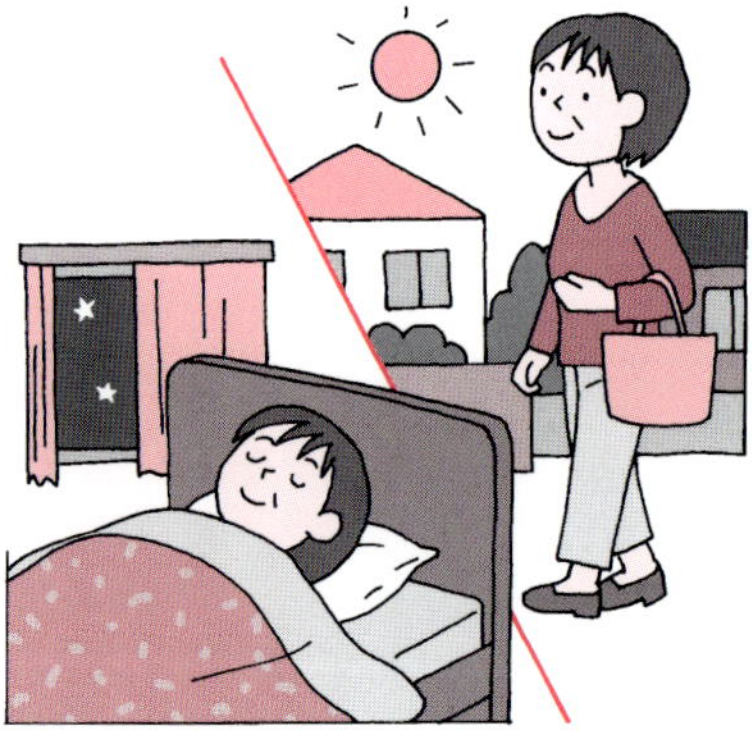

part7

介護サービスの受け方

介護保険の受け方

必要な介護を受けるために欠かせないのが「介護保険」です。申請から介護認定までの大まかな流れをまとめてみました。これから申請するときの参考にしてください。

介護を必要とする人を社会全体で支える保険

介護保険とは、介護を受けるようになっても、できる限り自立した生活を送り、人生の最後まで人間としての尊厳を全うできるよう、介護を必要とする人を社会全体で支える仕組みです。

介護保険サービスが受けられる人は、介護保険料を支払っている65歳以上の被保険者（第1号保険者）です。第1号保険者が要支援、要介護状態になったときに介護サービスを受けることができます。

40歳～64歳の被保険者（第2号保険者）の場合、要支援、要介護状態になった原因が指定された特定疾患でなければ介護サービスを受けることはできません。なお、介護保険は高齢になり介護が必要になったときのためのものですので、例えば事故でケガをして要介護状態になったという場合には利用できません。

2回の判定のあと、要介護認定が決まる

介護保険を利用した介護サービスを受けたくても、介護認定を受けていなければ受けられません。まずは市区町村役所に申請して「要介護認定」を受けます。

その後、市区町村役所の担当者が自宅などを訪問し、本人と家族に聞き取り調査をして状況を把握します。それをもとに第一次判定を行います。次に第二次判定がありますが、これには主治医による意見書が必要です。

こうしたステップを踏んで、申請から約1カ月で「要介護認定・要支援認定通知書」が送られてきます。判定結果によって受けられるサービスの量が決まり、その範囲でどんなサービスをどのくらい受けるのか、計画を立てます。なお、介護保険制度の見直しで、要支援向けの「訪問介護」「通所介護」は、２０１７年４月までに介護保険の対象から市区町村事業に移行することが決まっています。

居宅サービスの1カ月あたりの利用限度額

要介護度区分　1カ月の支給限度額（自己負担は、以下の金額の1割〔または2割〕）

要介護度区分	1カ月の支給限度額
要支援1	50,030円
要支援2	104,730円
要介護1	166,920円
要介護2	196,160円
要介護3	269,310円
要介護4	308,060円
要介護5	360,650円

2016年10月現在

居宅サービスを利用する場合は、利用できるサービスの量（支給限度額）が要介護度別に定められています。限度額の範囲内でサービスを利用した場合は1割（一定以上の所得者の場合は2割）の自己負担です。限度額を超えて利用した場合は、超えた分が全額自己負担になります。

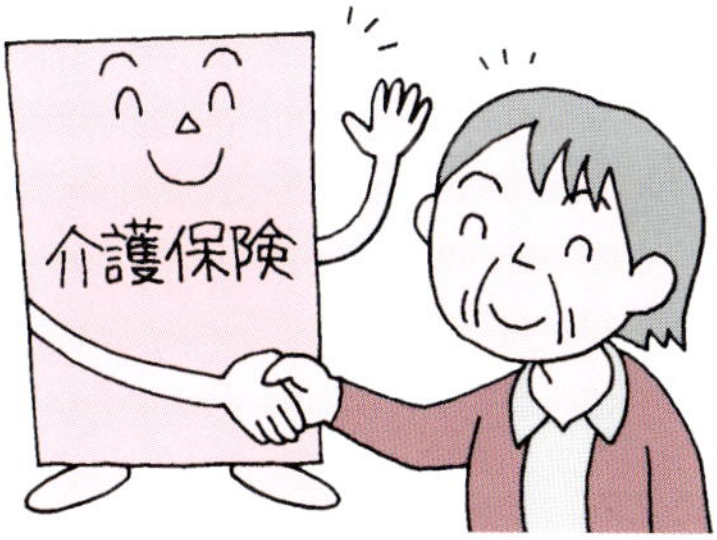

認知症の人がよく利用するサービス

- 訪問介護（ホームヘルプ）
- 通所介護（デイサービス）
- 通所リハビリテーション（デイケア）
- 短期入所生活介護（ショートステイ）
- 訪問看護
- 福祉用具貸与
- 住宅改修

介護サービスを上手に利用するためには？

介護認定が下りたら、次は具体的な介護プランを立てます。ケアマネージャーと相談しながら、無駄のないサービスを組み合わせ、効率よく介護プランを立てましょう。

介護の計画書「ケアプラン」はケアマネージャーと共同で作る

申請後、介護認定の通知が届いたら、どんな介護保険サービスを利用するか決めなければなりません。介護サービス利用の計画書が「ケアプラン」と呼ばれるものです。

といっても素人では、どこにどんなサービスがあるかも、どんなサービスを受けたらよいかもわからないのがふつうです。いきなりケアプランを作るのは大変ですから、地域包括支援センターや居宅介護支援事業所のケアマネージャーにお願いし、共同作業で作成するのが一般的です。

その際は、ケアマネージャーに生活の中で困ること、支援が必要なことを明確に伝えることが最も大切です。

ケアマネージャーに頼む場合、ケアプランの作成を依頼したということを、市区町村役所に届けておく必要があります。

ケアプランが完成し、利用者の同意が得られたら介護サービス業者にサービスを依頼します。

本当に必要なサービスを見極めてケアプランを立てる

ケアプランができ、プランに沿ったサービスを受けながら「もう少しデイサービスの回数を減らし、訪問介護を増やしたい」など要望が出てきたら、ケアマネージャーに相談し、プランを見直します。そうして介護サービスを利用しながら検討を繰り返し、そのときの状態に最も合ったサービスを受けるようにすることが大切です。

また、介護サービスは、介護認定で定められた限度額まで利用できますが「まだ枠があるから」とあれもこれも選ぶと、実際には利用しないということにもなりかねません。

ケアプランを作成するときは、認知症の人との暮らしの中で、本当に必要なサービスは何かを考えて、ケアマネージャーに納得できるまで相談しながら作成することが大切です。

ケアプラン作成の流れ

アセスメント（訪問調査）

体の状態や住宅環境、サービスの希望や要望を聞く。

ケアプラン作成

介護保険で受けられるサービスを組み合わせてプランを作成する。

本人・家族の同意

ケアマネージャーが作成したケアプランの内容を本人や家族に確認。

サービス担当会議

本人・家族、ケアマネージャーを含めてプラン内容について意見交換。

サービス提供業者との連絡・調整

サービス開始

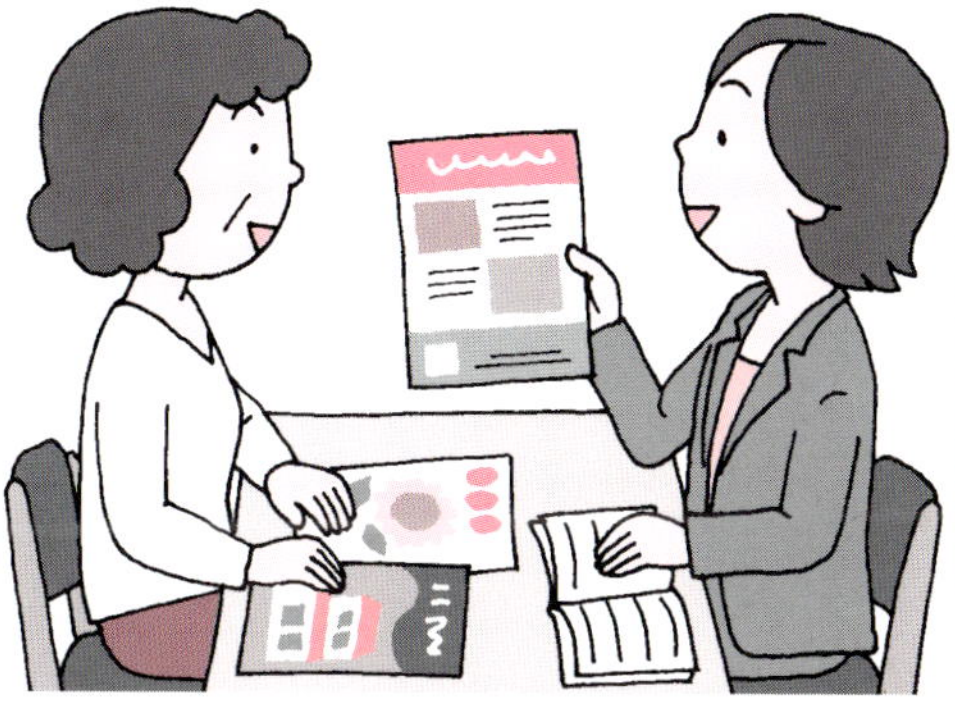

ケアプランに沿ったサービスを受ける

状態が変わった・プランが合わないので見直したい！

ケアマネージャーに再度相談

ケアプランを見直し

そのときの状態に最も合った新プランでサービスを受ける

在宅支援の軸になる訪問介護

在宅で認知症の人を介護するときの大きな支えになるのが訪問介護です。ここでは主に、初めてホームヘルパーを利用するときのポイントを紹介します。

訪問介護は、在宅介護に不可欠なサービス

そもそも介護保険は、在宅介護を支援することに比重を置いています。「家族だけでは身の回りの世話ができない」「独居で生活に不自由している」という場合に、ホームヘルパーが訪問し、お手伝いする「訪問介護」が軸になります。

また歩行や車椅子で外出ができる場合、介護保険を使ってデイサービス（通所介護施設）やデイケア（通所リハビリテーション）に通うこともでき、通所と訪問介護を組み合わせて利用することもできます（Ｐ１６８）。

また通所ができても、人と関わることが苦手で、デイサービスで過ごす時間が苦痛という人もいます。その場合は、本人の様子と施設スタッフから情報を得て、しばらくは訪問介護サービスだけにし、時期を見て通所を検討するなど、臨機応変な対応を。

訪問ヘルパーとの問題はケアマネージャーに相談を

訪問介護は、大きく「生活援助」と「身体介護」に分かれています。生活援助は、買い物、掃除など、利用者ができない部分を手伝って、身体機能の低下を防ぐことが目的です。

身体介護は、清拭や入浴、排泄《はいせつ》、食事の介助などを行います。

介護保険法で無資格者は訪問介護はできないことになっていて、ホームヘルパーは「ヘルパー養成研修」で教育を受け、介護職員初任者研修修了者（旧：ホームヘルパー２級）や介護福祉士などの資格を持っている人であることが基本的な条件です。しかし、いくらヘルパーの養成研修を修了していたり、介護福祉士の資格を取得していても、「人柄」や「相性」が悪かったり、守秘義務を守れないなどの問題がある場合はトラブルになります。ヘルパーを利用して、不安なことがあるならケアマネージャーに相談し、別の人に交代してもらうことも可能です。

訪問介護サービスの種類

生活援助

買い物、掃除、洗濯などの家事一般を援助する。あくまでも本人の援助なので家族のための家事を頼むことはできない。

身体介護

入浴、排泄、食事介助などが自力でできない人の援助を行う。自宅の浴槽で入浴できない人に対しては、簡易浴槽を備えた移動入浴車による訪問も可能。

ホームヘルパー利用のポイント

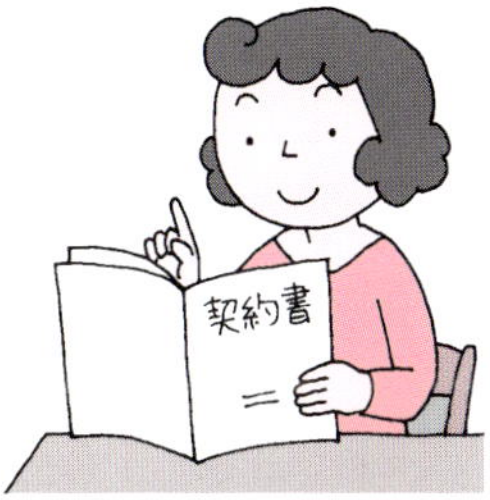

サービス内容の確認

どんな業務をどこまでお願いするかを、しっかり確認しておくこと。よくあるのが、利用者が植木の水やりやペットの世話など業務外の仕事を頼んで、最終的にトラブルになる、など。

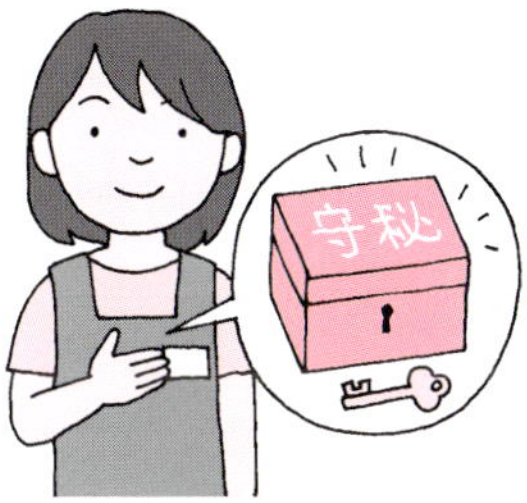

守秘義務

ホームヘルパーには、その家のプライバシーに関わることには踏み込まず、他言しない姿勢が求められる。それが守れないヘルパーは交代してもらうこと。

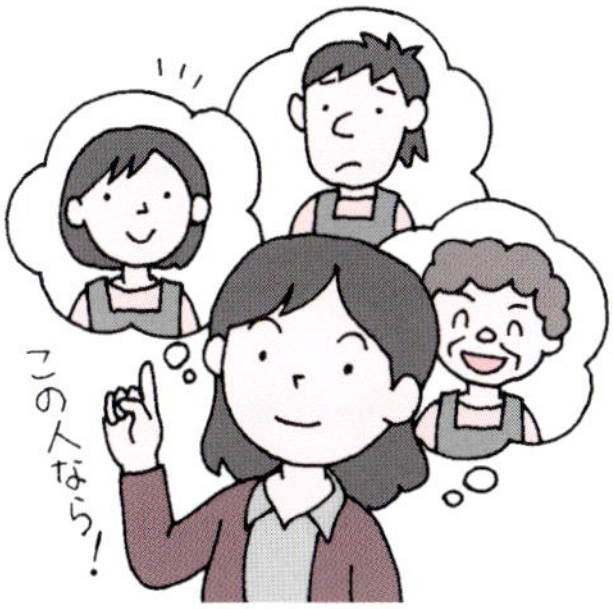

相性

いくら決められた業務はきちんとやるヘルパーでも、笑顔がない、コミュニケーションが取れないなどで認知症の人が不穏になるようでは意味がない。相性が悪いようなら交代してもらうようケアマネージャーに相談を。

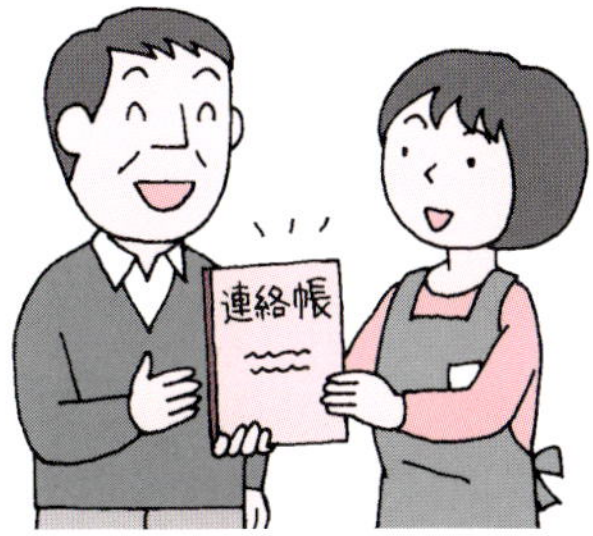

情報交換

ヘルパーと利用者が認知症の人に対して共通の理解をしておくこと。利用するときに本人の特性を伝えるとともに、連絡帳などを利用して情報を共有することも大事。

孤立を予防し、家族の負担を軽減する通所介護

通所介護には大きく分けて、デイサービスとデイケアがあり、それぞれ特徴があります。認知症の人の特性に合わせて上手に利用しましょう。

独自の介護サービスを提供するデイサービス

デイサービス（通所型介護施設）は、施設に通って食事や入浴などの日常生活の世話や、生活の質の向上のためのレクリエーション、趣味活動などのサービスを受けることができます。最近はあちこちに増え、施設によって様々な特色があります。

例えば少人数で家庭的な雰囲気を重視しているところ、運動器具を導入して機能訓練に力を入れ日常生活動作（ADL）の低下予防に力を入れているところ、囲碁や将棋、俳句、手芸などカルチャーセンター的な内容が豊富なところ、小旅行や外出などアクティブな活動が盛んなところ、食事や入浴サービスにこだわっているところなど様々です。

デイサービスは、家の外に出て、介護スタッフや他の利用者と接することで孤立や引きこもりを防ぐとともに、介護する家族にとっては、介護の負担を大幅に減らせる利点があります。

介護認定を受けている人なら利用できますが、認知症の人が利用するときは、認知症の知識と理解のあるスタッフがいるところを選ぶことが大前提です（ただし、要支援の人は2017年4月までに介護保険の対象外になり、地域のボランティアなどの手に委ねられることになります）。

心身のリハビリを目的としたデイケア

デイケアとは、病院や診療所、介護老人保健施設などが提供する通所施設。理学療法士や作業療法士などによる心身のリハビリを目的にしています。最近は認知症のある人を対象にした「認知症デイケア」も増え、精神科病院などに併設されています。

ここでは認知症のある人が安心して過ごせる場の提供と心身の状態に応じた作業療法などの機能回復プログラムにより、脳の残存機能の維持・向上を目指します。

通所施設の種類

デイサービス

デイサービス（通所型介護施設）

単独のデイサービスセンターの他、老人ホームに併設されているところもある。施設によって利用人数はまちまちで、10人未満のところから30人前後と大人数のところも。施設によって特色があるので、ケアマネージャーと相談しながら本人に合った施設を選ぶとよい。

デイケア

認知症デイケア

認知症の症状のある人を対象に、認知機能の回復を目的にケアやリハビリを行う専門の施設。多くが精神科病院や診療所に併設されている。利用する場合は、認知症の診断を受ける必要があることが多い。

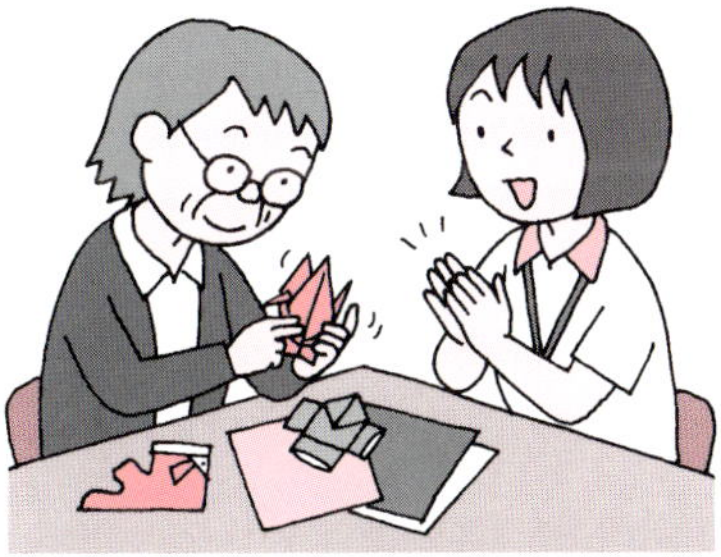

デイケア（通所リハビリテーション）

病院や診療所、老人ホームなどに併設され、理学療法士や作業療法士、言語聴覚士などによるリハビリを受ける。デイサービスが外出や社会的な交流、家族負担の軽減が主であるのに対し、デイケアは身体機能の維持や回復が主。

デイサービスを選ぶときのポイント

- 地域包括支援センターやケアマネージャーに相談し、いくつかのデイサービスを体験してみる。
- 面談を通し、スタッフが認知症に対してどのくらい理解しているかを確認する。ケアマネージャーなどに同席してもらい、意見交換するとよい。
- 囲碁や将棋が盛んでもできない、カラオケがあるが苦手など、レクリエーションや趣味活動にも向き不向きがある。そのレクリエーションや趣味活動が、本人に合っているかどうかも吟味を。
- 施設の雰囲気も大事。施設内が汚れている、スタッフが挨拶をしないなど、モラルが欠如しているところはやめたほうがよい。
- 昼食やおやつの内容も要確認。昼食に仕出し弁当を頼む施設も多いが、高齢者向けのメニューでないところもある。

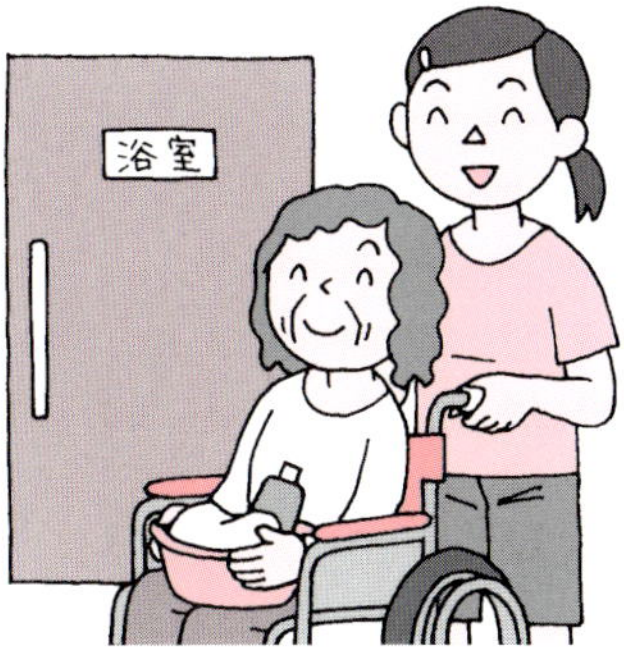

小規模多機能型居宅介護

小規模多機能型居宅介護では、同一の施設で「通い」「訪問」「宿泊」と、3通りの介護サービスが受けられます。認知症の人や家族がより安心して利用できる介護サービスとして注目されています。

「通い」「訪問」「宿泊」などを一体的に提供する

認知症は環境の変化に影響を受けやすく、妄想や徘徊《はいかい》が出やすくなることもあります。デイサービス、訪問介護、訪問入浴などを利用する場合でも、それぞれの業者が異なればスタッフや環境が変わり、認知症の人が戸惑ったり混乱することは十分に考えられます。

そこで誕生したのが「小規模多機能型居宅介護」で、2006年の介護保険の見直しで新設されました。

これは小規模な施設などで「通い」「訪問介護」「宿泊」「入浴サービス」などを一体的に提供する施設です。一般の民家などで気心の知れた仲間同士で過ごす「宅老所」が前身です。

通所でも訪問でも、なじみのスタッフが関わるから安心

小規模多機能型居宅介護では、例えばふだんはデイサービスに通っているけれども、体調が思わしくなくなり訪問介護を受けることになったとしても、同じ施設からなじみのスタッフが訪問してくれます。

家族が介護に疲れ、ショートステイ（短期入所生活介助）を利用するときも、デイサービスで通い慣れた施設を利用できるため、認知症の人の不安が軽減されます。

現在の小規模多機能型居宅介護の制度では「通い」を中心に生活を支えるしくみになっていますが、「生活や暮らし全体を通して困っていることは何か？」「在宅での生活を成り立たせるために必要なことは何か？」を見極めながら支援していくことを目的にしています。

一日あたりの「通い」の利用者は15人以下、「宿泊」の利用者は5～9人が上限と少人数ですが、その分家庭的な環境の中で過ごすことができます。

小規模多機能型居宅介護によるサービスは、認知症の人にとっても家族にとっても、安心して在宅介護を継続できるとして注目されています。

小規模多機能型居宅介護のしくみ

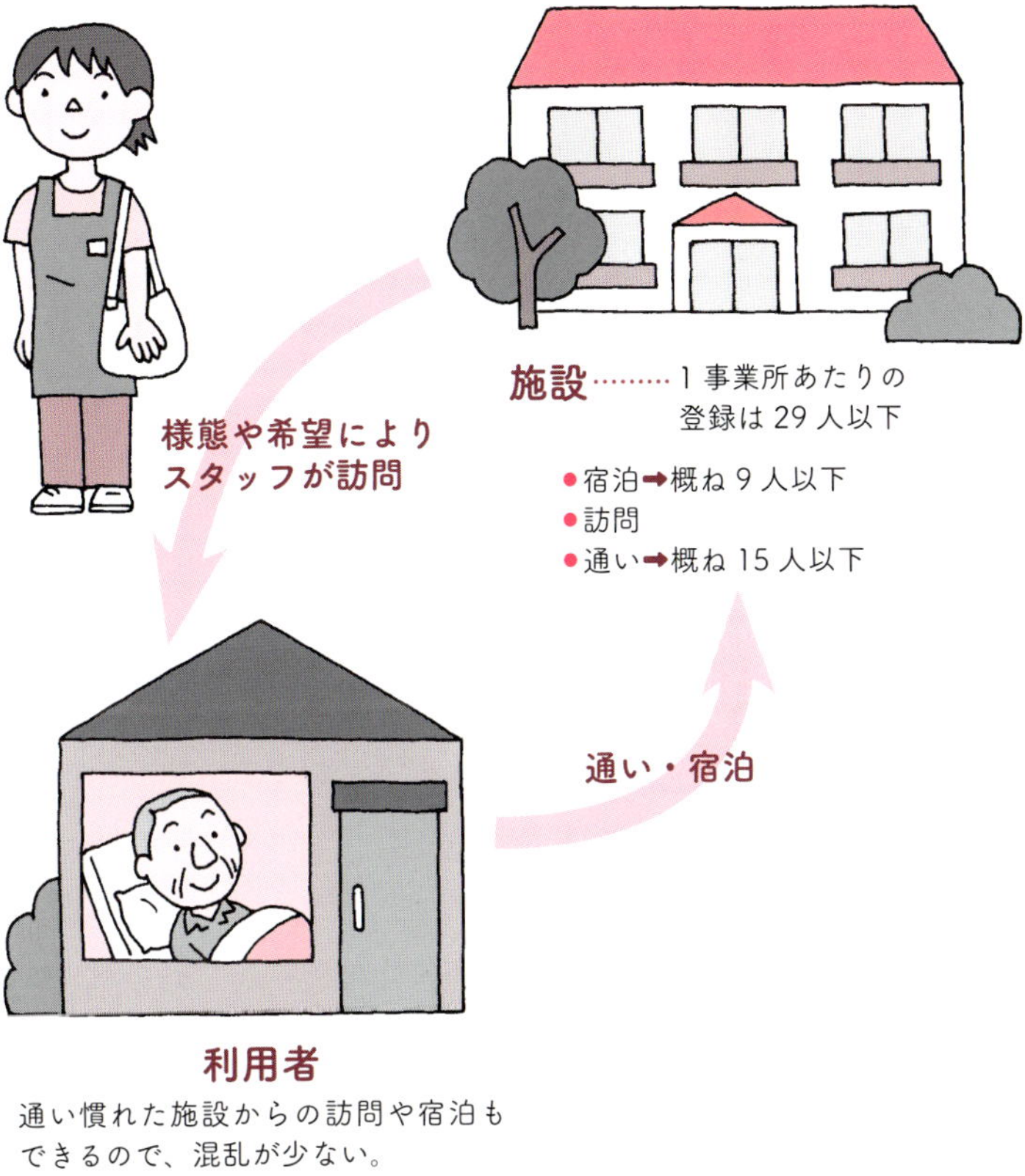

小規模多機能型居宅介護のメリット

・通い慣れた施設のため、本人も家族も安心して在宅介護が続けられる。

・スタッフが利用者の特性や家庭の事情を把握しやすく、通い、訪問、宿泊でも弾力的に対応できる。

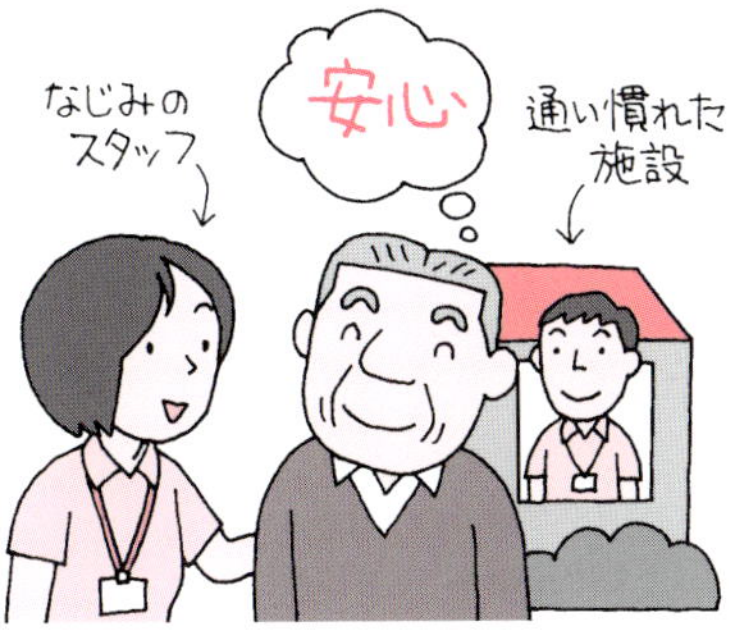

多様な種類がある入所型介護施設

現在、国内には様々な形の介護施設があります。「家ではもう介護できない」、というときのために、どんな施設があるのか知識をつけておくことが大切です。

将来的な施設入所も選択肢として考慮する

介護保険制度では、できるだけ自宅で暮らしていくことを目標としています。しかし家庭での介護力には限界があり、すべての人が最後まで自宅で暮らせるとは限りません。その場合、施設入所を選択肢の一つとして考えることも必要です。介護保険が適用される施設として、グループホーム、特別養護老人ホーム、介護老人保健施設、介護療養型医療施設、有料老人ホームなどがあります。

この中で、認知症の高齢者専用の共同住宅が「グループホーム」です。

これは利用者数5～9人程度の小規模な生活の場で、スタッフとともに家庭的な落ち着いた雰囲気の中で生活することで、その人らしい生き方を可能とする介護サービスです。2000年3月までは全国に266施設でしたが、小規模のため設置しやすいことや、介護保険によって「認知症対応型共同生活介護事業」として認められているため経営的に安定していることから、現在、約1万カ所に拡大しています。

第三者の意見を聞き、複数の施設を見学してから決める

いざ施設を選ぼうとしても、それぞれの施設の違いはわかりにくく実態は不透明です。特に認知症高齢者の場合、いくら認知症も対象にしていると謳っていても、設備が伴わない、スタッフの認知症への理解度が低いなどで、周辺症状（BPSD↓P24）が強く出るなどして、認知症が進行してしまうこともあります。

施設を選ぶときは、多くの入居例を知っているケアマネージャーに相談して、評判を聞いてみることです。いくつか候補があがったら、実際に行って説明を聞いてみます。

施設長や介護スタッフが認知症高齢者について詳しくない、対応がていねいでない、設備が高齢者向けでない、などの場合は、要注意です。

主な入所型介護施設

グループホーム

食事作りや農作業など、認知症の人の特性や興味関心に合わせた活動を行うなど、様々な取り組みを行っているところも多い。最近はホームでの「看取り」に取り組むところもちらほら出てきている。

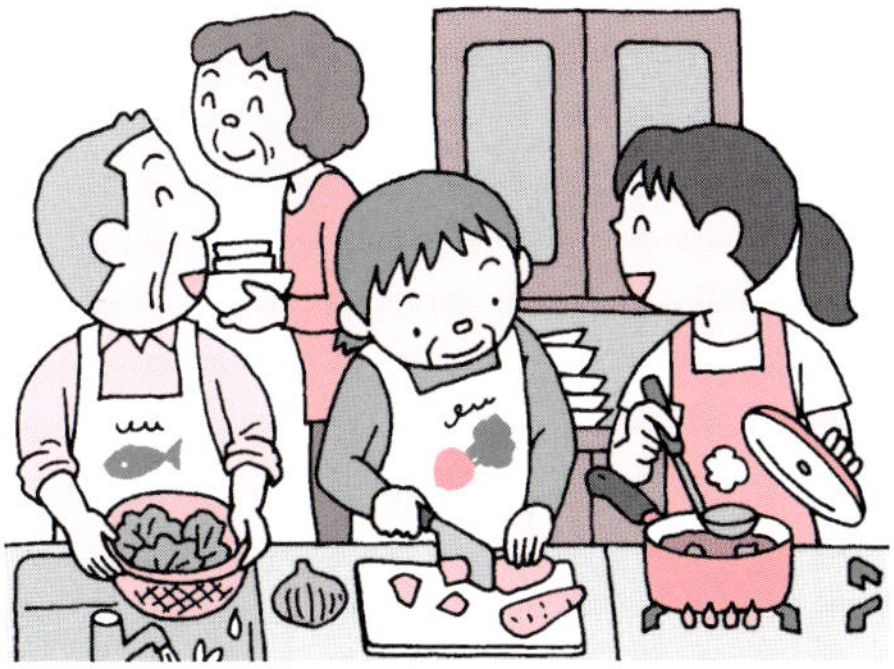

介護老人保健施設

在宅や老人ホームなどの施設への復帰を目指した中間的医療施設。入所期間は概ね3カ月。事業主の多くは医療法人で、中には社会福祉法人もある。

特別養護老人ホーム

介護を受けながら余生を過ごす施設で通称「特養」と呼ばれる。対象は要介護3以上で、地方公共団体や社会福祉法人などが運営する公的な施設であるため、有料老人ホームなどに比べて低料金。全国に約8000施設ある。

有料老人ホーム

民間の会社組織や団体が運営。介護認定を受けていることが必須条件ではないが、施設によって入所条件が設定されているところが多い。入居費用は特養に比べると高額で、そのため経済的に厳しい場合が対象外となる。

介護療養型医療施設

介護が受けられる医療施設。長期療養を必要とする高齢者や、精神症状や暴力などの行動障害が激しい認知症高齢者が対象になる。廃止案もあるが、2018年3月まで先延ばしにされている。

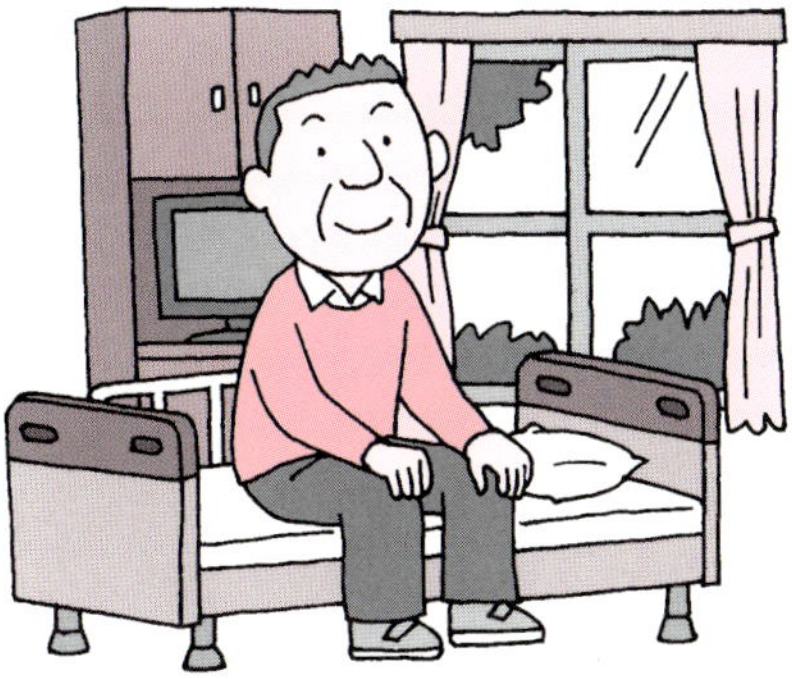

認知症の人を持つ家族の悩みを分かち合い、互いに支える
公益社団法人　認知症の人と家族の会

「認知症の人と家族の会」（旧：呆け老人をかかえる家族の会）は、認知症のお年寄りの介護に日々苦闘する家族がお互いに励まし合い助け合い、社会に訴えることを目的に1980年1月に発足しました。現在、47都道府県に支部があり、約1万人の会員が活動し、全国各地で「家族のつどい」をはじめとした様々な活動を展開しています。

本書でも繰り返し述べたように、介護に押しつぶされないためには、なんでも話せる人、味方になってくれる人をできるだけ多く持つことです。中でも、同じように認知症の家族を介護している実体験を持つ人は、頼りになる先輩です。「認知症の人と家族の会」は、認知症介護で悩む人たちの頼もしいネットワークです。

全国の会員のうち、約3分の2は認知症の人を家族に持つ介護家族、3分の1は、元介護家族やボランティア、医師や看護師などの医療従事者、老人福祉関係者、研究者など様々です。

家族の会の様々な活動や認知症に関する情報は、ホームページで紹介しています。ぜひご覧ください。

●認知症の人と家族の会の主な活動内容

1. 家族のつどい
（月に一度もしくは隔月に各支部で開催。認知症の人を抱える家族同士の交流の場としてや、医療、介護の専門家から専門的な知識を得ることもできる）。

2. 会報の発行
（会報誌「ぽ～れぽ～れ」を会員向けに郵送し、国内外の話題や情報を提供）。

3. 電話相談
（認知症の介護経験のある人が相談員として対応してくれる）。

4. 認知症の人と家族への援助をすすめる全国研究集会
認知症に関する研究や実践の報告を
5. 認知症にかかわる調査・研究
6. 厚生労働省や自治体などへの要望
7. 国際交流
8. その他（啓蒙・セミナーなど）

●入会・問い合わせ
ホームページから各支部一覧を見て、お住いの地域の支部に直接お問い合わせください。

支部活動3つの柱

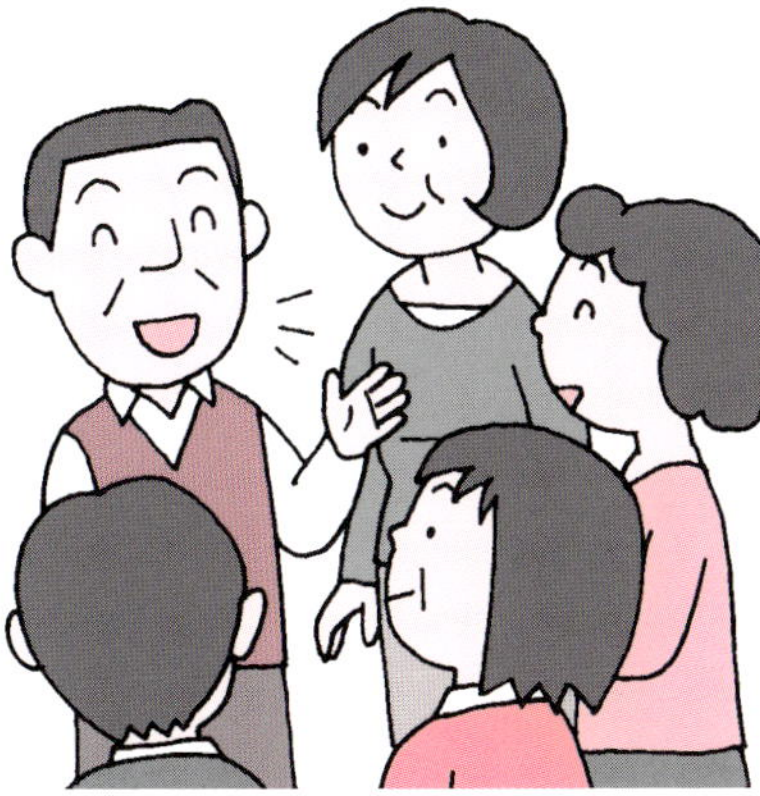

1 つどいで仲間と交流する

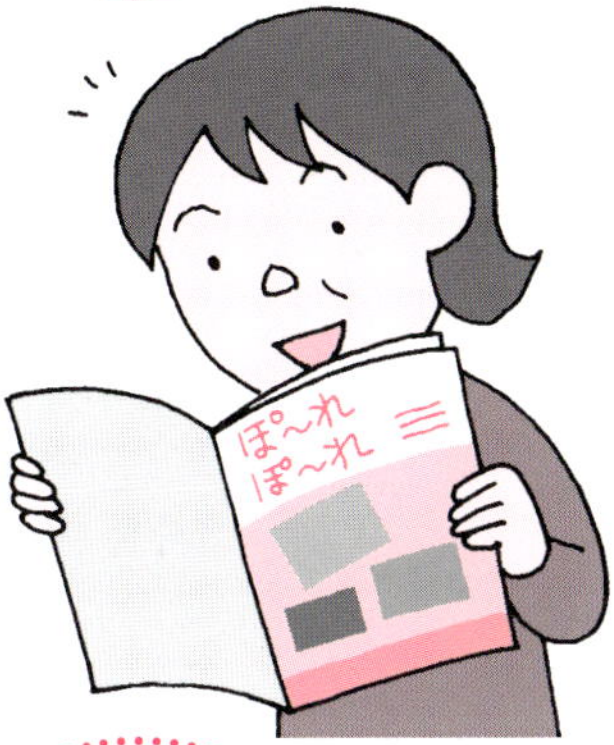

2 会報で癒やされる

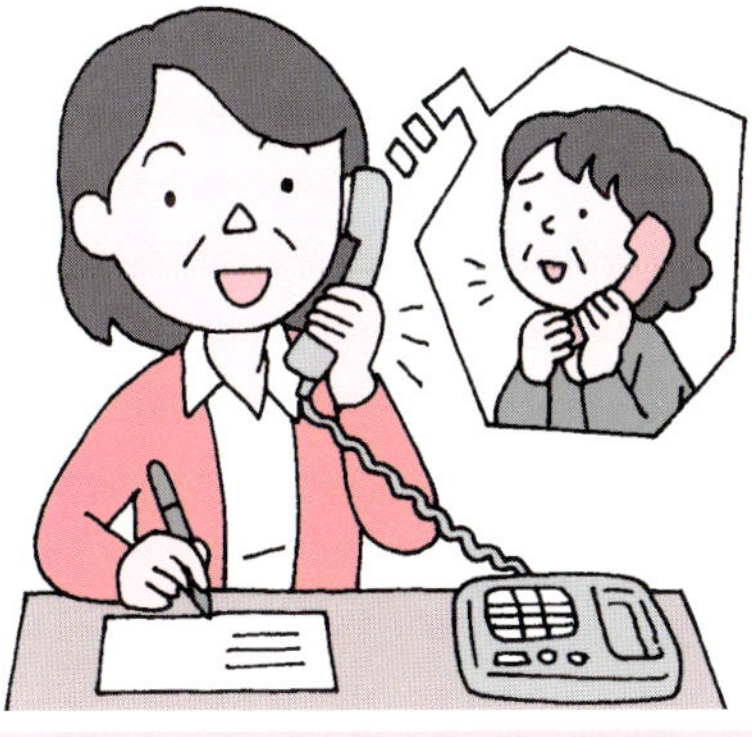

3 **電話相談**
全国の支部で実施。
年間約２万件の相談を受けている。

認知症の電話相談 0120-294-456
（月～金／ 10 ～ 15 時、祝日は休み）

公益社団法人　認知症の人と家族の会　本部
〒 602-8143 京都府京都市上京区堀川通丸太町下ル　京都社会福祉会館内
TEL075-811-8195　FAX075-811-8188　Eメール office@alzheimer.or.jp
HP http://www.alzheimer.or.jp/

監修

杉山孝博

1947年愛知県生まれ。川崎幸クリニック院長。東京大学医学部付属病院で内科研修後、1975年川崎幸病院に勤務。1987年より同院副院長。1998年9月川崎幸病院の外来部門を独立させた川崎幸クリニック設立、院長に就任。1981年より公益社団法人認知症の人と家族の会（旧：呆け老人をかかえる家族の会）の活動に参加。全国本部の副代表理事、神奈川県支部代表。公益社団法人日本認知症グループホーム協会顧問。公益福祉法人さわやか福祉財団評議員。

●著書・監修書／『最初に知っておきたい　認知症』（新日本出版）、『親の認知症に気づいたら読む本』（主婦の友社）、『認知症の人の不可解な行動がわかる本』（講談社）、『認知症の人のつらい気持ちがわかる本』（講談社）、『認知症の９大法則50症状と対応策』（法研）、『介護職・家族のためのターミナルケア入門』（雲母書房）など多数。

本文デザイン／森 裕昌（森デザイン室）
イラスト／ホシノユミコ、松本 剛
構成・文／西宮三代（株式会社かぎしっぽ）

これでわかる認知症

監　修　杉《すぎ》山《やま》孝《たか》博《ひろ》
発行者　深見公子
発行所　成美堂出版
〒162-8445　東京都新宿区新小川町1-7
電話(03)5206-8151　FAX(03)5206-8159
印　刷　広研印刷株式会社

ISBN978-4-415-32251-3